中医师承学堂
一所没有围墙的大学

刘力红
孙永章 主编

中医火神派名家之『华山论剑』

FUYANGLUNTAN

扶阳论坛

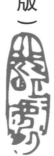

②（第二版）

全国百佳图书出版单位
中国中医药出版社
·北京·

图书在版编目（CIP）数据

扶阳论坛 . 2 / 刘力红，孙永章主编；卢崇汉等讲
述 . —2 版 . —北京：中国中医药出版社，2023.12
（中医师承学堂）
ISBN 978-7-5132-8316-8

Ⅰ . ①扶… Ⅱ . ①刘… ②孙… ③卢… Ⅲ . ①中国医
药学—文集 Ⅳ . ① R2-53

中国国家版本馆 CIP 数据核字（2023）第 138367 号

中国中医药出版社出版

北京经济技术开发区科创十三街 31 号院二区 8 号楼
邮政编码　100176
传真　010-64405721
山东华立印务有限公司印刷
各地新华书店经销

开本 787×1092　1/16　印张 18　字数 293 千字
2023 年 12 月第 2 版　2023 年 12 月第 1 次印刷
书号　ISBN 978 - 7 - 5132 - 8316 - 8

定价 72.00 元
网址　www.cptcm.com

服 务 热 线　010-64405510
购 书 热 线　010-89535836
维 权 打 假　010-64405753

微信服务号　zgzyycbs
微商城网址　https://kdt.im/LIdUGr
官 方 微 博　http://e.weibo.com/cptcm
天猫旗舰店网址　https://zgzyycbs.tmall.com

《扶阳论坛2（第二版）》编委会

主　编　刘力红　孙永章

副主编　刘　平　张立军

编　委（按姓氏笔画排序）

孔乐凯　卢崇汉　田合禄　冯世纶　邢　斌

庄　严　刘观涛　李　可　李　里　吴荣祖

张存悌　卓同年　温长路　湛龙华

第二届扶阳论坛组委会

扶阳之火，照耀中医师承之路

——我们为什么推出《扶阳论坛》系列图书

作为《医林火神卢崇汉》（多媒体光盘）、《扶阳讲记》、《扶阳论坛》、《扶阳论坛2》的策划编辑，我和全国广大中医同仁们亲眼目睹和见证了"扶阳学派"从一枝独秀到百花齐放的全过程，也切身体会到扶阳学派作为中医各家学说中具有独到理论、临床实效的学说，已经受到越来越多中医同仁的关注、喜爱。

扶阳学派也为中医教育和传承开辟了一条新路。传统的师承教育往往是"手把手""一对一"，一位名老中医，通常只能培育十多位骨干弟子，而没有精力亲自培养上百、上千名嫡传弟子。而扶阳学派则打破传统师承受教范围过窄的流弊，通过"系列图书－视频光盘－年度论坛"的开放方式，让千名、万名医界读者直接受益。特别是近年来每年一度（2007年首届扶阳论坛在广西召开；2008年第二届扶阳论坛在北京召开；2009年第三届扶阳论坛在上海召开）的学术论坛，由扶阳大家亲临论坛，讲解临床体悟，解答听众疑问。卢崇汉、李可、吴荣祖、刘力红、冯世纶、张存悌等中医临床名家汇聚一堂，言传身教，堪称中医师承的年度盛会。

《扶阳论坛2》延续了《扶阳论坛》系列图书"完全现场实录"的鲜明特色，让无暇参会的广大中医同仁、中医爱好者也能够感受完整真实的"实录现场"。

"北京四大名医"之一的孔伯华先生，在担任北平国医学院院长期间，坚持师承教育方式，每遇疑难病症，畅所欲言，尽情辩论，倡导"详加辨证，愈辨愈明，才能使病无遁形，药不虚发"。而扶阳学派定期召开的全国性的"扶阳论坛"，正是"畅所欲言，愈辨愈明"的学术传教新风尚。特别是其"图书－光盘－论坛"三位一体的学术传播，定会让更多的中医同仁达到"三年期满，皆能行道救人"（张锡纯语）的师承实效。

中国中医药出版社　刘观涛

2009 年 10 月

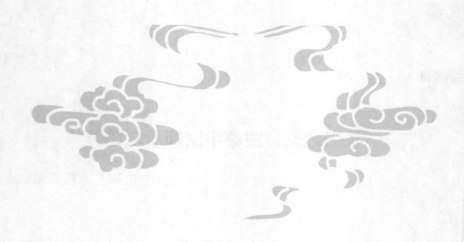

扶阳论坛宗旨

上承经旨　中启百家　下契当代　力倡扶阳

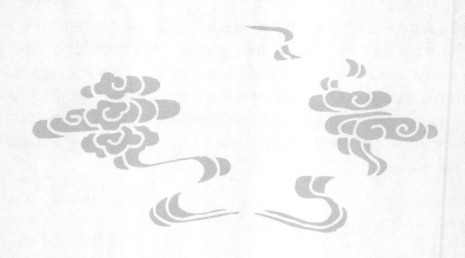

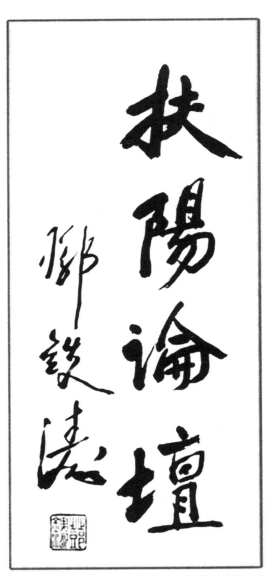

▲ 著名中医学家、国医大师邓铁涛为扶阳论坛题词

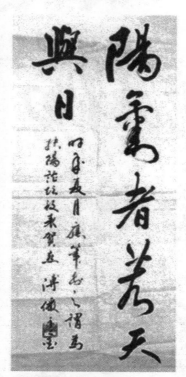

▲著名历史学家、书法家爱新觉罗·溥俨为扶阳论坛题词

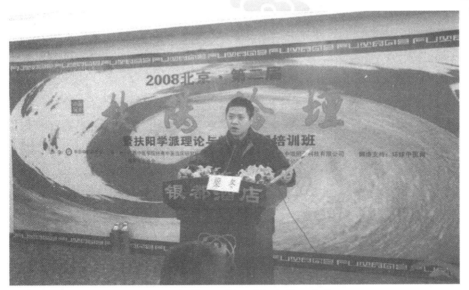

▲凤凰卫视原著名主持人梁冬主持第二届扶阳论坛会议开幕式

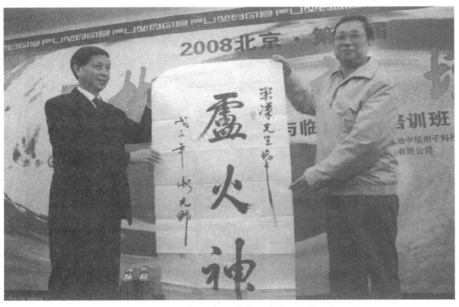

▲中华中医药学会副会长兼秘书长李俊德为卢崇汉教授赠送题词

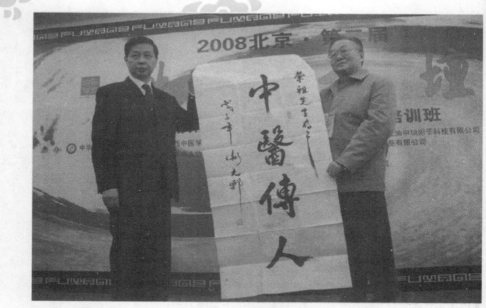

▲中华中医药学会副会长兼秘书长李俊德为吴荣祖教授赠送题词

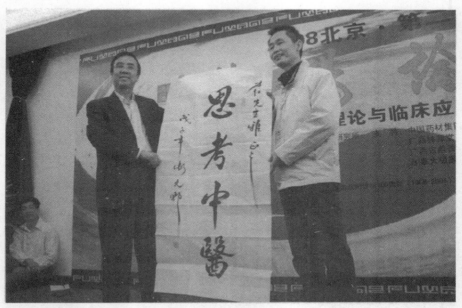

▲中华中医药学会曹正逵副秘书长为刘力红博士赠送题词

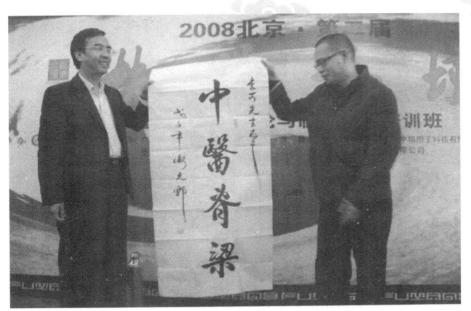

▲中华中医药学会曹正逵副秘书长为李可教授赠送题词（弟子孔乐凯博士代领）

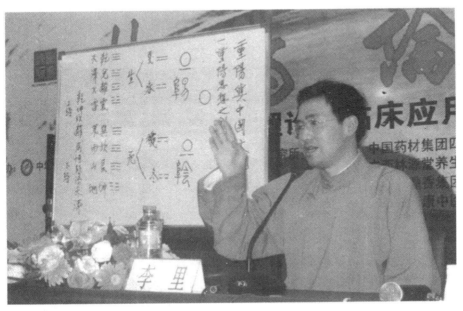

▲李里老师在做报告

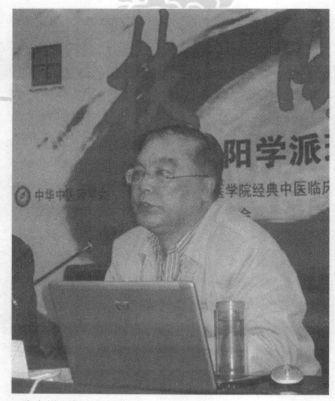

▲张存悌老师在做报告

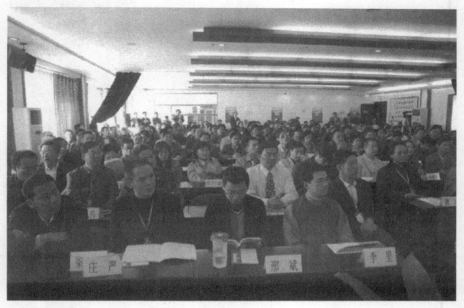

▲会场座无虚席，过道也坐满了人

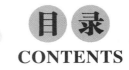

目 录
CONTENTS

钦安卢氏医学的扶阳理论及其临床应用（上）

卢崇汉

温长路： 百年论坛百年事，百年论坛百年行。在阳光灿烂的十月，第二届扶阳论坛在首都北京隆重开幕，这是中医药界的一件盛事。从今天起，这次论坛的主角将陆续登场，就扶阳论坛的渊源、扶阳派的传承、扶阳派的临床运用讲述各自的研究成果和经验。相信他们的讲座会对扶阳学派的深入研究、对中医学术流派的研究、对整个中医学的发展都会有积极的作用。今天第一位在讲坛开讲的是扶阳派的重要传人——卢崇汉先生。卢崇汉先生自幼秉承家学，受到"火神派"的熏陶，在之后的行医过程中，不断深入研究，对"火神派"理论和学说有重要的发挥和发展。

卢崇汉： 首先请允许我以"扶阳论坛"主席的名义，对来自全国各地和海外的 400 多位中医同行、中医爱好者和支持中医的朋友们表示热烈的欢迎和衷心的感谢。能在北京举办"第二届扶阳论坛"还要感谢国家中医药管理局和中华中医药学会的大力支持，感谢中华中医药学会的相关负责人以及服务于此次论坛的所有工作人员。

今天我要讲的题目是"钦安卢氏医学的扶阳理论及其临床应用"。实际上这个题目我在很多场合、很多地方都谈过，现在到北京我想再强调一下，就是为什么叫"钦安卢氏医学"。

钦安卢氏医学从创立到我这一代已经四代人了。郑钦安先生是公认的创始人，卢氏几代人（卢铸之、卢永定、卢崇汉）又在郑钦安先生的医学思想基础上，不断地创新和发展。所以我谈的这个钦安卢氏医学，在中医界已经有这种称呼和这种认可了。当然，我想通过对扶阳理念的传播，使扶阳这种思想能够逐渐被大家接受。如果你对钦安卢氏医学思想真正理解了、掌握了、运用了，那你将在临床上取得很好的治疗效果。

关于钦安卢氏医学的创立，实际上是在《内经》、仲景思想的指导下慢慢形成的。但为什么现在大家又对扶阳这个问题感兴趣了呢？实际上，仲景以后，一千多年来可以说断代了，没有人明确倡导扶阳、主张扶阳、应用扶阳。一直到晚清，才有郑钦安先生举起这一面旗帜。郑钦安先生的扶阳思想是在刘沅先生的影响和指导下形成的。

刘沅先生是郑钦安的师父，又称为刘止唐。在郑钦安的医书里面谈到了刘止唐，却没有见到刘沅这个名。实际上，刘沅是姓名，字止唐，号清阳居士，四川双流人，乾隆三十二年（1767年）生，卒于咸丰五年（1855年），享年88岁。刘沅先生有很多著述。对他本人的介绍在《清国史馆·刘沅本传》《清史稿》里均有记载。由于他是清代著名的经学家、思想家、教育家、文学家、医学家，所以在我们四川称颂刘沅为"一代大儒""通天教主""川西夫子"。大家都很敬重他，视他为四川的"孔夫子""孔圣人"。他对儒、释、道都相当精通，将三教的思想融会贯通，对儒、释、道思想均有很大发展。

刘沅在乾隆五十七年（1792年）中了举人，在道光六年（1826年）被任命为湖北天门县的知县，但由于他不愿外任，所以改为国子监典簿。在那个时候，他由双流移居到成都市区纯化街。他的家确实很大，我在20世纪五六十年代还去过。后来由于城市改造，他的故居现在已经没有了。因为他住的院子里有一棵很大的槐树，所以他将自己的住宅称为槐轩。

刘沅先生几乎每天都在槐轩给门人讲学。他创立的槐轩学说，在文学界、经学界、佛教界和道教界都是非常认可的。

2006年巴蜀书社将刘沅先生的著作作为教育部人文社会科学重点研究的重大项目予以出版，出版发行了一套《槐轩全书》。这套书400万字，收集了刘沅先生著述的一部分著作，其中有《大学恒解》《中庸恒解》《论语恒解》《孟子恒解》《诗经恒解》《书经恒解》《周易恒解》《礼记恒解》《春秋恒解》《周官恒解》《仪礼恒解》《史存》《蒙训》《孝经直解》《大学古本质言》《槐轩杂著》《槐轩约言》《子问》《又问》《性命微言》和《医理大概约说》等30余部（包括中医著作）。还有几部与医有关的书，如《圣余医案》《活幼心法》《保生立命要言》，当时在出版《槐轩全书》的时候，由于版本不好，所以未收进去。

刘沅先生不是单纯的医家，有记载显示，他常利用在槐轩书院讲学的空余时间为人看病，所以我说他属于"票友"，很高级的"票友"。他不是通过行医养家糊口。就是这样一位大儒，培养出了郑钦安先生。

郑钦安先生在20世纪80年代初才逐渐得到中医界的认可，认为他是"伤寒学派"南派的代表人物。

郑钦安，名寿全，中医学界关于他的出生年代，现在有点儿乱套。我在20世纪80年代曾写过一篇文章，阐明他准确的出生时间应该是清嘉庆九年，就是1804年，卒于清光绪二十七年，即1901年。为什么这样说呢？因为我祖父从拜师起就一直生活在郑钦安先生的身边，一直跟了他11年，直到他去世。在我们家里，过去就一直供奉着郑钦安先生的牌位，因为古人讲，一日为师，终身为父。在郑钦安的牌位上也有他出生的年月和去世的年月。

我不知道现在他的生卒年代怎么会出现多种版本，有的说是1824年出生，1911年去世的，甚至还有的说他是20世纪20年代去世的。查1914年的《邛崃县志》已经有了关于郑钦安的记载。1991年官方出版的《四川省志》明确提到了郑钦安先生的生卒时间，也就是1804年出生，1901年去世。

郑钦安享年97岁，听我祖父讲，他到96岁还在为人看病。当然这个时候大部分病人是由我祖父来看。因为郑钦安先生有两个女儿，那时他的女儿也七八十岁了，不在他身边，所以钦安先生家里的情况可以说是我祖父在打理。

那么到底他是哪里人呢？都说他是邛崃人，不是的，他是安徽人，郑钦安的祖籍是安徽，是他的祖父做官到了四川，郑家的人才在四川落户的。

郑钦安先生家里都是做官的，他父亲也很有学问，所以郑钦安先生从小就受到很好的教育。钦安先生在嘉庆末年考中了秀才。他父亲希望他走仕途，所以就带他从邛崃到成都，希望找一个更好的老师，这才拜到刘沅门下。他开始在刘沅门下学习，并不是学医，是学四书五经，为的是走仕途。在这期间，他受到刘沅先生为人治病高尚境界的影响，用了大量的时间研习中医经典。刘沅先生亦认为郑钦安是可造之才，所以在医学方面，要求郑钦安投入更多的精力，这样才有了以后郑钦安整个一生的医学生涯。

对于学医，刘沅先生要求很严格，除了儒、释、道的著作需通读和理解外，还要对中医的经典，如《黄帝内经》《伤寒论》《金匮要略》《周易》《神农本草经》等进行深入研究。不仅要读书、背书，还要真正理解，既能钻进去，又能跳出来，这样才能学好中医。

郑钦安先生经常给我祖父讲，他是穷究了几十年，对经典的学习从来没有放松过。这些经典——《黄帝内经》《伤寒论》并不是读一两遍就行了，作为一个医生要一辈子研习，这样才能够悟出经典的精髓。实际上，你读一大篇，能够悟出两三个字来就不简单了。

郑钦安先生学有所成之后，在道光年间开始正式悬壶。刚开始，他在"用"上并不是很理想，也跟其他中医一样，对中医理解得并不深。正如他在著作里所说的，他不断思索了20余年，还有前头的10余年。前头的10余年是走了弯路的，他的著述成书时已经60多岁了。这时他已经从医近50年，到那个时候才真正理解了什么是中医，也才有了《医理真传》《医法圆通》和《伤寒恒论》等扶阳的经典著作问世。

关于著述问题，现在的中医著述很多，然而卢门真正出版发行的却很少。为什么呢？总觉得还不够完善，实际资料有几千万字，按照郑钦安、卢铸之、卢永定他们的思想，因为中医跟其他行业不一样，从医不足半百，也就是从医不足50年是不能够轻易抛出著述的。要求这个东西拿出去后，人家就能够用，并且一用就成，也就是要谨慎、谨慎、再谨慎。

比如，郑钦安的医案、卢氏的医案，我为什么没有拿出来呢？我总觉得应该还有一个过程，就是要读者在真正理解了扶阳的思想以后，认识到治病立法应以扶阳为本，在临床上用扶阳尝到甜头了，认识到中医的理、法确实就应该是这样，这时才成熟。若不成熟，看到医案，只知道照葫芦画瓢。如果在理上不清楚，在用上去照搬、照抄就容易出问题，这不利于扶阳思想的推广。

郑钦安医案是我祖父整理的，是他在跟师学医期间，在记录的病历的基础上整理而成的，没有外传。再一个就是卢氏医案。我听说在网上有卢氏的一些医案出现，但那是不完整的，也是不正确的。因为卢氏的医案很多，我们卢门每天在看病时，对每一个病都做了医案。从清朝到民国，到现在，累计起来有几个柜子，几千万字，但是这些东西怎么提供给大家、提供给整个中医界，我想等时机成熟以后会奉献给大家的。

郑钦安先生真正得道是在40岁以后，并且60岁以后才开始讲"扶阳"思想，讲"扶阳"的理念，讲"扶阳"的治法。虽然经常有十多人、二十多人来听讲，但都想急于求成，所以真正能理解、运用、继承他学术的人基本没有。直到他80岁以后，将我祖父卢铸之收为入室弟子，长期跟随他达11年之久，才成为他唯一的学术继承人。在那个时代，由于他倡导扶阳的理念，因而在临床上大量使用辛温扶阳药物，其中最具代表性的就是姜附了。他与绝大多数医生在理上、法上都存在很大区别，由于理上、法上的区别，所以用药上也区别很大。但是他的治疗效果相当好，所以那个时代就称他为"姜附先生"，称他为"郑火神"。后人就把擅用温热药物者称为"火神派""火神""姜附先生"，其实我觉得并不重要，这些不过是一种称谓而已。现在我收到很多信，特别是我的《扶阳讲记》出版以后，收到的书信很多，今天也利用这个公开的场合讲一下，开始我还回信，后来根本没有时间回。这当中有希望拜师的、有希望解惑的，但是我不可能一一作答，当然还有认为自己就是属于"火神派"的，并且把他用过的方子也寄了过来，问他算不算"火神派"。我不好回答这些问题。这涉及用药是否正确、在某种情况下当用不当用的问题，我在下面还会谈到。

钦安先生在同治年间，在融会了《黄帝内经》《周易二十》和《伤寒论》精旨的前提下，写出了《医理真传》和《医法圆通》。在光绪二十年（1894年），他已经老了。在我祖父卢铸之先生的协助下，整理出版了《伤寒恒论》。《伤寒恒论》这本书大家应该读过，如果多花点时间反复读，我想会有很大收益的。因为《伤寒恒论》不拘于前人的一些说法，在对仲景原文评注的时候都是结合临床来谈的。他既大胆创新，又发挥了仲景扶阳的思想。郑钦安先生的三部书在清朝和民国期间曾经多次刊印，从中医出版物的古今版本目录里能检索出30多个版本。郑钦安三部医书的校注在20世纪80年代初作为科研项目，我还是做了很多案头工作的，后由于经费原因没有出版，很可惜。

对于郑钦安的扶阳思想有很多不同的说法，特别是在他的《医理真传》和《医法圆通》里，既有阳虚门，又有阴虚门。实际上这并不矛盾，因为两部书出版时郑钦安先生60多岁，到90多岁这近30年的时间里，他在不断地总结，在他60多岁的基础上又有所提高。这个阶段他扶阳的理念更强烈，在用药上更精纯，我祖父就是在郑钦安先生最后的11年跟师学习，他继承了郑钦安晚年成熟的扶阳思想，因而才有卢氏提出来的"病在阳者，扶阳抑阴；病在阴者，用阳化阴"这一扶阳的纲领。这对于扶阳思想的确立很关键。如果能够做到在法上用阳化阴，就可以说上了很大的一个台阶，上了更高的一个层面。当然，做起来还是比较难的，在临床思想上稍微有一点点把握不住，就下不了笔了。

我祖父卢铸之先生真正继承了郑钦安先生晚年成熟的扶阳思想，所以要真正研究郑钦安完整的学术思想还应该从卢铸之身上下手。

卢铸之，名禹臣，号金寿老人，中医学家，出生于清光绪二年，也就是1876年，卒于1963年。他出生在四川德阳的一个中医世家，少年的时候，跟随刘沅（刘止唐）先生的学生颜龙臣先生学文学医，后来也考中了秀才。他自幼受家庭的影响，因整个家庭都是从事中医的，到他那一代已经是第五代了，所以他没有去寻求功名，而是潜心研习中医。颜龙臣是我祖父的姑爷爷，比我祖父高两辈。他是清末的举人，由于他是刘沅的学生，郑钦安也是刘沅的学生，所以他们实际上都是刘沅的弟子，他们之间是师兄弟，都属于刘门。他们的交往比较密切，再加上本着易子而教的原则，所以颜龙臣先生才将我祖父从德阳带到成都，拜当时在巴蜀、在川中已相当有名的郑钦安先生为师。郑钦安要求相当严格，要求我祖父对《黄帝内经》《难经》《伤寒论》《金匮要略》以及《周易》等经典反复研读，当然，郑钦安先生要为他解惑。除了解惑外，还要给他讲《医理真传》《医法圆通》，以及这两部书里不完善的地方。

卢铸之跟随郑钦安达11年之久。我祖父的婚姻都是郑钦安先生操办的。因为那时我的曾祖父母在德阳，但我祖父在成都结婚了。

郑钦安在世时一直有一个心愿，就是希望我祖父能放开眼界，能够到外面去走一走，考察一下外地、外省的中医现状。直到郑钦安先生去世以后，1903年，我祖父卖掉祖上留下的田产，遵照郑钦安先生的嘱咐，用了3年多的时间，出去游历了21个省。那么出去干什么呢？去了解当地的医的情况、药的情况、人的情况。所谓医的情况就是扶阳的理念、扶阳的思想、扶阳的用药在其他地方是不是这样的？比如到上海、江苏、北京、天津、云南、贵州、西北、湖南、湖北、广东等地。为什么他能够待得下去呢？就是由于当时郑钦安、卢铸之在成都诊治过很多病人，其中有官、有商，这些病人中有很多与外省市有关系。比如说在北京，通过成都的官员或商人介绍认识北京或上海等地的官员或商人，一来他们可以作为向导，再一个就是卢铸之先生还可以给他们看病。通过这些人的介绍可以认识和了解当地医生有啥特长，他们是怎么样用药的。

就这样，经过3年多时间的考察，卢铸之先生得出了一个看法。什么看法呢？拜访了全国那么多的医家，这些医家基本都倡导清热解毒、滋阴凉血，没有哪一位是倡导扶阳的；即使有扶阳的闪念，但在临证上都不是那样去用的；或者即使用，也会配伍大量的苦寒之品于微量的姜附剂中，按照我祖父的说法就是隔靴搔痒。我后来也到了许多地方，看到的的确是这样。我说不仅仅是隔靴搔痒，而是隔墙搔痒，根本没有抓住人生立命的根本。为什么呢？看起来好像是在扶阳，好像有这种理念。清朝末年还没有药典，还没有限制哪一味药的用量啊，但是他们用量都是一点点。比如说，用桂枝 3g，也就是 1 钱，用附片 1 钱。3g 是很少一点，制附片一般来讲一片都有 6～7g，3g 也就只有半片。那么半片附子在整剂药的 100g、200g 的大组合里面，不知道能起多大作用？

当然我不是提倡大剂量，不是让大家非要大剂量，并且我还认为，在某些情况下大剂量是不可以的。后面我会谈到使用附子在量上的度的把握问题。

卢铸之先生通过全国各地的了解和考察，真想大声疾呼：能不能够扭转中医人的思维？由于他有这种想法，所以回到成都后，就在郑钦安医馆的基础上开了卢氏扶阳医馆，以后又开设了"扶阳讲坛"。他一开医馆就表示正式悬壶了。在此以前，他在成都为人诊病都是在郑钦安的家里，后来郑钦安先生老了，大多数病人都是由卢铸之来看。那时包括四川总督兼成都将军锡良生病了都是我祖父亲自到总督府为其看病。那个时候郑钦安确实已经老了，90 多岁了，这么大年龄他也可以推托了。所以很多重要的人物，很多大病、重症都是我祖父来处理的。他悬壶后，由于他的医术、他的医德，四川人就称他为"卢火神"。这是一种尊称，一种颂称。他的师父就被称为"郑火神"。

在 20 世纪 20 年代末到 40 年代那段期间，一些刊物上或者报纸上就有这样的记载：在我们中医界有一种称呼，称呼什么呢？"南卢北萧"。南卢就是南方的卢铸之，北萧就是北方的萧龙友。由于这种称呼，所以我祖父跟萧龙友有很多书札往来。这也可以看出，在那个年代卢氏在中医界已经相当有影响了。

1954 年，四川最早被举荐到北京的中医里面就有卢铸之。当时是去北京的中国中医研究院（现中国中医科学院），那时他已经快 80 岁了，所以拒绝了。当时举荐卢铸之的就是萧龙友。

1956 年成都中医学院（现成都中医药大学）成立。成都中医学院成立之前也邀请卢铸之先生担任成都中医学院副院长，他也因为年事已高谢绝了。

中华人民共和国成立后，卢铸之父子俩仍然跟之前一样，在家里为人看病。按照现在的说法就是个体行医。他在清代的时候就个体行医，民国的时候是个体行医，中华人民共和国成立后也是个体行医。

卢铸之先生完全地继承了郑钦安先生的学术思想，并且加以发扬和创新。他对《周易》是很有研究的，坎离二卦这个提法常不离口。他在解释我们人身的生理、病理时都谈到这个问题，反复强调坎中一阳是人身立命的根本。这就极大地指导了扶阳的医疗实践。为了让这个思想能够影响更多的中医人，100年前他就开设了"扶阳讲坛"，倡导扶阳思想，旨在让当时的中医不要过用苦寒、滋阴、清热这种理念去用药。因为明清以后，特别是清以后，温病学派盛行。他到江苏、上海、浙江那一带考察过（那一带我也去了，还待了好几年，确实就是那么回事），当时的中医基本上都倡导寒凉、滋阴清热，长期运用，会导致国人体质下降。

1908年，清光绪三十四年，卢铸之先生就开办了"扶阳讲坛"，讲《周易》，讲《黄帝内经》，讲《伤寒论》，讲《金匮要略》，讲《神农本草经》，讲郑氏的几部著述，讲郑氏晚年的学术思想，讲卢氏本身对扶阳的认识和理法方药。近现代有很多人称某某附子、某某火神，这些人年轻的时候都受到了卢氏"扶阳讲坛"思想的影响。

那时我们家里有一个很大的厅堂，可以容纳好几十个人，在那个环境里可以开一些讲座。还有一个诊病的地点，诊病的地点也很大，就是在那样的环境下开设了"扶阳讲坛"。我记得在20世纪50年代来听讲座的有很多是穿长衫的、戴瓜皮帽的、留八字胡的，还有头发白了的，有的人自己带一个蒲团，在地上盘腿一坐，就是那样听讲，一次可讲两个来小时。每个星期基本都会开讲一到两次，这个讲坛一直办了几十年。受教的人很多，来的人都要给卢铸之先生磕头，而且是每一次听讲前后都要磕头。这变成了不成规矩的规矩了，是对他的尊敬。所以我祖父1963年去世的时候，有很多这样的花圈——门人某某某，称其为门人不一定是入室弟子，但是都算是门人。

比如说大家对祝味菊是最近几年才感兴趣的。祝味菊当时在成都的时候，到我们家走得相当勤。开始他对这个理念是有抵触的，但是逐渐他就能够接受这个东西，他听过后对他有影响。虽然他没有真正拜我祖父为师，但他是门生，又算门人。到了上海以后，他还经常给我祖父写信，汇报他做的一些事、一些心得。有些我祖父肯定了他，有些指出了不足。比如他对附子的认识，在用药上还有很大偏差；再就是他在有些很关键的时候用药的剂量把握地不是很好。你看他那个医案里，他用药都用得很轻，几钱、一两就算重了、很大了。我祖父也在上海待过，那时他在上海就是大剂量用啊。虽然时间很短，但两三个月他也看了很多病（人），开了很多方子。他认为不应该是那回事。后来我在南京待了许多年，也治了很多上海、杭州、无锡、苏州的病人，我也大剂量地用辛温药物，为几千人治好了很多病。

卢氏几代人中，再一个就是卢永定先生，这是一个传承。因为中医就是讲传承，病人也是认可这一点的。只要是好的医家都是有传承的，能一代一代传承下来，保留下来的一定是有很好疗效的中医理法。所以过去老百姓找中医都要看有没有传承几代，不然视作没有经验，不吃他的药。

我大伯父卢永定先生，字云龙，中医学家，第二代卢火神。他在郑钦安先生去世的那一年（1901年）出生，1986年去世。他这一生可以说是生长在中医家庭，一生都在学习中医，在行医。80多年来，他与中医结下了不解之缘。由于他受到这种思想的熏陶，一样重视坎中一阳，重视人体的阳气，治病立法重在以火消阴。他临证也是大量使用辛温药物，使用姜、桂、附，治疗效果可以说誉满巴蜀。他在20世纪四五十年代就担任"扶阳讲坛"的辅教，60年代卢铸之先生去世后，他开始独立主持"扶阳讲坛"，大倡扶阳思想。70年代后，我开始担任"扶阳讲坛"的辅教，直到20世纪80年代初我把在"扶阳讲坛"讲的内容搬到成都中医学院（现成都中医药大学）的课堂上讲，讲扶阳的学术思想，并在附属医院大量运用辛温扶阳药物治病。由于疗效好，求诊的病人很多，详细内容我在《扶阳讲记》中有介绍。

怎样判断一个医生的医术（是否高明）呢？我认为，治病既要有好的近期疗效，更要有好的远期疗效，这就是真正的检验标准。中华人民共和国成立后，成都市要成立一个中医院，当时邀请卢永定先生去，他不去。1954年我大伯父希望父亲卢铸之先生到北京去，这样他也可以一起去北京。但是卢铸之先生不去，所以他也就没有去。

我祖父那时诊病的诊费可以说是中医界最高的了。在成都我祖父的诊费是4个银圆，出诊是20个银圆，这在20世纪20～40年代都是这样的。我大伯父的诊费是2个银圆，沈绍久的诊费也是2个银圆，在清代郑钦安先生的诊费是一两银子。虽然郑钦安先生的收入很高，但大部分都做了善举，他仙逝后没有留下任何产业。卢铸之先生、卢永定先生的诊金也很高，但他们几乎每天都要给十几个生活困难的穷人免费治病。除了不收取这些病人的诊金外，药费也是全免的。设在家里的卢氏医馆，无论是中华人民共和国成立前还是成立后都是只开处方，不卖药。家里虽有小药房，但那是为了家人患病配方用的，从不对外。对一些生活困难的穷病人，卢铸之、卢永定只要在处方上注明免费，这些病人就可以在成都市的同仁堂、德仁堂、泰山堂等几家大药店中的任何一个药店不花一分钱把药取走，药费都由卢家支付。有的病人除免费治疗外，还会送给他们一些钱，以维持治病期间全家的生活。对无经济来源的病人，卢氏父子为他们治好病后，还会另外送几十个银圆给他们，作为本钱去做小生意，使他们有固定的经济来源，以维持全家的基本生活。这个善举卢氏父子一直坚持了几十年。可以说，卢氏父子的诊金收入大部分都使用在这些方面。他们基本无积蓄，除了自家住的居所外，他们没有置办任何产业。他们的善举被人们称颂，他们称得上是那个时代的大医。他们师、徒、孙三人真的很伟大。

几十年来，为啥会有那么多病人？就是因为疗效。只有疗效才是硬道理。为什么会有疗效，就是钦安卢氏扶阳的理念、扶阳的思想、扶阳的用药，这样它才会有好的疗效。这实际上是一个很好的验证。

关于我的情况，在《扶阳讲记》中已做了一些介绍，实际上是一条线传承下来的。我今天能够在这个地方给大家讲，也是传承的结果。如果没传承，我绝对不可能在20来岁这个年龄就能悟出很多东西来，这是不可能的。这是钦安和我们卢氏几代人，一代一代不断地总结，不断地在理论上升华，不断地在临床上积累，不断地在理论和临床上将其完善，从而创立了"钦安卢氏医学"。

很多人都不能理解我在很年轻的时候，每天要看七八十个病人，那时我确实是十八九岁，这七八十个人每天就要想办法挂到号，这几十年我就是这么过来的。所以有了正确的理论才有好的效果，有好的效果才能够传承下去。否则不可能，绝对不可能。到了后来才有刘力红、唐农、刘方、赵琳4位中医教授拜我为师父的佳话。学术上有些东西到了一定层面后一点就破，一点就通，但是你一定要有所积累。如果积累没有到那一步，随便怎么点你也破不了，甚至给你说得很直白，你还是理解不了。有些人急于求成，按照四川的说法就是希望能吹糠见米，这个地方搞到一个方子后，明天就想有百分之百的效果。我坚决反对这一点。因为不是哪个人的医案一看，你照着抄来用就行的，中医不是这回事。

中药一定要在中医的理念下去使用，这才是中医中药。并不是说不能搞标准化，搞个样本出来，让大家都去照着用，可以搞，搞一点什么这样散、那样冲剂，可以针对大多数人，但那不是用来解决很多大症、重症、难症的，是没办法的办法。比如说这次四川5·12大地震，当时我们在成都，通过电视看到那么多伤亡，那么严重的后果，后续肯定是会有很多麻烦的，所以我觉得中医应该做一点事。做什么事呢？就是能够让地震过后的后遗症减少一点，就是希望救灾的人尽量不要感染疾病。在那种环境里可以说是真正的饥寒交迫，怎么办呢？抗震救灾指挥部的领导跟我讲，我听后都了吓一跳。整个地震范围，除了人死亡之外，动物还死了几千万只，全部都埋下去了。随着气温升高，这些尸体是会腐烂的啊。所以我在 2008 年 5 月 16 号，经过反复考虑，拟了一个方。这个方对所有人都适用，可以使服用的人抵御外界邪气对他的侵袭。另外，已经感受了邪气侵袭的人能够很快缓解、治愈。当天晚上我约见了《新闻界》，并把配方公布出来，第二天就见报了，并且立即将这个方传到国家中医药管理局。国家中医药管理局用最短的时间，也就两三天吧，经过专家论证，立即给四川下了文。正式文件下达后，这个方就开始大量制成汤剂提供给灾民和救灾人员服用了。这是什么方呢？就是卢氏桂枝法，它确实解决了很多人的问题。一直到 6 月上旬，也就半个多月，每一天都是几千袋汤药送到灾区去。当时解放军"铁军"医院的院长很接受这个汤剂。在整个灾区有一万多名官兵，当时已有很多官兵病了。他们都很年轻，一般 20 多岁，虽病但都是很表浅的，桂枝法马上就可以解决感冒，解决恶心、呕吐等肠胃方面的问题，解决晚上不能够入睡的问题。用了以后，没有一个人反映不好的。一共送了几万袋药吧，起码有一万以上的人喝了这个药。后来制作跟不上了，因为当时是我自筹资金到同仁堂煎的。北京同仁堂在成都有 4 个分店，虽然 4 个分店所有的煎药机都用上了，但仍供不应求，需要的单位和人太多了。经我请求后，四川抗震救灾指挥部立即又安排了一个制药厂进行加工，这样才解决了更多人的需求。由于这个配方在报纸上公布过，当时成都的很多药店、药房涉及方子里面的好几味药，比如说桂枝断货，法半夏断货，苍术也断货。自从送药到灾区后，报社给我反馈信息说效果很好。后来解放军"铁军"医院的院长和其他领导给我送来锦旗表示感谢，见面就对我讲，这些药确实帮部队解决了很大问题。可以说，那么多天，自从服药后没有一个战士病倒。为啥呢？我认为是扶阳在里面起了很大作用。他们跟我讲不知道什么扶阳，因为他们都是西医，但是他们觉得这个东西管用。战士恶心、呕吐、吃不下饭，吃不下饭就不能干活，还怎么去救灾呢？怎么去背人呢？这些战士只要喝一袋药后症状很快就缓解了，马上就可以吃饭。他们说这个中药简直太神了，中医太神奇了。这就是扶阳的理念所起的作用。实际上这个方就十来味药，都是很平常的药，很容易通过评审，对人体绝对没有坏处，大家可以到报纸上去查，也可以到网上去查，因为报纸、网络也做了一些报道。

这是我谈到的这种传承。这种传承到了我这一辈，我也做了很多体验。我也到过很多地方，过去我也是这样讲，如我 20 世纪 70 年代在南京医学会谈阳主阴从、谈扶阳、谈大剂量姜桂附在江浙地区的运用，但那时大家理解不了。30 多年前，我在南京为什么会有这种影响呢？为什么会得到很多中医同行的认可呢？还是由于我坚持以扶阳为本，用于临床有很好的疗效。

我那时很年轻，20 多岁在南京，是以学生的身份出现在江苏新医学院。当时的江苏新医学院实际上就是南京中医学院和南京医学院两校合并的，这两个学校恰好是隔一道墙，这道墙一推倒就是一个大的大学。我在那时，开始还想静下来多学一点东西，没有办到，就一边学习现代的一些医学知识，一边为人看病，在南京的 4 年就这样过了。开了 3 万多张处方出去，也确实治好了很多病。在南京，在江苏，扶阳的理念有没有用？我经过大量的实践后认为实际上根本不受地域因素的影响，所以在有些问题上因地制宜不能够那么死板。我在当时温病的理念占绝对统治地位的南京用辛温扶阳的药，可想而知阻力是很大的。当时周仲瑛先生还年轻，他比我大一些，那时陈亦人先生好像还没有周家那么出名，他是刘力红的博士研究生导师。我跟他们一起参加过一些会诊。我跟他们对疾病的辨证和立法用药就完全不一样。那时还是"文革"期间，军管会主任不受中医学术流派的影响，他觉得你治好了病你就是好医生，所以他就相当支持我；另外一位就是张克威先生，"文革"前的南京中医学院的书记，当时担任江苏新医学院的领导。张克威先生很实在，他很支持我。那时我提出扶阳的理念，他说你就是应该用扶阳的方法在江浙一带的中医界中搅动一下，你这一搅动，中医的学术争鸣就会活跃起来，这是好事。他很支持，在很多场合他都这样讲。虽然他不是中医，但他在中医界还是很有点名气。我很感激他对钦安卢氏扶阳思想的支持。

这里谈到的就是强调中医是需要传承的。我举个例子，记得那时我还很年轻，也就是 30 多年前，治一位妇女的阴道大出血，就是西医诊断的子宫肌瘤、功能性子宫大出血。病人 48 岁，出血很厉害，当时 1 年多以前也是大出血，我曾经给她医过，效果很快，就是几天时间就治好了。1年多以后这个病人又出现这个问题，又来找我，但这次就没那么快了。3剂药没有解决，反而出血量更大，病人就有点不行了，西医就采取子宫内膜诊刮术。诊刮以后也没解决问题，还是大量地出血，最后血色素掉得一塌糊涂，只有3.8g/dL。当时就说干脆手术把子宫切了吧，但在血色素很低的状态下无法手术，必须要血色素升上去以后才行，否则会出危险。这时我就思考了，为啥这个病我这次用的药没有效？我向大伯父请教了这个问题。那个时候，我看病遇到很多大症、难症在效果不够理想时都要求教于大伯父。我大伯父知道这个人和我家有点关系，他便亲自去看了一下，看过后他说，问题很简单。我的方子是四逆法：制附片三两，高丽参五钱，炙甘草三钱，炮黑姜二两五。就四味药，但是没解决问题。大伯父将处方做了一些调整：制附片改成五两，加干姜二两五钱，其他三味药剂量没变，当天就用，大剂量的温阳回脱。就一剂药，病人的血不流了。看起来很简单，就是剂量大一点，加了干姜，干姜在里面起很重要的作用。在这种情况下，就是正四逆加高丽参、炮黑姜，这个格局就不一样了，在一个方子里动一点点就不一样了。

当时这个病人的治疗效果让医院里的西医十分佩服，就这么快，一天的时间，两三剂药服下去后就对了，血一点都不流了，后来血色素很快就恢复了。又继续吃了一段时间中药，子宫肌瘤缩小了，每次月经都正常。停药半年后，病人也快50岁了，月经也回了（即绝经），这个问题也就解决了。如果当时治疗把握不住，那么病人可能还要去挨一刀。

这说明什么呢？说明就是要有传承，要有指点。为啥我当时就没考虑到这个问题呢？我想有炮黑姜啊，但是那不救逆，所以从救逆的角度上就要用干姜。

我后来见的病种更多，治疗也就更得心应手了。在那时就有人称我"小火神""小卢火神"。后来在我大伯父去世过后，很多人就改口叫我"卢火神"了。

俗话讲"师父领进门，修行在个人"。就我来讲算是幸运的，有很好的这种传承，就像站在巨人的肩膀上面，所以起步相对来讲要高一点。但是很多东西要靠自己，如果自己不去钻，你就提不出这个问题来。虽然我有这个条件，我可以受教于案台，问难于寝息，但即便这样，还必须通过自己不断地努力学习和大量的临床实践才能业有所成。

至于怎么用姜桂附？这个理念怎么形成的，以及怎样用扶阳的法去治病。这些问题我们就只有下午再来讨论了，今天上午就讲这些。

温长路： 上午卢崇汉先生用了两个小时的时间，把扶阳学派的发展脉络做了基本的梳理，我想对于我们全面认识了解、学习扶阳学派肯定是大有帮助的。

卢崇汉本人怎么实践这个学派？怎么发展这个学派？下午还要讲，我想会更精彩。上午是讲的人严谨，听的人认真，这种学风在学术会议上、在当前学术浮躁的情况下是不多见的，非常值得发扬，让我非常感动。

钦安卢氏医学的扶阳理论及其临床应用（下）

卢崇汉

温长路： 卢先生在上午的后一阶段就已经开始讲到他本人学习、传承、发扬、研究扶阳派的心得和临床的体会，我想卢先生这些体会，一定会给我们听课的医务工作者和扶阳派的忠实追随者、爱好者带来很大的益处。下面我们以热烈的掌声请卢先生讲授。

卢崇汉： 上午主要谈了钦安卢氏医学扶阳思想的这种传承，现在重点谈一下钦安卢氏医学扶阳思想的理论。

钦安卢氏医学的扶阳思想建立在几个方面，这可以从他们的著述来看：他们认为阳气是人身阴阳的主宰，也可以说元气是人身阴阳的主宰。对于阴阳的这个问题，郑钦安开篇就谈道："医学一途，不难于用药，而难于识证；亦不难于识证，而难于识阴阳。"识阴阳，听起来、说起来都很简单，但是实际上是很难的。到底阴阳是什么？到底是阴证还是阳证？到底该用扶阳的药物还是该用滋阴药？所以他讲："阴阳化生五行，其中消长盈虚，发为疾病。"由于阴阳五行的这种消长盈虚一旦失衡、一旦失调，就可以发生疾病。所以在阴阳的辨证上如果似是而非就会导致诊断的失误、导致治疗用药的不当，从而误人。所以他们强调要清楚"阴阳至理"。只有把这个问题理解了、弄明白了，才能够真正解决临床辨证问题。

郑钦安先生将医者对"阴阳至理"的认识是否正确作为用药治病的一个准则。什么叫"阴阳至理"？他在其著述里面谈到了这一问题，就是我们人本身存在着阴阳，上、中、下都有阴阳，十二经有阴阳，阴阳可以达无数，但是最终也就是这两者，也就是一阴一阳而已。他在很多地方都谈到这个问题。六经是什么？六经就是一经。五气就是一气，三焦就是一焦，把很多问题都做了这方面的归纳，一步一步地使你能够去理解。

他在《医理真传》里边谈到了"人活一口气"。什么气呢？就是乾元之气，就是乾卦之中爻落于坎中之气。乾元之气进一步分析就是我们人身的元气，真正的阳气，是我们人身阴阳的主宰。

通过这一点可以让我们清楚，万古就是一阴阳。人从立命以来，从乾坤立命以来，阴阳两者就合二为一，这就是气的一元论观点。钦安先生他是强调这一点的，那么这个气后世称为"元气"也好，"真阳"也好，他认为这个气充塞在我们人体的各个部位，充塞着人体内外，并且我们的上下四旁都是元气，只有元气才能主宰人身的阴阳。

元气是真阳之气，就是坎中一阳之气。这个气只有充分，阴才能真正化生，阴才会真正的旺盛。一旦我们人体的元阳之气不足了，衰减了，化阴的能力也就自然弱了。从形体本身来讲，我们人体的脏腑功能、津液、精、气、血就都会弱。所以一旦出现这种情况，那么邪气，无论是外或内的邪气都能够干扰、侵袭我们人体，从而导致疾病的发生。

现在的教材里面主要是从邪正的角度来谈发病与否。而郑钦安认为，阳气就是人体的根本之气，那么实际上就包括正在里面。如果正没有阳气的充实，那也就无所谓正。人身的阴阳千变万化都离不开这一阳气，离不开真阳之气、元阳之气作为主宰。所以一旦它不足了，甚至不存在了，人身的阴阳就会不足，也就不存在了。如果这一气很旺盛，我们人身的阴阳也才旺，才会有阴平阳秘的健壮体魄。

人体的生理状态、人体的阴平阳秘只有在以阳为主导的前提下，才能够维持。如果这个阳主导的前提不存在了，就会打乱我们整个机体的内外平衡，就会发病。所以从这一点来看，是强调阳统率阴，强调阳主阴从。

在阴阳这两者的关系上，卢氏受郑钦安的影响很深，并且密切结合临床实践，结合郑钦安的临床实践和卢氏几代人的临床实践，验证了很多原来提出的一些观点。

于是这种重阳思想逐步地明朗了，阳主阴从观也就明朗化了。在《卢氏医学心法·医易说》中就讲："易曰：天尊地卑，乾坤定矣。夫乾者为天，坤者为地，乾者阳也，坤者阴也，天包乎地，地承乎天，故乾坤位于上下。上为阳，下为阴，其阳者，宛如三公九卿百官也，其阴者宛如三妃九嫔百媵也。阳动阴随，阳主阴从也。"

所以在这个前提下就进一步谈到，人生存在天地当中，阴阳之内，五行之间，一切动静都随阳而转，都是以阳为主的。提醒业医者需识别《周易》所论的"天行健，君子以自强不息"，以及《黄帝内经》所谈到的"凡阴阳之要，阳密乃固"，以及"阳气者，若天与日，失其所，则折寿而不彰"，这些精髓就是阳主阴从的理念，于是卢氏告诫所有的学人：这就是养生治病的纲领。

在阴阳相互为用的二者关系当中，强调了以阳为主，阴为从，尊阳而卑阴。这可以说是钦安卢氏医学思想当中的一个很重要的特征。也就是从这个基本点出发来认识我们人体生理、病理，从而指导我们对疾病的诊断和治疗，所以强调阳主阴从，强调阳气是我们人身立命的主宰。

钦安在阐释我们人体生理、病理的时候是重视坎中一阳的，始终没有离开这一点。

如果我们明确了人体阴阳在生理活动当中这种阳主阴从的关系，那么对分析、认识病理，确定正确的治疗法则是相当重要的。但前提就是要认识到这一点。

钦安卢氏是把《周易》的思想广泛地运用在医学理论当中，用它来认识我们人体生理机制以及病理本源的。在《医理真传》里他就强调了心肾这两卦，有《坎卦解》《离卦解》，以及讲坎离二卦的关系等。大家都有这个书，可以反复去琢磨，这样对于扶阳思想的理解大有好处。

郑钦安他在书里面谈道："乾坤交媾化生六子，唯中男中女独得乾坤性情之正，人秉天地之正气而生，此坎离所以为人生立命之根也！"这里谈到的坎和离是人生立命的根，但是坎和离这两者的关系全在于坎。这是与张景岳的认识有很大出入的地方，与张景岳在辨证立法和治疗上完全不一样。

我读张景岳的书觉得前面确实写得很好，但为什么后面又出现了一些新的看法呢，什么阴中求阳、阳中求阴，最后又来一个真阴论。这样就让你没有主从的认识，于是在临床上就出现了另外一个分支。当然这么多年来，张景岳的阴中求阳、阳中求阴是被很多人推崇的。这也是近代和现代教材，无论哪一版都大力倡导的，也才有了现在的中医学术体系。

对于钦安提出的问题确实让人有点费解。卢氏认为，在坎离两者的关系上，实际也存在主从关系。由于存在了主从关系，这就为后来卢氏提出的"以火立极""以火消阴""扶阳抑阴""用阳化阴"奠定了坚实的理论基础。如果把这个问题搞清楚了，那么在用上就比较好办了。

在《医理真传》和《医法圆通》里面都反复谈到坎和离。这两卦，比如说坎卦☵是两阴爻夹一阳爻，这说明其本身属水，但水中有火，水火互为其根。强调坎中一阳是人生立命的根本，从而这种学说的根基就奠定了。"坎为水，属阴，血也，而真阳寓焉。中一爻，即天也。天一生水，在人

钦安卢氏医学的扶阳理论及其临床应用（下）

身为肾，一点真阳含于二阴之中，居于至阴之地，乃人立命之根，真种子也，诸书称为真阳。"他收录了很多医家对于阳的看法，不外乎是说真阳、真火、元阳等，提法很多，但都是一回事。但是他提出了很重要的一句话，就是刚才我谈到的，坎离两者关系的问题，就是水火互为其根，其实皆在坎也。这里看起来是谈坎，实际上把离已经包含在里面了。无论是水火相交也好，阴阳升降也好，都在于我们人身坎中的真阳之气。离卦☲是两阳爻夹一阴爻，虽然属火、属阳，但是秉坤之质的。所谓坤者，阴也，血也，只有通过坎中一阳的作用，使下面的坎水沸腾和鼓荡，如雾露之态而承于上，并激发于心，这样才能够完成我们人体阴阳气血升降的往来运行，才能使我们人体的生命健运不息。所以钦安先生直截了当地提出："以脏腑分阴阳，论其末也；以坎卦解之，推其极也。"

人体本身就是一血肉之躯，就是属阴的一个躯壳。它依赖什么呢？依赖的就是坎中这一点阳气。所以我们说人活一口气，就是指坎中的这一点阳气。有了这点儿阳气，我们才能够立命，所以称其为立命之本。扶阳的思想、治法都是以这个本为核心，把这个本抓住了，其他问题都好办了。什么口舌生疮啊，舌没有苔啊，舌干起芒刺啊，等等，都不要紧，只要这一点立命的阳能够留得住，那么阴就能长，津就能生，血就能生。

气属阳，血属阴，这是大家公认的。说到坎和离这两卦，实际上都是以阴爻阳爻相互组成的，只是卦形不一样。对这两个卦大家可以看一些易学方面的书，大家也可以参阅一下《河图洛书》，这样理解就会更深、更透一些。

另外，坎也好，离也好，都有火。但"火"是有区别的，区别在于：一个是属于真的，一个则是一般的，也就是"真火"和"凡火"的区别。所谓"真火"就是"相火"，"凡火"就是"君火"，这两火也存在主从关系。两火本身是同气，但只有在"真火"旺的情况下，"君火"才会旺。如果"真火"衰弱，"凡火"必然也会衰。这与后世许多医家的认识是不同的。

如果你把这些理解了，那么用阳化阴也就好理解了。现在很多著述都谈阳虚证、阴虚证的问题，阴虚证为什么少见？甚至说根本没有阴虚证，还有"天下无阴虚"的说法，这实际上也存在着阴不足的一面。血不足、津液不足，阴就不足了嘛。但这只是表面现象，怎样解决，这就是技术问题了。怎样用阳化生它，我们就要回到更高的层面上，然后才能解决这些问题，你的治法才不至于乱。

虽然教材和很多医籍都谈到心肾相交、水火既济、二火相照，但要保持这种状态，关键在哪里？关键还是在坎中这一阳。只有坎中一阳旺，坎中一阳足，二火才能够相照，水火才能既济，心肾也才能够相交，很多临床症状才能够解决，并且从根本上解决。我们看到许多疾病临床用其他方法也能缓解，但没有长远疗效。而卢氏始终抓住以阳为本，用扶阳的方法治疗，不但有很好的近期疗效，而且疾病可能一生都不会再复发，这就是远期疗效。要寻求远期疗效，就必须在根子上解决问题。如果我们不谈坎中一阳这个问题，那么就离开了根，也就没必要谈其他的了。

所以以火立极、以火消阴的问题，用阳化阴、扶阳抑阴的问题，这才是关键点。如果这个关键点把握不住，你心里绝对是虚的、空的。连你自己都把握不准，还能去说服其他人吗？因此，卢氏进一步强调，人的生理不离乎阴阳，而阴阳这两者始终都处在阳为主、阴为从的状态。只有这样，才能够保持人体处于"阴平阳秘"的状态。

大家记住，这个"阴平阳秘"一定是以阳为主导下的"阴平阳秘"，否则的话，就没有平衡。但是几十年来我们在中医基础理论课教学的时候，按教材讲，只有强调一半对一半。如果不这样强调，学生就无法理解后面其他课程的内容。这个很麻烦的，你不要小看这点儿问题，紧接着大问题就来了。所以这是中医药院校中医教学很麻烦的一件事。如果在这个问题上大家不认可阳主阴从，或说认识不到这一点，那么就很难解决一些临床问题，就还是四平八稳地去清热、去滋阴、去凉血。

近几十年来在中医医院对很多疾病的治疗可以说是西医帮了忙。为啥西医帮了忙呢，因为医生、病人都在医院里面待着，西医所有的治疗手段都可以上，还要中医来干啥呢？中医不过是在做一盘工艺菜时充当用萝卜雕的花，放在盘子的边上好看而已，这就是中医的现状。为什么会这样？这就是我们中医自己不到位，是我们中医自身不行。但是我们要想办法行起来。我们现在口口声声说在没有西医的时代中医解决了很多问题，但我认为，关于扶阳的理念，实际上在元代、明代的时候就有了，但不成气候，完全不成气候，只是星星点点的一点。到现在也是这样，但扶阳实际是中医的根。《内经》就是中医扶阳的根，张仲景就是中医扶阳的根。那么我们为什么把这个根丢掉呢？为什么不去追随这个根呢？

大家可以好好思考一下，实际上这是有所得的思考，我们不涉及其他人，我们只谈学术，跟其他没有任何关系。

我觉得我们中医还是应该反思，关起门来反思。我们有几千年的完善的中医理论和治疗方法，为什么中国人的体质不如有的国家的人的体质，这跟中医药几百年来倡导大量的清热、大量的解毒、大量的凉血、大量的滋阴这种理念有没有关系？我想是有关系的。

我们这里谈到的扶阳，没有什么新的想法，这实际就是《内经》的想法，就是张仲景的想法，最后才有了郑钦安的想法，才有卢氏几代人的想法。当然现在可以说，中医的春天就要来了。首先我们能够坐在这个地方来讨论这个问题，几百人都能够集中到这个地方来，不管是自费也好，公费也好，能够到这里来说明一个问题，说明这个问题已经到了该探讨的时候了。

卢氏阐释人体生理观点的时候，也强调了"坎中一阳"的重要作用，认为"乾坤者，阴阳之灵也、气也。本天地之清真，故谓大父大母。坎离者，阴阳之精也、象也，得乾坤之中气，故曰中男中女，乾坤之六子坎离为至贵。由于得其中气，而为天地之真精，是阴阳之精华也，坎中之阳合于离中之阴，水火互为其根，其实皆在坎中一阳也，为人身立命之根"。这是《卢氏医学心法·医易说》里谈到的一些问题。如果能够接受这点，你才能理解；如果不接受，就不可能理解。

那么为什么要接受呢？就要看它有没有道理，就要从临床上来验证。因为中医是实践性相当强的一门学问，离开了临床，全部都是空谈。所以钦安也好，卢氏几代人也好，他们关于"坎中之阳"的说法，跟前人比起来，可以说是有过之而无不及。

他们谈到，人乃血肉之躯，全赖真阳运行其中而立命。人以脏腑分阴阳，那是论其末，以坎卦来立论，是论其本。一个是本，一个是末，如果能抓住这个本，就好办了。所以这个思想他们在著述里多次谈到。你看钦安的书也好，看卢氏的东西也好，在中华人民共和国成立前卢氏的部分著述油印出来后散发了一些，给参加扶阳讲坛的听众，至今已经八九十年了，可能都没有保存下来。我在成都中医药大学的图书馆都没有发现，也就是说还没有正式的出版吧。以后有机会，可以正式出版让大家能够见到。

钦安卢氏坎中一阳是人身立命之根本的医学思想，是贯穿于他们整个著述当中的，并且他们始终以此思想用来指导临床，去治病用药。在这一思想指导下，才有用辛温扶阳的姜、桂、附。比如说，用四逆、白通、附子理中，麻、辛、附补坎益离。用桂枝法、四逆法，这是卢氏在钦安的基础上不断总结，最后拓展出来的。我曾经讲过，如果能够活法圆通地运用四逆法、桂枝法，对于临床上遇到的问题，能够解决九成以上。

要想一下把这个问题解决是很难的。难在哪里呢？因为看起来用药简单，（这个刘力红有体会，以后他会谈到这一点）难在我们在这个法里面所用的药稍微变化一味，就完全不同了。你觉得看起来根本无所谓的一味药，但是一变化就完全打乱了方的格局。多了它，就不行；不用它，效果就不能显著表现出来。这就是很多"机"的问题了。这个"机"的问题不是我们在这里用几句话能谈清楚的。比如，就一个病人来讲，他当时的状况是怎样的，他在什么时令，这都很重要。开方就是开时间，并不是说这个方在春天有用，到冬天照样有用。照样用就不行了，你就要在某一味药上动一动。比如这个方子有七味药，动一动只有六味药，或者八味药就对了。

除此之外，还有当时病人的思想情况，也就是情志方面的问题，也会影响治疗效果。哪些药当用，哪些不当用，怎么样来判断呢？这又要从脉法上去判断。病人并没有跟你讲这些问题，但是在脉象上体现了。作为医者，你应该很清楚，病人在情志上出现了什么问题，导致脏腑气机也会相应地出现问题，在脉象上就会显现出来。不需要病人告诉你，你这个方子就很清楚地要解决这个问题了，这样才能见到真实的、好的疗效。

我曾经总结过，在一年当中除了姜、桂、附以外，我就用40多味药。这40多味药分配到两万多张处方中，解决的病种是若干个。为什么会有比较好的效果？就是变化来变化去。比如一个慢性病病人，他一共吃了20多味药，但这20多味药组成了几个甚至几十个处方。有些慢性病病人可能要吃一年多的药，但每一次都会有变化。如果不变化，病人用药后，比如说叫他吃了五剂，觉得很好，很舒服，症状减轻了，因为挂号困难，他就拿原方自己配来吃，结果就不行，最多再吃上两三剂，症状就会出来了。不应该有的症状都出来了，但是一停症状又没有了。这是因为上一周跟这一周节令变化了，每一天有每一天的节令。在这个变化当中，药的处理很可能就是一味药把剂量上又加了5g，或者某一味药又减了3g，就可以了。那么怎么解决这些问题呢？要解决这些问题是很难的。就这么多药，晃眼一看方子都一样；用附片起头，生姜扫尾，中间夹了五六样、七八样药，就这么简单。如果在脉上、在理上没有吃透，就很难，确实很难。所以中医没有标准化可言，这是我个人的体会。不可能一个病就是一个处方，一吃到底，是不可能的，并且张三这样吃，李四这样吃，全部都这样吃，那是不得已而为之，不是治病。

强调坎中一阳，强调扶阳的思想，强调辛温扶阳的药物，要达到什么目的？就是要达到使阳生而阴长的目的。只要阳能生，阴就必然会长，没有阳生阴就更衰的说法。

我们这里谈到的阳是什么阳，是"坎中一阳"。这个是层面问题。这个阴阳与中医基础理论教材里谈的阴阳的概念、阴阳互根互用、阴阳转化、阴阳消长平衡不是一回事。如果带着那个理念，是绝对不可能认可这个观点的，也永远不可能以扶阳的思想去用于临床。

在什么情况下，才能将扶阳的思想运用于临床呢？是真正三阴证的情况下，很典型的三阴证情况下才能使用扶阳。如果不是典型的三阴证，怎么办？因为任何病都会入三阴，作为人体来讲，机体有自身调节的功能，所以我认为，人体在三阳的状态下即使不治疗，基本上也能够康复，但如果治疗失误的话，就要进一步发展，那就入阴了。

这个也是我刚才谈到的，西医帮了我们中医很大的忙。现在很多中医就是开一些清热的、滋阴的、除湿的药，实际上我认为，很多三阳证病人不吃药也会好的。这种情况很多，大家可以体会一下，观察一下。西医讲感冒不吃药多喝水，几天就好了，它有一定的道理。

那么真正落到这一点上来，就是要落到根上来。只有能够落到根上，中医才能够复兴，才能回到正路上来。

许多文章或一些著述，都谈到钦安卢氏医学是独树一帜，是在医界独树一帜。独树一帜在哪方面，就是它的理和它的用是独树一帜的。从发病学角度上看，"坎中一阳"是十分重要的，是立命的根本。反过来看，疾病都是由于这一阳受损而导致的，所以万病皆损于一元阳气。所以郑钦安讲："病有万端，发于一元。一元者，二气混为一气者也。一气盈缩，病即生焉。""病也者，病此气也。气也者，周身躯壳之大用也。"郑钦安先生在《医法圆通》里面说得很明白，相当的明白。这么明白的问题，很多人没有理解。所以卢氏认为，人的生成是本于父母的真气温煦化育而成象、成形的，五官百骸俱备依靠的是什么呢？依靠的就是"坎中一阳"之气。如果坎阳之气能够充盈周身，我们这样才能够立命。人之所以能够生存而不发病，也全赖坎中一阳之气化生精、血、津液，以营养五脏六腑、四肢百骸、五官九窍。一个人只要阳气旺，坎中一阳足，身体就健壮，气就很厚。老百姓所说的脸色好不好，气色好不好，决定气色好与不好的就是坎阳。

所以坎中一阳旺盛，外面的邪气、六淫就不可能侵袭他，内在的七情也不可能干扰他，他能克制自己，他能承受得起，他仍然会神安而体魄健壮。从生理上讲，人没有坎中这一元阳气，就不可能生存，就不可能立命。因此，无论内邪，还是外邪，都是由于损伤机体这一元阳气而导致发病的。教材里谈到正气的强弱，正气强则邪气不相侵，强调发病与否正气是决定性因素。实际上，人身的一元阳气就是正的问题，只是没有去画等号。

坎中一阳固然很重要，但光有阳只是前提，还要依靠什么呢？还要依靠食物的真气来辅之，来养之。

我们吃的水谷也含有"真气"，因为它也是生物，跟我们人体一样。人体接受它的真气，来养人体的真气。食物的真气是秉天地之真气化生的。人是一个小天地，食物同样也是一个小天地。人要用这个小天地里面的真气来养人的真气，要用食物的真气来养人体的真气，这样人体才能壮实，才能康健。

因为食物水谷的真气是秉天地的真气而化生的，跟我们人身的真气是本同一气的。所以天地真气与人的真气两者相合，人体才健康。

我们常讲"人得食则生，不得食则死"。但这里所谈食物是在另一个层面上。人不得食物，就不得生了。人们能够接受食物水谷真气的多和少取决于什么呢？取决于坎中一元阳气的盛衰。如果人体本身的真气不足了，元阳不足了，坎阳衰了，那接受食物水谷的真气也必然会少，必然会衰。所以人体阳气强盛，得天地食物的真气才多；人体的阳气衰，得天地食物的真气就必然少。一个人如果不知道、不清楚去保全我们人体的阳气，保全这坎中一阳，并常常去犯它、去损它，身体是绝对不会健康的，而且还会导致外邪侵入、内邪侵扰，导致腑脏功能失调而发生疾病。外感内伤都可以阻隔天地的真气与人身的真气相合。一旦人体先天一阳不足，坎中一阳不足，人体的阳气不足，就不能正常吸纳食物的真气，就会使人体一元阳气进一步受损，使身体更加衰弱，从而形成恶性循环。如果治疗得法，把这个点抓住了，就好办多了。

这是我们从先天一元之阳这个角度来看发病，再一个关于发病的认识就是，钦安卢氏还认为万病不离伤寒。认为张仲景《伤寒论》的真机就是气化。也可以讲，气化这两个字就是万病的真机。我们一点一点地剥离这个问题，就会少走弯路。理明白了就容易理解好多问题。

钦安卢氏明确地指出，所谓伤寒实际上就是寒伤于太阳寒水之经。仲景窥透了乾坤二气，真机就在这个地方，郑钦安把这一点也认识得很到位。

钦安卢氏在气化上、在万病不离伤寒上做足了文章。立方也好，立法也好，无论是三阳三阴，以及它们之间的关系，都是以元气的运行表现出来的。

比如说，太阳是三阳三阴之首，居于寒水之地，其卦为坎。坎中一阳是我们人体立极之本，至尊无二，这是根本的根本，是根。有如天之日，太阳从水中而出。子时一阳发动，真机运行，自下而上，自内而外，以散水精之气于周身，从而无时无刻不停息地在运行。那么运行什么呢？运行的就是坎中这一阳之气。

那一旦感受外邪，最容易伤的是什么呢？是太阳。所以《内经》讲："膀胱者，州都之官，津液藏焉，气化则能出矣。"就一年的节令来看，病气的变化同样是无穷尽的，三阳三阴这六气循环，各个节令都是有据可查、有据可考的。

钦安卢氏都强调这一点，六气就是六经，六经就是一经；五行分为五气，五气就是一气；三焦就是一焦。你把这个问题慢慢去理解，好好地去想，你就会想通，一旦想通了，这层纸一下就捅破了，好多问题就会迎刃而解，你就不会在立法上、在用药上去瞻前顾后、想这想那了。

所以张仲景揭太阳以言气之始，论厥阴以言气之终，昼夜循环，周而复始。那么这种气化，运行在外，可以从我们皮肤、毛窍而行水气；气化行于内，又可以从我们的小便而出水气。所以人的坎中之阳强盛，气化功能就正常，太阳经就不会受邪，那么外邪就不可能相侵，即使相侵也不可能犯人。这是从外邪来看。从内来看呢，七情就不可能相扰，七情就不会形成病变。

但是，一旦太阳薄弱，气化功能就会失常，不管在一年三百六十五天哪一天，不管在哪一个节令，六淫七情都可以伤人。这里谈到的六淫，首当其冲的就是寒邪伤人，进而闭其气化运行之机而发病，不能正常气化了，自然就会发病。

如果我们能够理解这一点，能够按照伤寒六经的病情提纲去辨别，去立法用药，就可以使邪祛正扶，气化功能才能够回归到正常。这里我们反复强调，一元真气就是太阳，这是钦安卢氏明确谈到的，也就是《伤寒恒论》中所讲的，太阳进一步不同，再进一步又不同；退一步不同，退两步又不同；一步换形，一步更名。这有很多意思在里面。归结到一点，无论太阳也好，阳明也好，少阳也好，三阴也好，在《伤寒恒论》里面这种提法很多，其实都是由于一元有损造成的。如果能够抓住这一点，天下的病你就心里有数了，解决十之八九的疾病就有基础了。

刚才我们谈到钦安卢氏对人体生理和病理的一些看法，下面再谈谈治疗的法则：这就是治病立法重在扶阳，以火消阴。

阳气充足，阴气全消，百病不作；阳气不足，则阴气弥漫。钦安卢氏都是从坎中这一阳气的盛或衰来探讨的，都是以坎中这一阳为本的。所以不管是外感六淫也好，内伤七情也好，饮食劳伤也好，外因、内因、不内外因都可以导致人体阳气受损而发生疾病。有了这个前提，治病立法就是重阳。

由于万病不离伤寒，所以在用药上大多数是辛温热药：生姜、干姜、附子、桂枝、肉桂等。用这些药的目的是什么呢？就是去温扶坎中一阳。

抑阴，这个阴是由于坎中一阳不足出现的问题，我们通过扶阳去解决这个问题。问题解决了，机体就能够回归正常，许多症状就会消除。所以阳气一旦旺盛，人体的精、气、血、津液就能够得到滋生，就充足，这就达到了用药以治病的目的。实际上治病就是治气，治气就是治坎中这一阳气。治病不是只考虑有啥症状用啥药，这个层面太浅了。如果能够抓住治坎中这一阳气这个根，你的思路就扩展了。

可以说，卢氏是完全继承了《内经》、仲景、钦安的这种重阳的思想。所要强调的是，在生理上要重视阳气的主导作用，在病理上更要重视阳气的盛衰变化。如果能够把握住盛衰的变化，就把握住了根本。因为阳气就是化生气血津液的根本，百病都是由于根本受损导致的，所以在立法上，强调要温扶阳气。卢氏在"阳气盛衰论"这篇文章里有一段话："阳气者，乃化生精血、津液之本源，为人生立命的根本。阳气的盛衰存亡决定其人身体魄的强弱与死生。无论外感六淫、内伤七情、饮食劳伤，等等，都可以导致人身阳气受损而发生疾病，所以治病立法必须重在温扶阳气。"同时，还强调了治病立法在于"以火消阴"的治疗原则。卢氏认为，用火把阴霾一消，就相当于阳光一照，天空中的阴霾自然就没有了。并认为，扶坎中一阳，津液、血、精、气都能够不断地生成，不断地旺盛，人体的脏腑经络以及周身的各部位都能够得到濡养。因此，卢氏几代人在治疗上都提倡温扶阳气，并进一步提出"病在阳者，扶阳抑阴；病在阴者，用阳化阴"的治疗主张。这个主张充分反映了卢氏的临床用药特色，反映了钦安晚期的用药特色。

对于外感疾病的辨证治疗，我们始终强调表证的及时处理，强调对疾病的治疗贵在早治、急治，避免病邪传里，也就是古人讲的"善治者治皮毛"。因为病在表治起来简单，可以立竿见影，还可以"防患于未然"，不至于使疾病一步一步地深入。但如果没有把握住这个问题，就会导致疾病不断地加重，我们把这归结为"医之过"。

对于表证的初期，我们常常倡导使用桂枝法，这是一个很简单的治疗法则，或用附子桂枝法，或用附子桂枝麻黄细辛法。用这些法去治疗临床上的表、或由表到里的问题都可以得到解决。我们再依据人体正气的强弱，以及感受邪气的轻与重，在方药的配伍以及剂量上灵活掌握，权衡变通，目的是什么呢？就是使患者多发汗，或少发汗，或微汗，或不出汗，或使虚汗得敛。其中虚汗得敛，就是本来是出汗的，但是那个汗是虚汗，通过扶阳的治疗一下就把汗收敛住了。

就像有个小孩，我觉得他晚上应该是要出汗的，因为他的脉象告诉了我。他说自从刘力红给他治疗以后，现在晚上出汗已很少了。这说明基本的一步达到了，对他这个病的继续治疗是好事。这个病很麻烦，西医诊断为"运动神经元肌营养不良症"，是基因变异的先天性疾病。这一类疾病实际上也是能够治好的，只是周期要长一点。开始的汗，出虚汗也好，盗汗也好，通过扶阳的方法治疗后出汗减轻了很多，如果我们再进一步用扶阳的方法治疗，有可能肌营养不良的情况也可以得到改善。现在他由于坎中一阳不足，气色就不好，5岁的娃娃应该是嘴唇红红的，脸白里透红，但他没有，他气不够，面色无华。为什么呢？因为先天不足，坎阳就不足。由于坎阳本身的不足，所以接受后天食物之真气必然不足，从而导致他的脏腑机能、器官、组织都受到影响。我们治这个病一定不能够离开先天的真阳，就是坎中这一阳，也不能离开后天的脾阳。因为先天的阳足了，脾阳自然会旺，这是前提。如果只考虑后天，不考虑先天，那么这个病没治。如果有机会、有条件可以随访这个小孩，我认为只要在治疗上始终抓住坎中一阳这个本，就有可能康复。我这里谈到的桂枝法，或是附子桂枝法，或是附子桂枝麻黄细辛法，这些法可以变化无穷，它有一个最大的好处就是奏效而不伤正。为啥呢？因为我们始终抓住了坎中一阳这一面，抓住了真阳的这一面。如果自始至终都抓住这一点，他的正气就会一天天的扶起来。

作为一个医者，我常常讲，一个病人到你的面前，接受你的治疗，如果你的功夫不到，没把病给他治好，但你至少应该做到"医病不好，旧病还原"，不要给人家加病，这就算是高手了。现在有些医生连这点都办不到，病人是走进去的，最后是抬出来的。为啥会出现这样的结局呢？我觉得就是医者的辨证、立法，以及对人体生理、病理的认识，没有把根抓住。我反复强调这一点，不是什么派的问题，张仲景是什么派？《黄帝内经》的作者又是哪一派？

对于虚损性疾病的治疗，就是内伤的治疗强调什么呢？同样，还是强调必须要抓住温扶先天真阳这个环节。要始终抓住这一点，在临床的用方、用药上，对姜附的介入要越早越好，越专一越好，使用的范围越广越好。这一点很难做到，就是说明你辨证层面的问题没有解决，只考虑怎么去找他虚寒的那一面？他表现了没有？他表现了，很典型时你才用；若不典型，你就把握不住，所以很多时候等到什么症状都表现出来时你才去用，就已经晚了。中医强调"治未病"，实际上提前介入扶阳就是"治未病"！

扶阳治未病。我们家族过去有一个特点，就是我们在逢大的节气的时候都要煮四逆汤，不管男女老少只要来的人都喝上一碗。这看起来没有辨证，实际是辨证的结果，因为节气的变化就是天地中阳气的变化。人体作为一个小天地，要适应这样的变化，人体的一元阳气就会相应发生变化。变就会耗损，用四逆汤就会扶助一元阳气，使其不受损。不管你是本地来的，还是外地来的，先喝一碗再说。用很大的锅啊，附片都是 10 斤、20 斤，在大锅里煮。在夏天和冬天二至的节令就喝四逆汤加羊肉，还要加食茱萸（注：芸香科植物樗叶吴茱萸），在夏天夏至的时候、冬天冬至的时候，在那个节令来人就可以喝。我祖父与佛教界的关系相当好，南怀瑾到四川来，他在我们家里就喝过。就不知他本人还记得不？我记得在我祖父去世的那一年，1963 年，有很多人来我家吊唁，并有上千人发来唁电。有省领导，有中国中医研究院（现中国中医科学院），还有中国医学科学院，这不过是民间的一个追悼形式。我记得就是这几天，我们家用四逆汤煮羊肉，为啥呢，就是当时有人提供了两只羊的肉。这在当时是很难买到的，我们就用羊肉四逆汤招待来吊唁的人，不管大人、小孩都能喝上一碗。这是因为卢氏一直提倡扶阳以治未病，人身体强壮，就不会得病。

所以通过及早介入，及早去用，专用、广用、早用、重用姜、桂、附，就会达到很好的效果。但是对附子的使用是有度的，一定要把握这个度。

它可以使阳扶而精血津液生，阳扶而阴霾散，阳扶而阴虚得消，阳扶而虚火回归，具有克敌制胜的疗效。卢氏临证常常用仲景的四逆、白通，其实我们更善用自己的四逆法这一类的变方。所谓四逆法就是附片、炙甘草、生姜，四逆汤是附片、甘草、干姜，干姜变成生姜，这就可以很广泛地运用了。

虽然在使用上加上了很多其他的药，但都是以四逆的意用在扶先天元阳这一个基本点上。这个是纲，纲举才能目张。

如果能够真正地活法圆通，就能解决很多问题。治病重在扶阳，用药多为桂、附、姜。对于桂、附、姜这些辛温扶阳的药，卢铸之先生给予了很高的评价。他在《卢氏本经药物阐述》里面把《神农本草经》中我们常用的药都进行了阐述。不只是阐述附片这一味药的药性和作用，还阐述了附片与桂枝相合、附片与生姜相合、附片与干姜相合、附片与苍术相合、附片与白术相合、附片与砂仁相合、附片与胡芦巴相合、附片与淫羊藿相合，等等。附片这一味药，可以有很多结合体，但其结合体又会有什么样的作用呢？两个结合体的作用、三个结合体的作用、四个结合体的作用、五个组成的方的结合体的作用，都不一样。对这个问题，我在20世纪70年代跟叶橘泉先生探讨过。他说这个太难了。卢氏把它阐述得很清楚，对某一个处方中药的增损，就是抽爻换象。你可以把它组成一个你当时应该开出的方子。所以说，一张方时令不一样，用药就不一样，里面的取舍就不一样，这实际上就是《周易》的抽爻换象。卦都不同了，代表的事物和结果当然也就不同，这是很复杂的。

这个问题我们还要花更多的时间来讲解，但那种讲解，就是传承型的了。因为这里面很多内容都涉及脉象的问题，这个你能几个小时说清楚吗？

在对药的认识上，《卢氏本经药物阐述》在阐述附子时讲："附子大辛大温大毒，至刚至烈，且刚中有柔，能内能外，能上能下，为药品中最大一个英雄也。"这就是附子。用扶阳的理念去治病、去使用附子，"以之治人，人健而身轻；以之治国，人和而国泰；以之治天下，亿万年将成盛世也"。谈得好高啊，就是说以扶阳的理念去使用附子这类药，就可以把中国人的体质改变了，就能够盛世，就能够强大。

对于桂枝，它有引阳出阴之能，有通达内外之能，所以桂枝这味药具有双向调节的特性。血压高，它可以降压；血压低，它可以升压；汗多，它可以收汗；不出汗，它又可以发汗。但关键的是在什么状态下使用，跟哪些药配合，在哪种情况下去使用，这个很重要。

生姜能"通神明、夺造化"，能够使气血阴阳得到正常运行，具有助五行生成的作用，还能够旋转于经络脏腑之间，祛寒除湿，活血通气。钦安卢氏在临床应用方面可以说达到炉火纯青了。其目的是什么呢？就是使人体的阳气密布而阴霾勿扰，使人体的五脏六腑安和，使经脉通畅，气血调畅，从而生机勃勃，达到祛病延年、健康长寿的效果。这就是钦安卢氏在理上、在用上的目的。

我从这几点来跟大家讨论，希望这种讨论能让大家更深入地认识这个问题，就是为什么要用扶阳？扶阳有啥好处？怎么扶阳？把这些问题搞清楚，不是仅仅通过几个小时的讨论，就能在理上和用上掌握扶阳了，还要经过长期的历练和积累才行。

关于扶阳的运用，我觉得"用"这个东西，说得太多反而不容易让大家接受，关键是要把理把握住。我还是用具体的病例分析一下，让大家扩展一下思路。举例的病种是用扶阳泻下法治疗肾厥。

"肾厥"类似西医的肾功能衰竭、尿毒症。因为肾属水脏，就本身讲，它属水，水毒存留，就可以形成肾厥。为什么会导致肾厥，病根在哪里呢？"根"实际上就是"坎中一阳"不足导致的。由于坎中一阳不足，使肾的开阖失常。肾是主持气化、司二便的。我们说的"坎中一阳"不是解剖学上的肾，所以不能局限在那个问题上。

由于肾不能够正常开阖，不能正常气化，就使得精微不能够输布到各脏，浊物不能够下输到膀胱而排出体外，这就是形成肾厥的原因和机理。我们把它归结为一点："坎中一阳受损。"所以时间一长，水毒的存留最终就形成了西医的肾功能衰竭、尿毒症。

就肾脏本身病机讲，肾病言虚为多，而治疗肾厥的方法多采用补的办法。但是只靠补这个层面上去处理肾，去健脾，去利湿，去开鬼门，到肾病的末期就没有用了，就不能把水毒排出体外。

卢氏倡导的扶阳泻下法既考虑到虚的一面，也考虑到瘀浊水毒实的一面；不伤正，也不损阳，又能够使病人体内的水毒瘀浊化解排出体外。所谓瘀浊水毒实际上就是西医说的蛋白质代谢产物尿素氮增高。瘀浊水毒通过泻下排出体外，就可以降低西医检查的很多指标，尿素氮也好、肌酐也好，这些指标都逐渐地下降，从而恢复肾功能。

关于肾病的治疗，20世纪70年代我曾经在南京与邹云翔先生探讨过。他是"文革"前南京中医学院的院长。他写了一本《中医肾病疗法》的书，在肾病治疗方面有一些影响力。我当时用这种办法来解决慢性肾功能不全、肾功能衰竭甚至尿毒症。他觉得我的用法、用方、用药简直不可想象。他认为这样用药太猛了，应该轻轻地用药去健脾除湿利水，慢慢来。但是有的时候病人的病情不允许你慢慢来，可能在慢慢治疗的过程中病人就已经没有了。我认为，必须要抓住立命之本才是主要的，所以我1973年、1974年在南京时就这样使用。这个方法卢氏一直在用，在成都的时候就一直在用，治好了很多肾功能衰竭的病人。

应用这个法则治疗肾厥，肾脏功能指标确实可以得到改善。我记得，那时候南京医学院有一个搞小儿肾病研究的江教授，现在年纪很大了，可能有90多岁了。当时我在南京因为治好了很多例肾厥的病人，这位江教授曾主动找我交流。他说，西医学认为肾脏的肾小管、肾小球的病理改变是不可逆的，你怎样理解？我说既然指标都能够下降，并下降至正常，就说明应该可逆。其原因就是通过扶阳泻下，使浊瘀和水毒得到清除，使肾脏本体有了一个宽松的环境。在扶阳的作用下，激发了新的肾小球、肾小管生成，从而增强了肾的代偿功能，所以肾脏功能恢复了，检查化验指标正常了，肾病治愈了。这也是中医学认为的"阳化气，阴成形"，"阳生阴长"的具体体现。

我曾经治过一个小孩，这个小孩的家庭有很深的背景。她是先天性的小肾，两个肾都很小。一个肾只有正常肾的五分之一那么大，还有一些功能。另一个肾更小，基本上失去了功能。我给她看病的时候，好像是15岁，读中学。当时有一个很麻烦的事情是她在北京301医院切掉了那个小肾，就是把最小那个肾切掉了，有正常五分之一大的肾还保留着。20世纪80年代初，好像西医还不能够肾移植。况且这位姑娘还小，也不能做肾移植。小孩手术后的情况是小便完全控制不住，失禁了。几年间，每天24小时都在流小便，有一点就流一点。实际上她的肾主持小便的功能完全减退了，当然还没形成肾厥。怎么办？治疗就是扶坎中一阳。经过两个月的治疗，她的小便就控制得很好了，全家都很高兴。然后全家人离开成都去了东北，因为他们是东北人。结果到东北一折腾，又出现问题了。然后又回到成都，又治。我说这个病不可能一下就解决的，又治了将近两年，每天一剂药，后来完全没有症状了，很好了。这就是用四逆法这个框架解决的。

当然还有一个关键问题是，这个小孩经西医检查，她的肾脏长大了。她就那一个肾，后来长得跟同龄人一样大小了。这在西医是不可思议的。因为他们家是部队的，后来她当兵了。我当时担心她能不能挺过新兵3个月训练？结果熬过来了。她现在已经30多岁，已经结婚生小孩了。像这样的病，西医觉得很头疼、很难治的，我们就是始终抓住"坎中一阳"这一点去治疗，最后用四逆法收功，巩固治疗。

对于肾厥的治疗，通过扶阳、泻下，使西医检测指标下降，也就是水毒在体内的积聚、存留逐渐减少，不再生成这些东西，使尿量增加，尿常规检测才可逐渐恢复正常。使用扶阳泻下法，使水毒这些属实的代谢产物通过泻下排出体外，不再储存在体内，肾脏就不再继续受损。肾脏本身不再继续受损，有了一个宽松的环境，就好办了。肾功能就可以逐渐恢复，肾精、肾气就得到恢复，临床症状就会得到明显改善，甚至完全消除。

肾厥病人最典型的临床症状，比如头疼，因为血压高，是肾性高血压，说到底是要降压嘛，所以还是"扶坎中一阳"。失眠、全身疼痛、皮肤瘙痒、恶心、呕吐、厌食、口臭、鼻出血、牙龈红肿，这些都是大多数肾厥病人会出现的症状，但这些症状是怎么造成的呢？都是坎中一阳不足导致的。大家好好看一下《医法圆通》就理解了。

我再举一个例子。这个病人是1995年5月17号我开始给他看的。他患慢性肾炎18年，当时最典型的症状是恶心、呕吐、全身浮肿、腰痛，起因是由半个月前感冒引起的。感冒后相应症状就出来了，小便减少，全身也肿了。尿常规检查：蛋白（++++），红细胞（+++），白细胞（+）。尿素氮19.63mmol/L。肌酐832μmol/L。西医诊断为慢性肾炎合并尿毒症，对症治疗没有效，反而一天一天加重，恶心、呕吐更厉害，全身疼痛、腰疼更明显一些。腹部胀满，全身肿，尿很少，一天的小便量不到400mL，大便也不爽快。西医建议透析，病人不愿意，说一透析就停不下来了，一辈子都要透析，经人介绍来我这儿治疗。

当时病人面色苍白，脉洪、弦。脉很大，肯定血压高，但是重按尺不及寸，舌苔黄、黑、厚腻，舌质少津，我辨为肾厥。用什么办法呢？就是用扶阳泻下法：制附片90g（先煎2小时），大黄20g，芒硝15g，茯苓25g，泽泻15g，法半夏20g，砂仁15g，陈皮15g，炙甘草5g，生姜90g。病人用了3剂后，就来复诊。我当时讲最多吃3剂，不管行还是不行都再来看一看。吃了3剂后，他感觉好些了，一是能够吃少量的东西了，大便在这 3 天中一天解得最多的是 5 次，最少的是 3 次，解出来的都是黑酱色的大便。于是我对这个方子进行了一点改变，再吃 7 剂药。他吃了 10 剂药。药后小便量增加了，大便一天 3～4 次，粪便呈酱黄色稀糊状，全身浮肿开始逐渐减轻，呕吐减少了，饮食增加了，晚上能够睡 6 个小时，其他症状都开始减轻。以后三诊在这个方的基础上又做一点小的变动，吃到 20 剂，他整个身体的肿全部消退，不恶心、呕吐了，其他的症状更是大大减轻；小便 24 小时达到 2000mL，大便一天解 2～3 次，呈稀黄状；舌苔、舌质也变化了，舌质淡，瘀气减轻了，舌苔还腻，但这个腻是白腻苔了，本来是黄黑、少津、厚腻的，现在润泽；脉象不洪弦了，脉沉细；尿常规检查：蛋白（＋），白细胞（－～＋＋＋），肾功能检查：尿素氮 12.3mmol/L，肌酐254.5μmol/L；1 个月后，800 多的肌酐降到 200 多。以后继续用"扶阳泻下法"，大黄、芒硝各减 5g，改用大黄 15g，芒硝 10g，增加附片的用量，附片 120g，根据病情，还增加了潞党参、黄芪、杭巴戟、菟丝子、肉桂。

整个治疗过程中，病人就用过这些药，又服了 60 多剂。其间多次做尿常规检查，尿蛋白在（±～＋）；肾功能检查：尿素氮 6.3mmol/L，肌酐87μmol/L。这时肾功能也正常了，所以就改用"扶阳添精法"，用制附片150g，白术 15g，砂仁 15g，杭巴戟 25g，益智仁 30g，菟丝子 20g，淫羊藿 30g，炙甘草 10g，生姜 120g。后来一直守这个法，当然也有一些药的增减。病人又连续吃了 100 多剂药，3 个多月，后来就用这个方打成粉，或者做成水丸，缓缓地治疗、善后。再后来这个病人就没消息了。因为病人太多，不可能每个病人去走访。10 年过后，这个病人又来了。但不是他看病，他说他好得很，是家里的人生病了带来找我看。他说这么多年，多次检查尿常规、检查肾功能都是正常的，没有再发。

像这样的例子太多了。但是不是遇到肾厥这类疾病你就照着这样子用呢？我估计有些可能有效果，有些就不会有效果。这里面有多种原因，所以不能去照搬、照抄。这里面变化一味药，整个方向都会变。这个问题我在《扶阳讲记》里谈到过，动一味药变化太大了，甚至整个处方的格局都改变了。

我讲这个问题是给大家一个思路。对肾功能衰竭、尿毒症，中医的认识有多种，有肾厥、肾风，也有依照症状表现命名的，如属于呕逆、属于心悸、属于气喘、属于水肿、属于昏迷，等等。但中医对肾厥本身的认识还缺乏系统的阐述。

肾炎病人的尿素氮、肌酐等增多了，病程往往都是很长的。由于病程长，所以中医说"久病，穷必及肾"。"及肾"的什么呢？及肾的"坎中一阳"。

就是由于坎中一阳不足，才导致肾的气化失职，瘀毒、水毒的存留，导致了肾脏的损伤，导致了肾的开阖功能失常，从而使瘀浊、水毒潴留在体内，不能排出体外，就形成了尿毒症、形成肾厥。所以在治疗上我们主张以温扶坎中一阳为主，再辅以泻浊祛邪，使邪浊祛正才能够扶。所以就用附子去温扶先天坎中那一阳，使肾水能够沸腾，使气化能够增强，这就加强了利尿的作用了。

我们用这个法是在扶阳的前提下，用大剂硝黄去峻下。攻逐泻下的这种办法，如果没有扶阳的前提，千万不可妄用，否则病人就会死在你的手上。通过这个前提去运用，把血当中的瘀浊、水毒通过肠道排出体外，这就减轻了肾本脏的过滤负荷。本来要从肾脏过滤，由于西医说肾已没有功能了，又滤不过了，堵在那里了，怎么办？就让肾脏的环境宽松一点吧。所以在这个方里用肉桂、茯苓、泽泻，这样就能逐渐恢复肾主水的功能，起到一些利尿作用，再用参、用芪助附子益气扶正，这个益气就是益中，这就使久用泻下峻药而不会伤精、伤正。硝黄用了几个月，每天都在用，但病体一天一天好起来，什么原因？这就是始终抓住根本没有放，既不伤精，又不伤正。再用砂仁去纳五脏之气归肾，与陈皮、炙甘草相和，既能够行气又能够和中，能够增强食欲，从而有助于恢复病者的体力。

临床中肾厥病人的舌质、舌苔变化是不一致的。即使是尿毒症病人，舌质、舌苔也不一样，有的舌体胖大，舌苔始终润泽；有的舌体瘦，舌质是燥的。遇到这样的病人怎么办？还能下手吗？能下手，因为这些都已经不是主要矛盾了。

肾病后期，大多数患者往往舌体变瘦，舌苔以黄、黑、厚腻为多，说明生机已经不行了，已经阻滞，所以用扶阳泻下法把病人体内的秽浊之物排出体外，使胃中的浊气能够下降，不再上逆，使舌苔的颜色逐渐由黑色变为常色，口中的气味逐渐减小。关于肾厥的脉象，《内经》云："病肾脉来，如引葛，按之益坚，曰肾病。死肾脉来，发如夺索，辟辟如弹石，曰肾死。"死肾脉在指下有一种夺索的感觉，实际上就是弦、洪的一种现象，千万不要认为那是阳盛、阳亢的表现。

《金匮要略·水气病脉证并治》里讲："脉得诸沉，当责有水，身体肿重。水病脉出者死。"这个"脉出者死"是什么？就是夺索脉，就是弦而洪的脉。它就好像要从寸口脉道中冲出来似的，出现这种脉可谓十中可救一二了，也符合这个病的发展规律。所以古人认为肾脉应当沉，沉为常脉。脉如夺索、弹石者，死。肾厥的患者往往是瘀浊、水毒越重，就是西医讲的肌酐、尿素氮越高，其脉象往往越大、越弦、越洪，但这是一个假象，往往重取会有变化。所以病轻的，脉的洪、弦程度就相应的轻一些，这与古人论述的脉象是相符的。

我倡导运用扶阳泻下法，可使肾功能得到恢复，使病人的尿素氮、肌酐逐渐降到正常，而脉象最终也会逐渐地恢复为沉缓或沉细的脉。这种变化就到位了，就可以用四逆法收功了。

我行医 40 多年来，治疗肾厥病 1000 多例，大多数疗效是满意的。这就是基于始终抓住"坎中一阳"，抓住这一点不放，不受其他干扰。只要一受干扰，你就会走弯路，最后如果你自己驾驭不了自己，那就完了。所以这要有一定的定力，这个定力很重要。我认为，如果大家能够理解为什么人体要去扶阳，把这个问题搞清楚了，那么这个定力也就强了。这个定力强了，下手就会很准。今天我用一天的时间与大家一起讨论，希望在座的能有所收获。

最后我再用一点点时间讲一下当前附子的问题，因为我一直在倡导用附子，我举例、谈病都谈到了附子。现在附子麻烦很大，就是附子的制作工艺可以说是完全出问题了。某些要求在《药典》上没有明确地写出来。比如说，胆巴的含量到底应少于多少？乌头碱的含量到底要有多大，才是符合正常标准的附子，但是这些都没有明确的要求。这就导致两种情况出现，一种情况就是为了怕加工的附子用后出问题、中毒了，所以就去过度地制作，长时间蒸煮。过度制作的附子丢失了附子本身的药力，这种情况现在很普遍。另一种情况就是在附子的制作上，胆巴含量过高，因为在《药典》里面没有标明胆巴含量不能高于多少，所以制作附子的工厂或作坊就可以在 10g 附子里面加 2g、加 3g 的胆巴，这就使附子里的胆巴含量相当高，从而导致病人胆巴中毒。这实际上是经济利益在作怪。因为胆巴很便宜，先用胆巴水浸泡，然后再用浓度很高的胆巴液直接、反复多次地去淋附子，这样附子的重量就增加了。比如说 6g 附子可以变成 10g，可以增加 4g。实际上这 4g 就是胆巴，但是卖钱就多了。如果有几十吨，那就不得了。你想，10g 附子实际上只有 6g，其他的是 4g 胆巴。胆巴也就几毛钱，一元钱 1kg，附片卖几十块钱 1kg，这个利润就增长很多了。

再一个就是附子脱皮的问题。现在附子的制作工厂为了降低加工成本，增加利润，多使用有毒的化学制剂浸泡附子，从而达到脱皮的目的。这就造成有毒的化学制剂大量残留在附子里。这些残留物对人体是有害的，甚至是致癌的。基于这些问题，所以我在使用附子时，都给病人交代，附子在煎煮前，用流水浸泡 2 小时后，再煎煮 2 小时。这样可以减少附子里胆巴和化学制剂的残留，这也是不得已而为之。因为制作者为了经济利益，导致了整个附子的质量出现问题。这几个问题都很难办。特别是第一个问题，过度制作过后，附子已不具备应有的药效了，所以才有现在有的人用附子量用得很大，也没有很好的效果。这一点希望能够引起大家的注意。

再一个就是附子的用量问题，就是要把握一个度。《药典》上有明文规定，不能多于多少克，但我们又在谈大剂量的使用。这种大剂量使用是在附子质量很好的情况下、把握得住的情况下、配伍很得当的情况下，这样才行。如果不具备这种条件，你这样用很可能就会出问题。

有很多人拿方子给我看，一剂药用制附片 300g、500g、600g、1000g，我不大赞同这样去开。因为我从整个处方来看，觉得这已不是治病了。现在确实有这些人给我寄来处方，或到门诊来找我，说什么他理解得很深了，他是不是"火神派"了，在这个扶阳派里他是否算作一员了？我不好回答。在这个问题上，我希望通过对扶阳的理解、对用药的理解，能引起大家的重视。

中医太极三部六经体系

——用五运六气解读《伤寒论》

田合禄

温长路：田合禄教授对中医太极三部六经有比较深的研究，近年来他连续出版了很多著作，也写了很多有影响的文章，有很多专家和同事通过著作和文章对田教授有所了解。今天我们就走近田教授，下面我们以热烈的掌声欢迎田教授给我们讲座。

田合禄：谢谢大家！我讲课的题目是——中医太极三部六经体系。这是我几十年用"五运六气"来解读《伤寒论》建立起来的一个理论体系。这个理论体系的纲要是根据《周易》的宇宙生成论体系创建起来的。

我认为《伤寒论》的"三阴三阳"就是源于《内经》的"五运六气"理论，第一个注解《伤寒论》的医家——成无己的《注解伤寒论》就是用"五运六气"来解释的。大家读过他的书就知道了，开篇就是"运气图解"一文。

为什么要用"五运六气"来解释《伤寒论》，因为五运六气是讲脏气法时的。《内经》说："人以天地之气生，四时之法成，天地合气，命之曰人。"也就是说，天人合一，把人和自然作为一个整体来研究。所以我们就用"五运六气"的"三阴三阳"来解释《伤寒论》的"三阴三阳"，并结合脏气法时理论、八卦学说创建了中医太极三部六经体系。

我们认为，脏气法时理论才是中医的核心理论，我们创建这个学说也是有一个过程的。在 20 世纪 80 年代，我写了《中医外感三部六经说》一书。那个时候就是一个薄薄的小册子，建立了三部六经体系，但是那个时候还没有涉及五运六气。到了 90 年代就涉及五运六气了，我又写了《五运六气临床应用大观》一书，把三部六经和运气结合起来了。再后来，到 21 世纪初，又涉及《周易》的内容，我的《中医太极医学》就形成并出版了。所以这个理论体系是经过三个阶段的发展才得以完成的。

大家知道，《内经》的运气七篇都用到了河图、洛书，而且其中的《灵枢·九宫八风》篇也用到了八卦，可以说，从《内经》开始就与《周易》结下了渊源。《伤寒论》也是这样的。大家都知道，《伤寒例》有"四时八节、二十四气、七十二候决病法"，以及"一阳爻升，一阴爻降"，也用到了《周易》。第一个解释《伤寒论》的成无己在解释的时候，用到了十二辟卦。这些医学大家都涉及了《周易》，而且他们认为周易与中医理论是紧密相连的。因此，我们也用《周易》来创新。

在八卦里面，乾卦是纯阳卦，坤卦是纯阴卦，乾坤就组合成了一个太极。乾是阳仪，坤是阴仪。《系辞传》作者根据这个太极理论创造了宇宙生成理论，就是易有太极，太极生两仪，两仪生四象，四象生八卦，等等，到六十四卦，这就是我们平常说的宇宙生成论。

天地是一个大宇宙，人是一个小宇宙，同样我们的身体里也有一个太极生成论。《内经》在运气方面指出："厥阴之上，风气主之；少阴之上，热气主之；太阴之上，湿气主之；少阳之上，相火主之；阳明之上，燥气主之；太阳之上，寒气主之。"在这个标本当中，少阳这个标是阳，本是相火；标本都是阳，它是纯阳的，所以说它配乾卦。太阴之上，湿气主之；太阴这个标是阴，本湿气也是阴的，它标本都是阴的，是纯阴，所以说配坤卦。乾坤组成一个太极，所以说，少阳、太阴就组成我们身体的太极。

我们这个创建是有根据的，从脏气法时来看，春夏主阳，所以肝心主阳；秋冬主阴，所以说肺肾主阴。这样三阴三阳之间的关系就好理解了。

春——厥阴风主肝；夏——太阳火主心；暑夏——少阳火主三焦；长夏——太阴湿主脾；秋——阳明燥主肺；冬——少阴寒主肾。

学过运气学说的都知道，正月、二月为初之气，初之气对应肝脏。我把它叫作肝系统，而不叫肝脏，因为肝系统涉及整个系统，包括肝、胆、筋、爪、目等。所以叫五脏系统，而不叫五脏。六气与脏气的对应关系《内经》上也有，如东方生风等，六气与脏气的对应关系可以用下面这个图表示，春、夏、暑夏、长夏、秋、冬，这样和脏腑相对应起来。大家一定要注意，在脏腑和主气的对应关系中，少阳相火不是胆，运气里面是相火主之，太阳是心火。

这个是"君火以名，相火以位"。现在大家都认为"名"字一般都是通光明的"明"，这是不对的。王冰在注解的时候就是用的这个名，是说本来是心主夏天，但是真正感觉到夏天主导位置的是谁，是相火。所以说，君火以名，相火以位，相火占据这个位置，君火只是担了个名分。这里面就

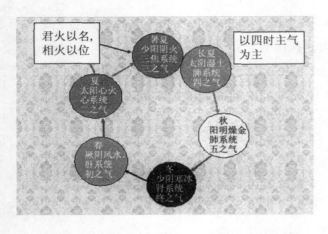

明确地说出来了。我们中医基础理论中的三焦或心包为心之使就有了结论，也就意味着相火占据君火这个位置了。

我们再来看一看《伤寒论》的内证排列，看下面这个《伤寒论》的内证欲解图：从丑寅这个地方开始分，到未申这里一个线划下来，在这个线的左方排列的是什么？太阳、少阳、厥阴，在这个图的右方排列的是阳明、太阴、少阴。所以张仲景在这里就把欲解解释给我们了，他把一年分为上半年和下半年。上半年为阳，厥阴、少阳、太阳这三经管着；下半年为阴，阳明、太阴、少阴这三经管着。所以在《伤寒论》里，张仲景就给我们指出来了阳仪三经和阴仪三经。这里面大家要注意的一点就是真正占据冬三月的是太阴，亥、子、丑欲解时，是太阴占的三时，而不是少阴，这个很重要。少阴是从子时开始的，它只占了冬两月，子、丑、寅。这样排下来就是说，阳仪上半年管的就是太阳、少阳、厥阴三经，那么阴仪管的下半年就是阳明、太阴、少阴三经。我们用太极的图式表现出来就是这样一个系统。

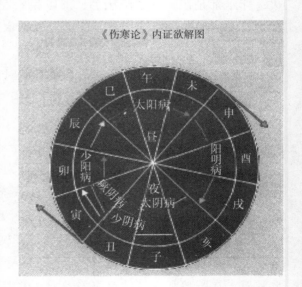

《伤寒论》内证欲解图

六经欲解时排列次序图解：

按一日十二时辰或一年十二个月：

阳仪：丑到未——厥阴、少阳、太阳三经，在上半年主阳。

阴仪：申到寅——阳明、太阴、少阴三经，在下半年主阴。

按宇宙生成理论可以写成中医太极三部六经体系，用下图表示：

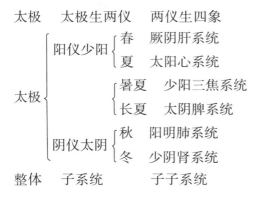

太极　太极生两仪　两仪生四象

太极
　阳仪少阳
　　春　厥阴肝系统
　　夏　太阳心系统
　少阳
　　暑夏　少阳三焦系统
　　长夏　太阴脾系统
　阴仪太阴
　　秋　阳明肺系统
　　冬　少阴肾系统

整体　子系统　　子子系统

你想，既然《伤寒论》讲的是外感病，现在的《伤寒论》教材不涉及肺，不涉及卫外的心肺怎么行呢？既然是外感病，卫外靠什么？没有心肺怎么能行？风伤卫，寒伤营。《难经》也说心主营，肺主卫。所以从这个来看，《内经》《伤寒论》本身就涉及心、肺问题了，可是现在的教材没有这些东西。

我们再从标本中气来考证这个问题。六经的标本中气，都是五运六气的重要内容。厥阴、阳明是从什么，从中气；少阳、太阴是从其本气；太阳、少阴是从本从标。

六经	本气	标气	中气	所从
厥阴	风	厥阴	少阳	从其中气
阳明	燥	阳明	太阴	
少阳	火	少阳	厥阴	从其本气
太阴	湿	太阴	阳明	
太阳	寒	太阳	少阳	从本从标
少阴	热	少阴	太阳	

从上面这个表中，大家可能看不出所以然来，我们再用下页的这个图来说明，就是把这个表转换成这个图。这样我们就可以看出问题来，就是中间这个太极少阳相火配乾卦阳仪；太阴脾水配坤卦阴仪，这样就组成了一个太极图。

太极的两方春秋两个部位都是从中气的。春厥阴是从中气少阳相火的，所以说春天的上升之气没有相火上升不来，肝系统要想上升，没有相火是上升不了的。

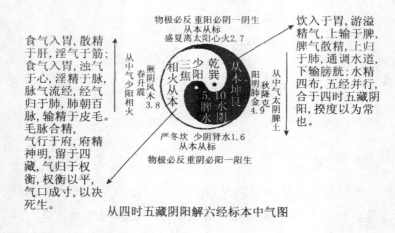

食气入胃，散精于肝，淫气于筋；食气入胃，浊气于心，淫精于脉，脉气流经，经气归于肺，肺朝百脉，输精于皮毛。毛脉合精，气行于府，府精神明，留于四藏，气归于权衡，权衡以平，气口成寸，以决死生。

物极必反 重阳必阴一阴生
从本从标
盛夏离太阳心火2.7

厥阴风木
3.8

从中气少阳相火

三焦 少阳 乾巽
相火 从本

从本坤艮
5.10 脾
水 水阴

秋降肺金
4.9

从中气太阴脾土

阳明肺克

严冬坎 少阴肾水1.6
从本从标
物极必反重阴必阳一阳生

饮入于胃，游溢精气，上输于脾，脾气散精，上归于肺，通调水道，下输膀胱；水精四布，五经并行，合于四时五藏阴阳，揆度以为常也。

从四时五藏阴阳解六经标本中气图

秋天肺燥，你要想下降，没有太阴也是下降不了的。这个可能不好理解。《内经》上说："善言天者必有验于人。"那我们看看大自然，秋天来临之前是什么？是雨季，没有雨季过渡不到秋天，这就是这个过程，所以说要从中气。

这样有一个升的，一个降的，都是从中气的。中气组成了一个太极，一个水、一个火，就在这儿终结。所以说，通过左右一上一下就到了两个极点，到了阴极、阳极的地方，剩下少阴、太阳从本从标。当我们把这个图展现给大家的时候，标本理论就很好理解了，对《伤寒论》也能更深入地理解，五运六气里的东西也理解了很多。

我们的祖先是很聪明的，我们都知道营养在肠胃吸收以后进入肝脏，由肝脏输入心脏，最后到肺。"食气入胃，散精于肝，淫气于筋……经气归于肺"，这就是刚才我们说的营血的吸纳过程。

这是个阳生阴长的过程，李东垣多有论述。如《脾胃论·脾胃盛衰论》说："夫饮食入胃，阳气上行，津液与气入于心，贯于肺，充实皮毛，散于百脉。脾禀气于胃，而浇灌四旁，营养气血者也。"

肝木扎在哪里？扎根在脾胃的土里面。通过吸收以后，到了枝叶上了，这个枝叶就代表肺部。在这个部位进行光合作用，获得营养。我们拿实物进行说明，就清楚了。光看文字会看不懂，这样说就形象了。

纵向　＼　横向	表部 阳仪	表里合部 太极		里部 阴仪	
上焦部	太阳（应夏、心火）			阳明（应秋、肺金）	阳
中焦部		少阳应夏、三焦相火	太阴应长夏、脾土		阴阳交接
下焦部	厥阴（应春、肝木）			少阴（应冬、肾水）	阴
	阳	阴阳交接		阴	

我们现在再看这部分，"饮入于胃，游溢精气，上输于脾，脾气散精，上归于肺"。这是一个气化过程。古人把这两大部分都交代得清清楚楚。

这样分析以后，我们再来看上面这个中医太极三部六经体系就可以看到横向表里，第一个表阳部分，厥阴肝系统和太阳心系统对应的是春夏系统。这个就是风寒伤阳，风寒伤人阳气是外感病的一大类，风寒系统进行的就是这个过程。

第二个里阴部分，阳明肺系统，阳明之上，燥气主之，要注意这个燥气，这个阳明是肺燥金；还有少阴系统，也就是说它是秋冬系统。这类外邪就是伤阴，所以说外感的两大部分，一个风寒、一个风热，伤的是两个系统。

剩下的中间部分就是太极部分。太极部分就是太阴脾系统和少阳三焦系统，是湿热伤中。大家看《湿热病篇》就是走中道，实际上就是伤中。这样分析以后，我们就把外感病的三大类型按照这三步分得清清楚楚。这个生理系统也是病理系统，它是相反的，病理是逆生理而存在的。

我们再看纵向三焦，上焦是什么？是太阳心系统和阳明肺系统，《内经》云"燥热在上"；中焦部分就是太阴脾系统和少阳三焦系统，《内经》云"湿火在中"；下焦就是厥阴肝系统和少阴肾系统，《内经》云"风寒在下"。

中医太极三部六经体系也有纵横之分：

横向
三部分
{
表部阳——厥阴肝系统和太阳心系统——春夏系统——风寒伤阳
里部阴——阳明肺系统和少阴肾系统——秋冬系统——风热伤阴
太极阴阳合部——太阴脾系统和少阳三焦系统——暑夏时段——湿热伤中
}

纵向
三部分
{
上焦部——太阳心系统和阳明肺系统——燥热在上
中焦部——太阴脾系统和少阳三焦系统——湿火在中
下焦部——厥阴肝系统和少阴肾系统——风寒在下
}

这样横的有了，纵的也有了。横三部，纵三部，每一部两经就是三部六经，纵横。这样我们就把外感统统纳入《伤寒论》中来，所以说《伤寒论》是治六气的外感病的书，不是专治伤寒病的书。

大家知道，《伤寒论》里面有个《辨痓湿暍脉证》篇，燥、湿、热本身都交代清楚了，为什么还另为别论呢？因为它是在里部的。所以我们学习《伤寒论》一定要根据运气的六气来考虑。我们把外感病的三大类型按照生理的三部来分，就是把自然与人体结合起来，这样学习《伤寒论》就有一个系统，大家总觉得学了《伤寒论》不会用，但学会这里的时候，就肯定会用了。

中医太极三部六经体系的病理变化层次顺序与其生理的层次顺序相反，三阴三阳既是生理的层次，也是病理变化的层次。懂得了生理，就掌握了病理变化，就能把握住疾病发展传变的方向性、病变程度及寒热虚实情况。其传变是有一定规律的。

中医太极三部六经体系结构层次分明，条理性、系统性强，含有阴阳互根互用和阴阳平衡理论，突出了《内经》的阴阳大法观念。

中医太极三部六经体系将伤寒与温病统一在一起，寒温之争可以休矣。中医太极三部六经体系有很强的综合性，可以使《伤寒论》易学、易懂、易用，让《伤寒论》治病的方法简单化、通俗化、大众化、平易化，更易于推广。

我们将外感、内伤都概括在这一中医太极三部六经体系之中，整体性、系统性、阴阳的生理、病理等内容尽数囊括其中，容易学习，容易掌握，使之更适用于临床。

这就是中医太极三部六经体系创建的过程。上面将其中扼要的东西给大家讲了讲，下面我给大家举一个《伤寒论》的具体内容，看一看是不是这样。

就说"至阴至阳"吧。《内经》的原话是"少阳为至阳"，因为它标本都是阳，所以它为至阳；"太阴为至阴"，因为它标本都是阴，所以叫作至阴。大家会问这个"至阳至阴"在《伤寒论》里有没有体现呢？我一会儿就给大家回答。

下面这是个先天八卦图，乾天、坤地在什么位置？乾卦位就是夏至的时候，坤卦位就是冬至的时候。这里面就产生了热极寒中、寒极热中的问题，这就是"至阴至阳"里最重要的问题。《伤寒论》简单地说"五月之时"。五月在什么时候？在夏至前后。阳气在表，胃中虚冷，以阳气内微，不能胜冷，所以说要穿厚一点。这点大家可能不好理解，夏天那么热，为什么胃中冷呢？刚才说了，善言天者必有验于人。大家想一想，最热的时候泉水是凉的还是热的？凉的。所以说，夏天胃里面是虚寒的。夏天喝了凉水闹肚子的人非常多，这就有天时的道理在里面。

我们的古人也很聪明，发明了一种保健食品，粽子。粽子是温的，是古人防止胃虚寒的食物。粽子里的粳米和大枣都是温的，是护脾胃的。所以五月端午到夏至前后要吃粽子。11月是什么时候？是冬至的时候。这个时候阳气在里，胃中烦热。冬至的时候泉水是热的还是凉的？热的，地下水是热的。那你的胃中也是热的。

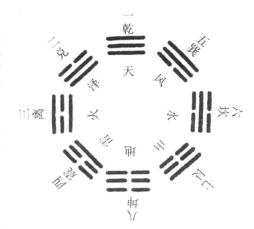

这两个就是在"至阴至阳"发生的现象。所以张仲景说：半夜得病日中愈，日中得病半夜愈。他就是从这里面体会出阴阳的道理的。

是不是张仲景光讲道理没有实际操作呢？不是的。张仲景有实际的操作，有方有证。来再看看张仲景是怎么说的。张仲景说（176条）："伤寒，脉浮滑，此表有热，里有寒，白虎汤主之（太阳病）。"

所有的伤寒注解都说这个"里有寒"错了，应该是"里有热"。是不是张仲景弄错了？不是的。这正是张仲景治疗至阳的一个主方。我认为少阳病的主方是白虎汤，而不是小柴胡汤。少阳是相火主之，治相火是用白虎汤，小柴胡汤治不了相火，少阳之上相火主之，大家要注意这个问题。

张仲景注意到了五月之时阳气在表、胃气虚寒。我们看《内经》讲"少阳司天""少阳相火司天"的时候怎么说的："风热参布，云物沸腾，太阴横流，寒乃时至，凉雨并起。民病寒中，外发疮疡，内为泄满。"少阳司天是什么？相火大热的时候它所在的位置是三之气大夏天，在这时候民病是寒中的，五运六气里明文给出来了。

前面我说过，我的学习经验就是看原文，看经典，就是先知源，再看流。比如张仲景的方子，白虎汤由四味药组成：石膏、知母、炙甘草、粳米。大家想想：教材里都说白虎汤中的炙甘草、粳米是调和胃气的，是不是这样？既然调和胃气为什么不用生甘草而用炙甘草？治表里大热，生甘草不是更好吗？为什么不用？因为他用炙甘草和粳米是温中的。这里面有辛凉的药物，有温中的药物，这才符合张仲景的表有热、里有寒。因为里有寒，所以必须温中。就跟粽子一样，粳米、大枣是温中的。这个地方用炙甘草、粳米也是温中的。

　　刚才说了热极寒中，下面再说寒极热中。《伤寒论》第390条云："吐已下断，汗出而厥，四肢拘急不解，脉微欲绝者，通脉四逆加猪胆汤主之。"这个"通脉四逆汤"是四逆汤中用干姜而成的，如加猪胆汁就是通脉四逆汤。四逆汤是干什么的？是太阴病的主方，张仲景交代得很清楚，说它是太阴的主方，也就是至阴的主方。因为它脏寒，在这个处方的基础上有了热中的现象，就加了猪胆汁。

　　大家看看《内经》"太阳寒水司天"的时候是怎么写的："民病寒反热中。"《内经》交代得清清楚楚。刚才那是在少阳主政司天的时候交代的"热极寒中"；这个是在太阳司天的时候交代的"民病寒反热中"。所以说《内经》与《伤寒论》是一致的。因此，张仲景就在"四逆汤"中加了个猪胆汁，或者是人尿。

　　现在大部分的教材都把它作为反佐的方法来教，其实是不妥当的，应该是针对热中。这里张仲景把一个至阴至阳的问题从理论到临床交代得清清楚楚，而我们的教材却一点都没反映出来，原因应该在于编写教材的人不懂得运气，这一部分的东西必须从运气当中才能挖掘出来。所以说，学《伤寒论》是要学运气的，学了运气以后，《伤寒论》里的很多东西就可以解开了。

　　还有一点时间，我来讲讲太极的问题。太极要注重什么？治病求本在什么？在太极的阴阳水火虚实，在太极少阳相火这个火，在太阴脾水这个水，这个地方的水火是最重要的。所以要抓住这个问题。《内经》说治病要求本就是在这个地方。张景岳在《医易义》中说："天地之道，以阴阳二气而造化万物；人生之理，以阴阳二气而长养百骸……故曰天人一理者，一此阴阳也。"张仲景的《伤寒论》就是抓这个阴阳大纲。你会不会辨阴阳？阴阳之征兆是什么？是水火。阴阳看不见、摸不着怎么办？从水火上就可以反映出来。所以说本水火，因为水火是阴阳的征兆。

　　张仲景说：变虽无穷，总不离乎阴阳；阴阳之用总不离乎水火，所以"天地之间无往而非水火之用"。天地生万物，水火最为先。一定要知道水火，治病一定要注重水火。

在这方面谁最突出呢？张子和。他分析得最清楚。张子和辨十二经水火分而治之。他的《儒门事亲》很多人都看过，但对里面的两首诗不一定注意。张子和怎么辨水火呢？

> 胆与三焦寻火治，肝和包络都无异；
> 脾肺常将湿处求，胃与大肠同湿治。
> 恶寒表热小膀温，恶热表寒心肾炽。
> 十二经，最端的，四经属火四经湿，
> 四经有热有寒时，攻里解表细消息。
> 湿同寒，火同热，寒热到头无两说。
> 六分分来半分寒，寒热中停真浪舌，
> 休治风，休治燥，治得火时风燥了。
> 当解表时莫攻里，当攻里时莫解表，
> 表里如或两可攻，后先内外分多少。
> 敢谢轩岐万世恩，争奈醯鸡笑天小。

他在这首诗中突出了水火，他说十二经，"四经属火四经湿"，你看这就是八经。"湿同寒，火同热，寒热到头无两说。"就是要抓住水火，抓住了水火就抓住了寒热，就抓住了这个东西的一多半。

他还有一首诗说得更清楚：

> 少阳从本为相火，太阴从本湿上坐；
> 厥阴从中火是家，阳明从中湿是我；
> 太阳少阴标本从，阴阳二气相包裹；
> 风从火断汗之宜，燥与湿兼下之可。
> 万病能将火湿分，彻开轩岐无缝锁。

他的"少阳为相火，太阴为坤水"，都是水火辨证的根本。阳明是从中太阴的，厥阴是从中少阳的。这四经都从水火。剩下的两经，太阳、少阴从本从标，有标本之化。张子和几乎是万病从火湿论证，把《黄帝内经》的锁打开了，你说太极这个水火重不重要？你能把握住这个，你就做到解经了。可以说，大家掌握了这个，就不会觉得杂乱无章了，临床当中就非常好用。因为时间关系，就不一一给大家介绍了。谢谢大家！

温长路：各位专家，田教授用了一个半小时的时间，用新的方法对伤寒六经进行了阐述，这是对中医很有意义的工作，对伤寒论的研究有重要的作用，启发我们用一些新的观点、新的方法去审视《伤寒论》研究中的一些问题。"五运六气"是《黄帝内经》的重要篇章，因为这一部分不好理解，所以很多研究《黄帝内经》的人也不去研究，我们的教材也很少讲，实际上这个部分非常重要。如果说"天人合一"学说是中医重要学说的话，其中"五运六气学说"是体现这一思想的重要内容。刚才田教授多次提到读原著的问题，在中医研究中，读原著确实是个非常大的问题。中医继承问题应该是中医的根本问题，现在一谈到创新，感到很时髦；一谈到继承，就说中医老是那一套，中医老是以不变应万变，什么时候都是真理。这个说法是没有道理的。从某种意义上讲，继承也是一种创新。对文献的研究应该包括三方面的工作：第一是文献的复原。如果连原来的文献都复原不了，根本没看过它、没学习过它，你怎么去研究文献？第二应该是文献的激活。你复原了以后，应根据时代的精神、根据现在的情况把它激活，统一到时代的精神上来。第三是文献的推进，这才有可能在这个基础上进行创新，进行推进。谈到创新的话，它的基础仍然是继承，应该是继承中的创新，整理中的创新，实践中的创新，以及研究中的创新。所以说读原著非常重要。

刚才田教授讲到了五运六气问题，可能有人认为它是封建迷信，实际上，把五运六气研究好了，对于中医的预防医学，对于当前非常有意义的免灾学，包括地震、禽流感、重大疾病，我想都是非常有意义的。中医本来就有两大体系，一个是预防体系，一个是治疗体系。由于中医自己放松了这方面的工作，也由于西医这方面发展非常之快，使中医在预防体系方面失去了话语权。在法律上，中西医是平等的，这是《宪法》写明的。但实际上中医和西医的平等现在还只停留在口头上，中医的话语权还没有完全拿起来。

田教授的讲座告诉我们，中医经典是我们的法宝，这些法宝中的很多东西我们理解得还不够，或者说还没有理解。还有很多中医的特色需要我们下大力气去挖掘、推广。中华中医药学会每年有一二百个学术会议或研讨班，目的就要通过学术活动推进对学术的研究。我想更多的不是通过这种形式，而是通过我们每个中医人的努力，通过大家对中医的这种情感来解决我们中医的问题！

中医大证的临床思路

李　可　孔乐凯

孙永章：今天上午我们本来安排的是李可老师给大家讲课，会务组在会议开幕的前一天接到李老的电话，得知他老人家有点小中风，所以不能参加今天的会议，特派他的弟子——山东中医药大学的孔乐凯博士来到了论坛。

李老为这次会议做了精心准备，开会之前专门把他的讲稿以电子版的形式发给中华中医药学会学术部。今天我们以这个文稿为主，由孔博士解读一下李可老师的思想。

今天上午我们邀请中华中医药学会肿瘤分会常委，也是这次论坛的常委、世界中医药学会常务理事、加拿大极康中医院的卓同年院长主持会议。卓院长对李老的思想深有体会，前些时候专程从加拿大来到李老身边学习。下面我们就请卓同年院长主持会议。

卓同年：李老师是我从医将近30年来非常尊重的一个老师，在此，我首先代表我个人，也代表我们大家，祝李老师身体健康，希望他能参加下一届扶阳论坛。

由于今天不是李老师自己讲，所以形式有一些变化。李老师可以说有三代弟子，第一代弟子是郭博信和陈新安；第二代弟子很多，当中最成功的一位就是我旁边坐的孔乐凯博士，所以李老师专门派孔乐凯博士把他的思想介绍给大家。我们今天的会场这样安排，李老师给我们提供了三个大证的治疗思路，每一个大证孔博士讲完以后，坐在前面的人可以把你们的问题交上来，讲完以后，马上请孔博士回答，有什么问题当场解决，然后再往下进行。下面我们就请孔博士正式开讲。

孔乐凯：尊敬的大会组委会领导，尊敬的老前辈们、同道们，上午好！首先，我代表李老对他没能如期到会向大家表示道歉。对李老的学术思想我学得还不够，所以在我阐释李老文章的时候，或者回答问题的时候，我如果能回答出来的话更好，回答不出来的话，还要请在座的各位老前辈帮忙，谢谢。

第一个大病先说一下代谢病。

代谢病的治疗思路和方法

——病在三阴，统于太阴

代谢病，如2型糖尿病（糖代谢异常）、高脂血症（脂类代谢异常）、痛风（嘌呤代谢异常）、高血压（水、电解质代谢异常），由于病因和发病机理有一致性和内在联系性，中西医都能以一类疾病来探讨。代谢病的危害除本病直接给患者带来痛苦以外，更重要的是它又是心脑血管疾病的潜在病因。目前，在我国呈暴发性趋势，且发病年龄日趋年轻化。在此以2型糖尿病为例。

一、2型糖尿病的病因病机

我们认为，《素问·奇病论》篇中关于消渴的论述完全可以指导我们认识代谢病。"帝曰：有病口甘者，病名为何？何以得之？岐伯曰：此五气之溢也，名曰脾瘅。夫五味入口，藏于胃。脾为之行其精气，津液在脾，故令人口甘也，此肥美之所发，此人必数食甘美而多肥也。肥者令人内热，甘者令人中满，故其气上溢，转为消渴。治之以兰，除陈气也。"

1. 过食肥甘，嗜食生冷

20世纪80年代以前，我国2型糖尿病的发病率很低，而现在人们食谱中肥甘厚味及冷冻食品增多，致使该病发病率升高。肥甘厚味对人体最大的影响是引起脾胃过劳，嗜食生冷则直折脾阳，二者均可致脾气左升、胃气右降的功能下降，即中气虚馁。彭子益先生认为，脾升胃降乃是人体气机升降的枢纽。枢纽斡旋之力不足，则整个人体气机的升降出入必然受到影响。中气不运则中满，胃气不降则产生郁热，故有内热。脾胃失其健运则水谷不化，湿气中生，互结为患，再困中州，由此形成恶性循环。许多2型糖尿病患者虽患口渴，但无舌红、少津，反见舌淡有齿痕、苔滑或白腻罩黄之象，此为中土气化失职、气不化津、津不上承所致，而非阴液亏少。

赵献可云："脾主浇灌四旁，与胃行其津液者也。脾胃既虚，则不能敷布其津液，故渴。"饮而不解渴，甚则愈饮愈渴足以证明。许多青壮年患者表现出面红如醉，午后更甚。头面乃阳明经地界，午后阳明当降，降机不利则郁于上，故见面红而头汗多。

2. 少动多逸

这也是现代人的生活方式特点之一。《吕氏春秋》言："流水不腐，户枢不蠹，动也，形气亦然。形不动则精不流，精不流则气郁。"少动多逸则气血流动不畅，阳气虚者则更易导致中气馁，水谷无以化，精微不能生。

3. 失治、误治

西医的失治、误治我们在此不论。不少中医拘泥于阴虚火旺之论，不详阴阳、寒热真假，妄投清热泻火、滋阴润燥之剂。仲景曾在《伤寒论》厥阴篇中警示，"下之利不止"是断其生化之源。白虎、六味辈虽不是下法，然其寒凉之气与下法无异。寒凉之品首伤中宫，太阴告急则五脏六腑失其养，少阴之气亦将不保。消渴者燥热为标，阳虚为本。阴津精血当易再生，阳气耗损则难恢复，故临床每见消渴病轻者重、重者死的悲惨结局。

4. 房事不节

脾阳之根乃肾中元气，中土为釜，肾之元气为釜下之火，腐熟水谷，运化精微全赖此火。房事不节则元气匮乏，上不能助中土之运，下不能助膀胱气化。另临床有佐证，在治疗过程中确凿发现了多次：一次房事足以升高血糖。

总之，2型糖尿病虽病在三阴，但统于太阴。试分析如下：肾中阳气，通过厥阴风木的调动而上入脾，再通过脾气之升而达上焦；心肺之气借助阳明之降再入肾中，如此循环。此循环必通过脾升胃降才能顺利进行。肺胃降气不利则元气游于上，出现中上二焦之假热，热象背后却是元气上浮而不归宅。脾升不及则厥阴风木加强，调动肾中元气，以助脾之升清散精，出现肝疏泄太过，风火相煽的表现，消渴的同时过度调动元气。升降左右两端均能造成下焦虚而生寒、中上两焦郁而生热的局面，故郑寿全之"消渴求之于厥阴"、赵献可之"伏龙雷之火"、喻昌之"始于胃而极于肺肾"等论述在理论上可得到统一。

二、治疗大法

1.龙雷之火上炎时，急则敛固，用引火汤、大剂桂附地黄汤先引火归原，视胃气之盛衰择加人参、干姜、白术等理中之品。

2.若有消渴，觉脐下有气上冲、心悸、汗出（气上撞心）、食纳不香（饥而不欲食）等厥阴主症悉见则用乌梅丸。若出现尺脉见浮、腰困等阳火不藏的症状，可合用封髓丹。另：乌梅丸中原无炙甘草，我们在用乌梅丸时必用。乌梅丸炮制法中，将全药研末后，还有一道工序，即"蒸之米下"，这一句至关重要，不可认为可有可无。何为"蒸之米下"，即药末置于笼中，上覆一层粳米，待米熟去米留药，这显然是为了"资其谷气"（谷气，脾土之气）。彭承祖谓"三阴统乎太阴"，太阴告急则五脏六腑失其根，少阴元气亦将不保（先天后天互为其根）。一部《伤寒论》无处不警示顾护中气之深意。

3.少阴、厥阴证不显，中焦脾胃症见，或患者无明显症状而有血糖高者，附子理中汤加味：附子30～90g，肉桂10g，人参30～60g，炒白术30～60g，干姜30～60g，炙甘草30～90g，砂仁30g，生半夏30g，白芍45g，山萸肉90～120g。化裁该方，以运太阴，固少阴，敛厥阴。

三、注意事项

1.凡误服寒凉滋阴苦寒泻火者，先以大剂理中汤救药误，也即救胃气。一切虚损大证首要是保胃气（中气）。

2.肾气既伤，元气欲脱，救阳为先，破格救心汤。

3.服药期间，杜绝房事（切记）。

4.服药期间，大多数患者出现排气、排便多，且味大，虽未用"兰"，但可除"陈气"，符合《内经》的思路。

总结一下，对于代谢病的治疗以喻昌（喻嘉言）之"律五条"与同道共勉。

1.凡治初得消渴病，不急生津补水，降火撤热，用药无当，迁延误人，医之罪也（注：此节所言"生津补水，降火撤热"当作调畅气机讲，使得辛金降而癸水当生，戊土降而郁热自消，而不是用知柏地黄类滋阴泻火）。

2.凡治中消病成，不急救金、水二脏，泉之竭矣。不云自中，医之罪也。

3.凡治肺消病，而以六味地黄治其血分；肾消病，而以白虎治其气分，执一不适，病不能除，医之罪也。

4.凡消渴病少愈，不亟回枯泽槁，听其土燥金不生，致酿疮疽无救，医之罪也。

5.凡治消渴病，用寒凉太过，乃至水胜火湮犹不知返，渐成肿满不救，医之罪也。

孔乐凯：李老对代谢病的认识总结了8个字：病在三阴，统于太阴。咱们还是从2型糖尿病的病因病机开始展开讨论，举2型糖尿病为例。《素问·奇病论》关于消渴的论述完全可以指导我们认识代谢病。"有病口甘者，病名为何？何以得之？岐伯曰：此五气之溢也，名曰脾瘅。夫五味入口，藏于胃。脾为之行其精气，津液在脾，故令人口甘也，此肥美之所发，此人必数食甘美而多肥也。"在这儿稍微展开一下，"此人必数食甘美而多肥"恰好符合2型糖尿病的发病特点。以往的消渴病，或者1型糖尿病，是以消瘦为主要特点，而2型糖尿病是以胖为主要特点。"肥者令人内热"，这个内热是表热、郁热，而不是真热、真火。"甘者令人中满，其气上溢转为消渴。治之以兰，除陈气也。"看一下这个"过食肥甘，嗜食生冷"，这是现代人，尤其20世纪80年代以后，国人饮食不正常的一个重要特点。"过食肥甘、嗜食生冷"最大的影响不是说肥甘厚味到体内转化为脂肪、果糖，代谢不出去，而是过食以后，先损伤脾胃，也就是脾胃是因为过食而疲劳。过劳以后，它的主运化、主升清降浊的功能就受到了影响，我们认为这是糖尿病发病的主要原因。彭子益先生曾经讲过：脾升胃降乃是人体气机升降的枢纽，枢纽斡旋不足，整个人体气机的升降必然受到影响。也就是说，脾升胃降是人体最大的一个气机运行机制。脾升、肝升、胃降、胆降、肺降，它是一个升降的枢纽。升降和出入联系在一起，升和出、开联系在一起，降和收、入联系在一起，因此升降出入，脾胃在其中起了主要的作用。

如果脾胃过劳，这种斡旋能力就会下降，就会出现胃气不降、阳明不降，就会产生郁热。本来阳气是通过阳明这一条很重要的通道要入里的，你不降，不降就是逆，气机就容易瘀滞；瘀就可以化热，所以有内热；脾失健运，水谷不化，湿气丛生就令人中满，这两者一不升、一不降，易形成内热，易形成中满。

糖尿病还有一个很重要的望诊特点。我不知道大家发现了没有，现在很多中青年糖尿病患者午后脸红，原因在于阳明当降不降，郁热在上。而头面部，尤其面部是阳明经的地界。这充分说明阳明不降而产生的热是一个虚热，或者是一个表热。对于这种热，就不能当实证来治。有人讲下午脸红是不是阴虚？午后一阴生，到晚上应该是阴气越来越盛，那么天地之势是阴气越来越盛，你这个阴虚之体反而表现得更重？所以这显然是不太合理的。那怎么解释呢？只能是阳明不降，郁热生于阳明。这是最常见的致病原因——嗜食生冷，过食肥甘，导致脾胃过劳；过劳之后运化不利，同时影响了气机的升降。

第二个病因是少动多逸，这也是现代人不正常的生活方式特点之一。以车代步，工作以脑力劳动为多，动得少了。这样也会参与形成或者导致2型糖尿病的发生。另外，运动对糖尿病也是一个不可或缺的治疗手段。

第三个病因是失治、误治。西医的治法在这儿不提，不少中医对消渴的认识拘泥于阴虚，经常用的药就是清热泻火，滋阴润燥。糖尿病是有渴、燥的症状，但要看到这种症状背后的病机，不能见热就用寒，要分析一下深层的东西。张仲景曾在《伤寒论》厥阴篇中警示："下之则利不止。"可见，下法是断其生化之源。白虎、六味虽然不是下法，然寒凉之气与下法无异。寒凉之物吃进去以后，受伤的是脾。太阴告急，五脏六腑就失其养，少阴之气也将不保。所以消渴者燥热为标、阳虚为本是其病机的主体。李老在这句话下面特地加了一条红线，表示强调。阴津精血当易再生，阳气耗损则难恢复。所以如果治疗不当，就会出现轻者加重、重者死亡的惨剧。

第四个病因就是房劳。脾阳的根是肾中的元气，中土如果为釜的话，这个肾之元气则为釜下之火，腐熟水谷、运化精微全赖于此。房事无节就容易元气匮乏，上不能助中土之运，下不能助膀胱气化。另外，在治疗过程中我们发现，用纯中药，不加任何西药，在病人血糖下降到基本正常的时候，血糖会突然升高。仔细询问，1次性生活就可以导致这种局面。脾土的运化需要肾中的元气，这是从道理上讲的。如果从临床中看，这种影响立竿见影。我们曾经开玩笑地说，这个酒肉、性生活比药管用。对这种事情李老曾经讲，中医的气、阴阳五行理论很容易绕进去。比如说，一个现象大家可以得到几种结论，而且按照阴阳五行的理论，都能找到合理的解释，这是在中医界普遍存在的一个现象。比如说，咱们现在讲的扶阳，是从阳的角度讲扶阳；但还有滋阴派，或者是补土，或者是攻下，都有很充分的理由。那么怎么办？只有临床去验证。当理论说不清楚的时候，就看效果。短期效果分不清的时候，就看长期效果。所以对于一种流派、一种学说正确与否，还是那句话，实践是检验真理的唯一标准。

李老是这么总结 2 型糖尿病的病机的。根据彭子益老先生圆运动的理论和张仲景的六气辨证理论，肾中的阳气是通过厥阴风木的调动而上脾，经过中焦的斡旋而上走。这是从左升这一个通道上来说的。那么心肺之气、上焦之气再借助中焦的斡旋而入肾，如此循环。也就是讲，元气左升而右降，通过脾胃的斡旋才能正常地运行。这个循环恰好能充分说明五行相生的道理。温水，就是肾中的水，不是寒水。温水就是两个阴爻。坎卦还有中间的一个阳爻，因此是一种温水。温水生风木，风木呢，可以调畅中焦，然后到上焦。而上焦无论从经络的角度，还是从营卫之气的运行角度都起于中焦，然后朝外面。因此，这一点就提出补土生金论点。

金生水讲的是什么意思？元气升起来了，它在中、上二焦升起来了，发挥了它的作用以后要藏到哪儿，藏到肾。也就是说，没有肺、胃之降，没有这个精气之降也就没有肾之藏。元气升起来以后还要回到肾中，这就是所谓的金生水。如果这个循环受到影响，会出现什么情况呢？比如说，如果脾升不及，那厥阴风木就会加强调动，调动身上的元气，就会出现所谓的肝阳或者肝风盛这样一个状态。那么盛者或亢者的背后一定是不足，表现为盛的一定是虚象的盛，这样就表现为肝木疏泄过度，风火袭人。这就是郑寿全老先生讲的，消渴求于厥阴。道理是一致的，这是左升的。

关于右边不降。肺胃不降，则升起来的元气不能很快归位。纵向两边都加热，但这个热象的背后却是元气的消耗。我再总结一下，肾中的元气或者叫元阳，要通过肝的左升，再经过脾的斡旋，而上升到心肺；心肺之气要经过或者借助与阳明的降而再入肾脏。这是一个简单的升降图，或者升降路线。如果左边的疏泄太过，元气升得晚，或者脾胃较差的人、升清不足的人，就必然需要肝去过度地调动。人体是一个很聪明的，用现在的语言讲，是自主性很高的一个系统。它是要去纠正的，就是肝阳过度疏泄要达到一定的目的。我们不能一看到表象，肝风内动，就要潜阳。从左升这一点看，它为什么会有一个风火伤人的局面呢？因为它要去干活，或者要去处理问题。处理哪儿的问题，还是一个升清不足的问题，或者是元气不足。那么元气不足我要多调入一些，这是左边。

那么右边呢，肺胃不降也就是元气不归宅，久而久之，左边疏泄过多、右边收敛不及的话势必伤元气。这就是伤肾，形成了下虚、上实。上实就会出现热，郁热；下虚就会出现虚汗。如果调动过度的话，元气容易拔根。所谓拔根就是元气调动出现了一些戴阳证，这时候就是一种危症。根据这个分析，郑寿全先生的消渴求于厥阴、赵献可的龙雷之火、喻昌的始于胃及于肺肾在理论上就可以得到统一。这是从病机来看的。

在治疗大法上，李老主张：

第一，龙雷之火上炎时就会出现下虚上实，元阳不敛。这时候就先敛固，用引火汤、大剂的桂附地黄汤，先引火归原，把上实下虚状态先扭转过来，然后看胃气之盛衰，将理中治平。在临床上，这个人血糖很高，用上引火汤以后，降糖效果还是很快、很明显的。

第二，如果消渴觉其下有气上冲、心慌汗出、食纳不下等主症悉见的时候，则再用另外的方药。若同时具有尺脉见浮、腰困、阳火不藏，则合用封髓丹。关于乌梅丸，李老在用法上有一个要点。乌梅丸从组成上看没有甘草，但是李老每用必加甘草。这是从乌梅丸的炮制过程当中看出的，就是蒸之米下。药末置于笼中上浮一层粳米，米熟去米留药，这显然是为了滋补中气。彭老先生讲三阴统于太阴，太阴告急，五脏六腑失其根，少阴元气将不保，一部《伤寒论》无处不见固补中气。

第三，是少阴、厥阴证不显，中焦脾胃症见，大多数人是在这种状态当中。患者没有明显症状，血糖高，那么用附子理中汤加味，这也是常用的一个方子。咱们在这里分析一下这个方子。理中汤就不用说了，附子、肉桂，引火归原，强壮少阴之火；砂仁引五脏之气留肾；半夏有降阳明的作用；白芍、山萸肉敛补肝肾。所以这个方子还是以运太阴为主，加上固少阳、敛厥阴。这也是李老治疗 2 型糖尿病最常用的方法。如果没有少阴证、厥阴证的时候，还是以此法为主，或者再佐加一些熟地，这是治法。

李老还强调了一些注意事项：

第一，凡误服寒凉滋阴、苦寒泻火者，先以大剂理中救药物之逆。一切虚损大证，首先要保胃气。就是用了寒凉滋阴、苦寒泻火的方法以后，病人有纳呆、便溏、乏力等表现时，可先以大剂理中汤救逆。

第二，肾气既伤，元气欲脱，救阳为先。就是说，这种虚阳外越的情况，不管是病情发展所致，还是治疗不当所致，先救阳。

第三，服药期间，杜绝房事。李老在治疗 2 型糖尿病的时候，又加了一个切记，很强调。服药期间，第一强调忌口，第二要杜绝房事。忌口：第一是生冷，第二就是吃得素一些。西医可能强调吃点优质蛋白，不吃淀粉，但是如果我们认为这个 2 型糖尿病是脾胃功能受损，那么肉类或者优质蛋白与淀粉比较而言，还是素食对脾胃损伤小。

如果按照西医的理论，蛋白、脂肪消化的时间要远远大于糖类的消化时间，所以忌食荤的目的是什么？就是预防脾胃过劳。既然是补脾虚，就不能让脾胃的负担太重。

第四，服药期间几乎所有的患者都出现了排气多、排便多，排气味大，对于这个，还是回到前面讲的，"治之以兰，除陈气也"。这里且不说兰是哪一种兰，或者什么药，但是根据以太阴统筹三阴的治法，或者以治太阴为主的治法，就能达到除陈气的目的。这点，我们大家运用的时候都会有所体会。关于糖尿病我给大家汇报完了，有什么问题大家可以提一下。

学员 1：说实话，我对李老的这一部分诊疗特别感兴趣。在临床上是这样的，糖尿病的病人好多都不会首先到中医这边看，都是先看西医，所以我想问两个问题。

第一个问题：治疗期间是否用胰岛素、降糖药？如果说病人已经用了，是否影响我们的辨证和用药？我们在用中药治疗的过程中，怎样减药？比如说，患者已经用了胰岛素在治疗，我们怎么平稳地把这个药减下去？

第二个问题：如果用纯中药治疗糖尿病大约多长时间会见效？如果治愈，又需要多长的时间？如果说不能够治愈，我们能达到什么样的治疗效果？

孔乐凯：第一个问题是治疗期间是否用胰岛素或降糖药。如果这个病人刚发现糖尿病，他没用胰岛素和降糖药，采用中医治疗，就可完全不用，直接用中药治疗。如果已经用了，减药是一定的，怎么个减法？比如说，人家已经注射了胰岛素，吃了降糖药，你说你停了吧，这不现实。怎么办？血糖降下来，就开始慢慢减，争取用一两个月时间把它减掉。

另外，如果注射胰岛素，或者用降糖药，对中医辨证会有影响，因为 2 型糖尿病病人用胰岛素，事实上是用治疗 1 型糖尿病的方法治疗 2 型糖尿病。用上胰岛素后，可以说是有点激发元气和调动元气的作用。所以要尽量地减药、减量，根据血糖，或者是症状的变化来减。贸然地说：你停了吧，这个病人肯定不接受。用事实说话，就是血糖降了，你再开始慢慢减。但是通过李老的治疗，或者我们弟子的治疗经验来看，用胰岛素的人治疗起来要困难些。这个问题就回答这么多。

学员 1：有个病人用了胰岛素和降糖药之后血糖已经控制正常了，也就是说，有时候似乎看不到中药加上以后的意义。

孔乐凯：如果通过胰岛素和降糖药血糖已经在正常范围了，那么血糖不是指导中医辨证用药的指标，我们可以参考。这个人一定会有相伴症状，或者是中医的四诊辨证下来不正常，一定有处方用药的依据。换句话说，即使糖尿病患者的血糖正常了，大多数还会有并发症发生的可能。对于中医治疗，血糖只是一个参考指标，还得按照中医的望闻问切去采集信息，按照中医的辨证去施治。

第二个就是纯中药治疗大概多久见效，治愈需要多长时间的问题。首先，从李老和我们的实践中，糖尿病已经治愈了好多例，说明糖尿病是可以治愈的，尤其是四五十岁的人，初犯者，治愈是完全可以的。至于多长时间见效，先以血糖变化为例来说明。治疗过程当中，在早期会有血糖升高，然后再降。有的病人则没有这个过程，就是直接开始降。我治愈了一个血糖是 14 点多（mmol/L）的病人，用药时间至少 6 个月。年龄越大，治愈的时间就越长。可能有些人会说中医治疗太慢，治 1 年才能正常，那 1 年对一辈子来讲还是很短的。

学员 2：我有两个问题，第一个问题是，糖尿病发病率在农村也逐渐增高，似乎与饮食肥甘无关，请问这怎么解释？第二个问题是，李老先生在治疗过程中，药物中是不是加一味猪胰脏？

孔乐凯：第一个问题，农村贫困人群糖尿病的发病率确实在增高，这似乎与过食肥甘无关，但我的看法是有关。因为现在生活水平高了，以农村人为例，以前是处于半饱状态，或者说是吃素。现在呢，是吃肉、喝酒的也多，再加上体力劳动的量也在"下降"。事实上，目前在我国城乡之间大多数地区饮食差不多。

第二个问题，李老现在用药上加猪胰脏吗？不加。在这解释一下，李老的《急危重症经验集》总结的大多数病例是 20 世纪 90 年代以前的病例，90 年代以后，他的好多治疗思路有所变化，尤其是他重新翻阅彭子益老先生的《圆运动的古中医学》以后，再加上李老近十年接诊的大多是大病重症，因此，他的治疗思路，或者说他的学术观点有所变化。

学员 3：2 型糖尿病是否与遗传有关？糖尿病前期往往有低血糖状况，是脾虚吗？是否与少阳有关？在这种情况下，我们的治疗，特别早期"治未病"的时候，是不是考虑一些与少阳有关的问题？

孔乐凯：先回答第一个问题，糖尿病与遗传有关系。20 世纪 80 年代，我学西医遗传学的时候，当时讲，基因百分之百地决定着一个性状或者某个问题，那么现在呢，认为大多数的疾病是基因占 25%，环境占 75%。中医作用的地方不都是环境吗？也就是你的体内环境。你的体内环境出什么问题了？偏了。从中医的角度讲，环境先变，然后基因再发生变化，最后它的表达再发生变化。所以咱们对遗传病完全可以干预。很多遗传病是四五十岁以后发病，或者六七十岁以后发病，为什么？还是体内环境变了，怎么办？把年龄向回推，向回倒。你不给它表达的环境，就是治疗这个遗传病了。另外，中国古代还有一个南橘北枳的典故。这就只是改变了环境而已。对遗传病的认识是这样，改变体内环境影响基因表达，就可以治疗遗传病。如果不改造环境，只去干预基因，恐怕再好的种子，在一块破土地上也难以发芽。所以呢，还是要改善环境。

第二个问题是前期往往有低血糖症状，出汗，饥饿，特别容易饿，这恰好是一个脾虚证。脾主运化，主升清，运送精微。老百姓也知道，脾胃好的人，不是能吃的人，是能抗饿的人，也就是精气的运输会源源不断，很有序地运送到各个部位。而这种容易饿的人，能吃的这种人，恰好是有不足所以他需要不断地补充。如果能源源不断地输出，一次摄入之后能很有序地输出，就没有这个症状了。一次摄入之后，里面不足，可能一两个小时精气就不够了，就需要外来的再添加，这恰好是一个脾虚证，确实是这样。

第三个问题是糖尿病发病与少阳有关。咱们讲这个能食事实上是消谷善饥，消谷善饥是因为什么？因为有火，有热。这个热和火是哪来的？第一是阳明不降产生的郁热；第二是相火不位，相火调动过度，也就是一个相火孤立的状态。相火应该在胃下头，现在中飘。因此，使用附子理中恰好合拍。

卓同年： 下面有个痛风的问题，是问痛风发作期的治疗。痛风多表现为湿热，用三妙散加青黛、木瓜、鸡血藤、当归、赤芍，效果也挺好。另外痛风发作时多有红、肿、热，此时加附子合适吗？按湿热治很有效，用热药以后不是又火上浇油？

孔乐凯： 痛风急性期表现为红、肿、热，疼痛还比较重，应该尽量把热除了，把红除了，把肿除了，把痛除了，但怎么个除法？这是个湿热的表现。刘渡舟老先生曾经讲："湿之于热，如油入面，难解难分。"为什么会难解难分？就是又清热，又利湿，这种治法就难解难分，不容易治好。我们承认，在痛风发作的急性期，用清热、活血、利湿的药有效，但这个方法不足以治愈痛风。痛风的根还在脾上。我们先看湿热是怎么来的。所谓

中医大证的临床思路

的热，是气郁而化热。这个热是郁热，郁热是什么？就是体内的气停在那儿，这是热。湿怎么来呢？湿是因为体虚郁热容易化湿。因此，这个热因为郁，而湿可以加重热的形成。脾气虚的人本身就气机不旺，再加上湿阻，很可能某些部位出现了不通，不通就容易产热。另外，可能有人会讲，有什么尿酸的结晶需要攻破。这时候的这种红、肿、热、痛恰好说明人体的正气还比较旺。旺要干什么？要把这一块通开，正邪处在交争状态，这时候去清热利湿恐怕会伤阳气，可是症状能暂时减弱，但不可能治愈。

用附子来通是为什么？因为附子通络，以通为主，佐加利湿的药物，再加一些黄芪补气，这样就能促使人体，或者能帮助人体尽快把这一块不通的组织给破掉，破掉以后湿热就不存在了。如果你去照顾这个湿和热，在用药上，用了燥湿的、清热的药，往往是苦寒的药，苦寒的药通常会更伤正气。

对高血脂前些年我用的也是缓泻的药，决明子、山楂一类。但是这不是说肥甘厚味直接变成脂肪，是它先伤脾胃，然后你喝凉水血脂也高。脾胃伤了以后，你吃素，你不吃饭血脂都高。因此，核心在于已经形成稳定高脂血症的时候，就不在于你吃不吃了，它已经伤了，所以只能健脾治疗。

卓同年： 问题很多，咱们现在讲的是糖尿病，所以有些问题，等我们把这几个大的问题解决了以后，再问乐凯。学中医的时候教科书将消渴分为上、中、下三消，这个与李老的思想不太一样，请在这里再说一下。

孔乐凯： 事实上，上、中、下消是不分的，咱们可以分着看人体，但是有问题必须整体地去治疗。你分析的时候可以分开，但治疗的时候一定得统一。而且人体上、中、下三焦也是一焦，本身不是分开的。如果肺胃不降，就是这个上焦气不降，不降就化热，就变化有热象，热象不就是上消的表现吗？你不降，左边升得太多，右边降得不好，那下边就空虚啊，元气被挥霍了，那下边空虚不就下消了吗？完全可以统一在中焦，就是太阴。

卓同年： 这儿还有一个比较小的问题，但可能在临床中经常碰到。就是许多糖尿病病人发病与饮酒有关，在治疗过程中，要不要考虑酒毒的问题？

孔乐凯： 我先说第一个饮酒，事实上过食肥甘就包括饮酒。饮酒是糖尿病发病里一个重要因素，它不但伤脾胃，而且耗元气。以白酒和啤酒为例简单分析一下。啤酒实际上就是喝凉的，喝那么多凉的它直接伤脾。有些人讲，酒是湿热之性，有些人解释是热去了，湿留下来，就伤脾。但是我们认为，它有更深一层的影响，就是伤肾。怎么伤？酒性是热的，人喝酒以后，看他有什么表现？不是兴奋吗？兴奋是酒带来的能量吗？不是，是酒调动了你的元气。久而久之，不但伤了中焦，而且伤了下焦。所以酒的作用是很大的。有人开玩笑说，从猴子进化到人需要几百万年的过程，从人变化到猴子只需一杯酒。他兴奋啊，这种兴奋的能量不是酒给的，而是酒调动了元气。这一点应该这么理解，就是酒性。

卓同年：因为上午的时间比较紧，我们直接进入第二个大证——免疫系统疾病的治疗思路。

附：李可原稿

免疫系统疾病的治疗思路
——扶正以托邪外出

诸如类风湿性关节炎、系统性红斑狼疮、皮肌炎、强直性脊柱炎等免疫系统疾病是世界医学难题，但我们在医疗实践中发现，这些所谓的疑难病大多数是可以治愈的。我把我的治疗思路传授给弟子，他们也治愈了许多病患。我们始终坚信古训："或言久疾之不可取者，非其说也。""言不可治者，未得其术也。"

查阅一下古今医案不难发现，历代医家对西医免疫系统疾病的认识十分丰富，有从外感论治的，有从内伤论治的；有从脏腑入手的，有从经络入手的；用寒药者有之，用热药者也有之。这些观点让后学很难从舍，因而治疗上难以形成定见。

经过观察数十例由重到轻、由轻到愈的典型病例的病变过程，我们发现了免疫系统疾病由无到有、由轻到重的发展规律。

一、本气先虚

《灵枢·百病始生》云："风雨寒暑不得虚，邪不能独伤人。"《灵枢·营卫生会》云："人受气于谷，谷入于胃，以传与肺，五脏六腑皆以受气，其清者为营，浊者为卫。营在脉中，卫在脉外，营周不休，五十而复大会，阴阳相贯，如环无端。"此讲营卫出于中焦。《素问·太阴阳明论》篇云："足太阴者里也，其脉贯胃属脾络嗌，故太阴为之行气于三阴。阳明者表也，五脏六腑之海也，亦为之行气于三阳。脏腑各因其经而受气于阳明，故为胃行其津液。四肢不得禀水谷气，日以益衰，阴道不利，筋骨肌肉无气以生，故不用焉。"此讲脾胃行气于三阴三阳，又言筋骨肌肉之水谷之气依赖于脾胃。

人体营卫气血的生成及正常的运行依赖于中焦。六淫之邪伤人的基础是脾胃虚弱。脾胃不虚则邪不能侵，邪侵亦不能潜伏。在临证过程中我发现，免疫病患者在发病前、发病中中焦失运是必备的条件。

二、伏邪存焉

关于伏邪的理论最早肇始于《内经》，其言："冬伤于寒，春必病温。"我们在临证中也发现，"伏邪"的确是许多疑难大症的发病机制，在免疫系统疾病中占主要位置。

风、寒、湿邪侵袭人体，本气不虚者，机体祛邪之力尚足，多表现为外感表证。邪气从皮毛而入，当从皮毛而解，故麻黄汤、桂枝汤、葛根汤、麻黄附子细辛汤等可用。表证的发热、咳嗽、喷嚏等症状除给患者带来痛苦以外，同时也具有外散之势。见此类症状不能轻易见热用凉，当因其势而利导之，否则会邪陷于里，损伤正气。病从三阳而入三阴，小儿常见太阴证（西医所谓的肠系膜淋巴结炎），老年人常见少阴证（诱发心脏病、呼吸功能衰竭）。中西医不恰当的治疗是伏邪形成的主要机制。

本气虚者则邪初在表，正虚无力祛邪外出而入于经络，内舍五脏，伏于血气，形成"伤风不醒变成痨"的格局。此时的治疗应"扶正达邪""助阳透邪"，甚至"但扶其正，听邪自去"，用人参败毒散、小青龙汤、四逆汤、麻黄附子细辛汤、乌头汤等加味。此类证非但不能用白虎汤、银翘散等剂，麻黄汤、桂枝汤等汗法也不能单独运用，必加补气、补阳之剂。否则，容易导致大汗亡阳而寒邪不去的残局。

三、伏邪既存，正气必攻

人有一息尚存，正气必然去破邪，毕竟正与邪不两立。正气足时有类表证的祛邪表现；因正气虚不能一鼓作气而祛邪外出时，正气消耗后，偃旗息鼓，伏邪继续隐匿。免疫系统疾病在春季往往加重，恰是人体借天地生发之大势祛邪外散的表现。春日发陈，亦发陈病也。正邪之间的拉锯战因正始终不能完全胜邪而形成，从而导致反复发作、缠绵不愈的临床表现。

中医大证的临床思路

理解了这个特点，我们在治疗上的思路也就有了：以扶正为主，固本培元，或附子理中汤，或补中益气汤、当归补血汤、建中汤、桂附地黄汤等。正气充足时，临床定有祛邪反应的表现，譬如，出现皮疹、关节疼痛加重、关节肿等。此时可在扶正的同时加川乌、细辛、附子、吴茱萸、麻黄、桂枝、葛根等温开温通之品；有络病表现亦可用蜈蚣、全蝎、地龙、僵蚕等虫类通络；有瘀血表现者，加乳香、没药活血化瘀之属，代表方为加减乌头汤；外散之机欲停或已现虚象，如纳呆、便溏、汗多、乏力，脉有空浮象时，停上述温运之药，再回扶正之途。如此反复几次，伏邪有望透发彻底，即告病愈。

这阶段的治疗当拳拳以元气为念，正气足则攻，正气弱则补，或寓攻于补。

四、正气攻邪，必伤正气

正邪相争阶段如果仅见邪实，专事破邪，或恣用寒凉以减症状，加上伏邪一刻不停地消耗正气，很易使元气空乏，造成元阳浮越的危候。若出现下肢冰冷或浮肿、上实下虚、上假热下真寒、面如红妆、气升而不降等症，不能祛邪，不能扶正，应急敛元气，用四逆汤、破格救心汤、四逆加人参汤、引火汤、潜阳封髓丹等。待下焦有根，元气归宅，再行扶正托透交叠进行的方案。

五、总结

1. 难症痼疾，师法仲景

免疫系统疾病的治疗虽然强调阳气、强调寒邪、强调三阴证，但六经病证均可能在不同时期出现，出现哪经病证就按照哪经用方。体不虚，邪气盛表现出太阳证风湿热痹者，可用人参白虎汤加味；病从三阴到三阳出现了阳明腑证和少阳证的，用承气汤加味、小柴胡汤加味等。不能仅执一方一法，而应明了疾病的来龙去脉，按六经辨证施治，这样才能把历代医家的宝贵经验统一起来。

2. 辨热证的真假虚实

免疫系统疾病有时会出现热象，当分析热证的真假虚实。若是外感风寒湿邪，外束肌表，内阻经络之发热，当以汗解；若是正邪交争，郁阻气机升降出入之热，则应温通，通则郁解，郁去热清；若是元气浮越之真寒假热，当亟破阴寒，敛固元气，寒去阳回则热去。如果见热用寒，必伤元气而致病由轻转重。

孔乐凯：免疫系统疾病的治疗思路，李老总结了一句话，即扶正以托邪外出。李老曾经说，从某人患了类风湿一直到他痊愈，恰好就是把他从没有病、到他发生了类风湿的整个全过程给拟演了一下，和倒片子一样给倒过来，病例倒演过来以后，对这个病的认识就比较清晰了。李老认为，患这种病的人一定是气血虚，正气虚，这是发病的基础。《灵枢·百病始生》讲："风雨寒热不得虚，邪不能独伤人。"就是讲，虚是本。《灵枢·营卫生会》讲："人受气于谷，谷入于胃，以传于肺，五脏六腑皆以受气，其清者为营，浊者为卫，营在脉中，卫在脉外。"这段讲的是什么？营卫属于中焦。《素问·太阴阳明病》篇中也描述了脾胃的一些功能。最后讲，脾胃行气于三阴三阳；又讲，筋骨肌肉随谷气依赖于脾胃。因此，本气先虚是虚在中焦。人体营卫气血的生成和它的正常运行主要依赖于中焦。在临床过程中我们发现，所谓的免疫病患者，在发病前、发病中，中焦失运是一个必备条件，这是基础。

第二，就是伏邪。孙齐新先生有好多篇文章介绍李老的伏邪理论，大家可以到网上看一看。伏邪是许多疑难杂病的发病机制，在免疫系统疾病当中占的位置比较重。这个风，主要指风寒湿邪侵袭人体以后，本气不虚，正气尚足的人多表现为外感证。有些人说他多少年不感冒，这种人恰好是身体不健康的标志。正常人一年感冒一两次，说明正气还比较足。因为你生活的环境不可能不接触外邪，一有邪你能及时排出来，这就是一个健康的身体。如果邪气从皮毛而入，则当从皮毛而解，麻黄汤、桂枝汤、桔梗汤、麻黄附子细辛汤可用。表证的发热、咳嗽、喷嚏除了给病人带来痛苦以外，同时还具有一种外散之势。外散之势散的是什么？散的是邪。应该怎么治呢？应该帮助机体尽快地把邪气散出来，这是治法。而不能是什么？是去对症用药。对症治疗有一些用药是引邪入里的做法。所以说，病号是最好的老师，他的很多表现告诉你应该怎么治他，应该怎么来帮他，他体内有邪，怎么办？得散出去。最好的办法就是帮助他尽快把邪散尽，而不是去粉饰太平。这种粉饰太平、对症用药的办法是不会治愈疾病的。比如说小儿的感冒发烧，如果频用抗生素或者银翘散之类，总有一天孩子会喊肚子疼。到西医那儿一检查，肠系膜淋巴结炎。这是什么？是在表之邪入太阴了。对于老年人来讲，一个常见的感冒，如果不管这个人的体质是什么样、症状是什么样就都用银翘散的话，很有可能就加重。加重的一般来讲小孩是入太阴，老人往往入少阴，入少阴就是大病了，会引起比较严重的心脏病或者呼吸系统疾病，所以善治者治其皮毛。

汗法，或者开解法，是治外感最主要的方法。比如有些人嗓子疼、发烧，你还用热药吗？这烧哪来的？不是外来的，热是体内产生的。体内怎么会产生热呢？寒邪阻塞气机了，正气要去破它，正邪相争，发为热象。这时候你开解一下，帮助正气把邪打败了，就不发烧了。所以治咽痛，仲景用什么，用半夏散及汤。半夏、桂枝是什么药？这可不是清热解毒药啊，是开解的药。这是一个风寒湿邪侵犯正气足的人的症状，这时候我们的治法就至关重要了。你要开解它，要帮助机体把这个邪气散掉，而不能是简单地见热用寒，这不行。

本气虚的人初犯在表，正气无力祛邪外出而入经络，内舍五脏，入里了。所以李老讲了一句话，就是"伤风不醒变成痨"。这个痨，咱们把它定位为痨病。实际上古代这个痨属于虚损病，是一种统称。这个虚损病怎么来的呢？表邪内传，那么尽快开解它就不行了，这时候的治疗应该扶正气。正气不足，祛邪无力，故应该扶正，或者助阳透邪。甚至有些时候你不用管那个邪在不在，在正气虚的情况下，你就扶正，正足了，轻邪自去，邪自然就走了，可以用人参败毒散、小青龙汤、四逆汤、麻黄附子细辛汤、乌头汤等。这种情况一般很少用白虎汤、银翘散。对于正气虚的人，麻黄汤、桂枝汤等汗法不能单独运用，必加补气扶阳之品。否则，容易导致大汗亡阳的局面。亡阳，寒邪还不去，第一个是本气虚，第二个就是邪入。

第三，不管伏邪在体内的什么地方，邪在正气就要去攻邪。我不知道大家有没有这种经历，比如说手上扎了一个小木刺，你没发现，过了几天化脓了，一挤，连那个小刺带脓都出来了。你想，一个小刺在你体内，正气就要把它鼓出来，那么邪气在，也就是说，这个人只要活着，他体内的正气就一刻不停地在攻邪。不是邪正两安，只要邪在，它就要去攻。攻到什么时候，攻到断气。只要有一口气在，机体就要去努力。这也是有表现的，正气足的时候，有类似表证的祛邪反应。比如像卢老讲的，用扶阳药后，有些排邪的反应从大便走，有的从汗解，有的从咳痰祛邪。正气不能一鼓作气祛邪外出，就退回来了。所以在这类病人当中会出现症状时轻时重，不稳定，这恰好说明邪气在那儿呢。引起症状的忽轻忽重，或有或无的，只能是机体正气的盛衰。

这样理解就是有伏邪在，正气要去攻，一刻不停地攻，根据正气盛衰的程度表现出不同的症状。这样咱们的治疗思路就有了，就是以扶正为主。李老的固本培元，或附子理中，或补中益气汤、当归补血汤、建中汤都可以用。有些人可能会问什么时候去攻啊？就是机体正气足的时候，不用你去干预，它自己就会有反应的。什么反应呢？比如出疹子，身上出荨麻疹，或者类似关节疼痛加重、关节肿等。这时候就可以在扶正的同时加一些开解的温开之品，如川乌、细辛、附子、吴茱萸、麻黄、桂枝。如果有络病表现的时候，可参照朱良春老先生的经验加虫类药，瘀血加乳香、没药，代表方就是加减乌头汤。

如果外散之机已停，或者已显虚象，就不能用通开了，要马上回来扶正。比如有便溏，或者纳呆，尤其是出现纳呆，就不能通了，这时候，就要回到扶正这个阶段。扶正以后，正气足一点，有祛邪反应的时候，就帮助它一把，反复几次，就有望治愈。这个阶段的治疗当全权以元气为念。正气足则攻，正气弱则补，或寓攻于补。理论依据就是邪在，正气一定会自己去破邪，能不能破得了，要看正气的多少。所以，这时候还是以扶正为主。机体有了征兆，你再帮助它。

第四，就是攻邪必伤元气。此类病多是一些重症。正邪相争，加上伏邪一刻不停地消耗正气，很容易使元气外散，再加上这类病人大多数用激素，激素通过激发元气去改善症状，这样很容易伤及元气。攻伐太过导致元阳浮越，若出现下肢冰冷、浮肿、上实下虚、上假热下真寒、面如红妆、气升而不降，就不能祛邪了，你也别扶正了，应收敛元气，用四逆加人参汤、破格汤、引火汤等，待下焦有根、元气归寨以后，再行扶正托透，交替进行。这是发病的主要机制，从轻到重的一个过程。

第五，就是难症痼疾，师法仲景。免疫系统疾病的治疗，虽然强调阳气，强调寒邪，强调三阴证，但六经病证可以在治疗的不同时机出现，出现哪一经的病证就按哪一经用药。体不虚，邪气盛，表现出太阳证的风湿热痹可用人参白虎汤加味。如果邪从里到外，它一定得有途径，一定是从阴经走阳经，最常见的就是走太阳。如果病从三阴到三阳，出现了阳明腑证和少阳证，是少阳证，就可以用承气汤、加味小柴胡汤。治这一类疾病不能只一方一药，有什么方子专门治某个病，那是不可能的。应该了解病的来龙去脉，此时此刻它在哪一经，以哪一方面表现为主，正气盛或衰到什么程度，邪气盛到什么程度，然后再辨证治疗。总结历代医家的一些经验，有的用寒治热，有的用热治寒；有的通络，有的活血，等等。如果这些不足以涵盖你所有的治疗，也应该把这个病从无到有的过程明晰后，再选方用药。

免疫系统疾病有时候会出现热象，这个热象，如果是风寒湿邪外束肌表、内阻经络的发热，当以汗解；若是正邪交争，瘀滞气机升降出入，就得温通，通则瘀解，瘀去则热清；若为元气浮越的真寒假热，当呕破阴寒，敛固元气，寒去阳回，则热自清。

卓同年：这里有一个问题，运动性哮喘和过敏性哮喘肯定是有伏寒，用小青龙汤或者麻黄附子细辛汤治疗，需要多长时间？疗效怎样？

孔乐凯：我们先解释一下：运动性哮喘是运动以后喘，运动以后气旺，要求破邪。过敏性哮喘也是如此。所谓的过敏就是正气足的时候祛邪的表现，但是祛邪又不能完全除干净，所以会形成这样一个症状。李老的治疗是这样的，是有步骤的。急的时候用小青龙汤，加减一般是小青龙汤加附子。还要分有汗与无汗，如果无汗，加大麻黄的量，但是必用五味子，那么无汗的人还需要用五味子吗？五味子不是敛汗的，是降肺气的，必须用。临床当中我们发现，五味子用与不用区别很大。无汗用麻黄，但是用麻黄的时候是小青龙原方，五味子不能去；有汗，加大桂枝汤的量。那么多长时间能够完全治愈和去根？这个单纯一味地用小青龙汤或麻黄附子细辛汤，不足以去根。要去根怎么办？对于小孩来讲就是健脾胃，就是在没有症状的时候，健脾。不管有没有症状，患这类病的小孩经常患感冒，经常打吊针，而且还有一个重要的特点，就是这种孩子要么胖，要么瘦。这与刚才讲的免疫系统疾病一样，根还是在脾胃。说小孩主要伤在脾胃。怎么伤的？过食，吃多了。现在许多家长拿着碗在后边追着小孩喂，他不愿意吃，你还逼他吃，结果呢？只能加重负担。而且这种孩子的感冒是有一定特点的，他是先嘴里有味，再嗓子疼，再发烧，再咳嗽。这个过程是胃中有郁热引起的。这种孩子很多大便干，至少大便头干，是因为脾胃运化差，阳明不降。阳明不降就容易产生郁热，郁热不向下走，怎么办？就向上去。另外，营卫起于中焦，所以还会影响营卫的协调。因此，这种孩子晚上睡觉出汗，平时一动也容易出汗，出汗就更容易受到寒气。所以在哮喘发作期的时候，还是要吃这种汤；平时没有症状的时候，就服用附子理中汤。有症状的时候托透，无症状的时候健脾。另外，还要少吃肉，这种孩子很多都是愿意吃肉的。对于哮喘病久的小孩，尺脉一定是浮的，是激素用多了。这时候，就是你开解的时机，用小青龙汤的时候一定要加一点敛固的药物固一下下焦。这个是可以治愈的，但治疗得有步骤地进行，不能一个方子用到底，也不能一个症状好了以后，就撒手不管。我们强调的是急性期开解，症状缓解期健脾，更重要的是饮食控制，不能吃凉的。然而这种孩子特别愿意吃凉的，为什么？因为有郁热。这就应该吃得素一点，吃的量少一点，待脾胃功能慢慢增强以后病就好了。

卓同年： 下一个问题：类风湿病很难治，你说的类风湿治愈是到什么程度？类风湿病人的关节破坏是否可以恢复？

孔乐凯： 是哪种程度的治愈，起码做到西医的化验指标应该是正常的。现在的治疗措施，处于现在这种医疗环境中，所说的治愈，严格来讲，就是西医的标准。中医治愈的标准要比西医还高才行，不能低于它。没有症状了就算治愈，那不行。症状没有了，化验指标还要好，最好的是什么？四诊符合正常了才行，从中医的角度才可以认为是治愈了。但老年患者要真正达到治愈还是比较难的。

关于关节破坏能不能逆转这一问题，我们可以借鉴一下西医知识。骨折以后，是骨纤维叠加，骨痂已经形成，但是真正痊愈以后，生成的骨痂怎么样？平了。因此，这个骨骼可以说是成骨破骨。类风湿骨骼变形，是气血不足，这是环境的问题，关节出现了改变，气血运行足了，在局部给它一个正常的环境，给它18岁的身体环境，它一定会有变化。

卓同年： 这有一个临床常见的问题，很多病人来中医这边治疗的时候，第一仗西医已经打完了，也用了激素，用了效果可能都不好，类风湿关节病没有逆转，可能也找了中医，吃了中药，但效果也不是太好。所以李老在接触这些病人时，都打的是大仗，不是小仗。这时如何处理激素与中药治疗的关系？激素什么时候可以停？治疗过程中激素怎么减量？

孔乐凯： 卓老师说得对，咱们是第三拨治疗的。西医用激素、免疫抑制剂的较多，认为免疫反应要抑制一下。所谓激素就是激发元气去破邪，或去修复；免疫抑制呢，就是限制免疫反应，或者说是控制免疫反应。但是这种免疫反应又必须要有，要不然你没法祛邪。如果临床上碰到这种情况，就要慢慢地停激素、停免疫抑制剂，得慢慢停。激素和免疫抑制剂是西医的做法，是想在体内重建正常的免疫机制，但那是不可能办到的。按照中医的理论，一定要正气足，才可以有序地去生发，去用。

卓同年：还有几个问题，因为时间比较紧，孔博士今天就不答了，我们先休息10分钟，之后讲肿瘤。

卓同年：请乐凯讲肿瘤前我先说几句。我自己是搞中医搞了30年，我也拜访过很多老师。这些老师当中，有学院派的，有民间中医，也有一些地方高手。我推崇李老，是因为2003年读了李老的书以后，对他做了很多的研究。以前我们治疗病入三阴患者的方药很少，没有什么好方，没什么好药，而且思路不清晰。到我那儿看病的人，西医都已经看过了。这些病人大部分是三阴病，所以李老的书在这一方面给我的启发最大，认识也是最深的。他的书出版后，我都认真研究，并在临证上试着用这些办法，去解决一些临床实际问题。李老这么多年攻关了这么多的大证，大证一定要用中药。大证不用中药怎么治病呢？以前的教科书都轻描淡写，那咱们中医还行吗？行，治不了大病就不叫中医了，这是第一。第二是什么呢？汗、吐、下等八法，咱们这一法能治病，那其他法能不能治病？你看李老的书里面，既有温阳的，又有通络的，又有解表的，这就叫多法复制。大证重方多法复制，这是我们研究李老的一点心得。这样的话，你才能够治大病、治重症。今天，乐凯就是把李老最新的研究思路提供给大家，具体怎么做，你回去操作的时候，不是一两例病人就可以学会的，要经过长期实践。李老的这些经验今天就提供给大家一个明确的思路，这些思路在临床不是绝对的。任何一个学派、任何一种学术的观点都不是绝对的。我们多学一点，就会开阔治病的思路。下面我们就请乐凯重点讲李老治疗肿瘤的思路。

孔乐凯：再重复一下，我讲的是一家之言，仅供参考。怎么去验证一个流派？如果称流派，它肯定是偏的，不偏不能称流派，但是作为一个代表，尤其是现代中医，应该是兼容并蓄。兼容并蓄得有条件啊，你的知识量和你的思维能力，得能够容纳下这些，在你身上合理地整合一下。具体该怎么办？李老给大家提供了思路，提供了一些具体的方法。但在运用当中，甚至发展当中要本着两点，也就是李老反复强调的两点：第一点，紧抓临床不放。病人是最好的老师。比如说，邪气外散，人就告诉你了，我的邪要往外散，排邪气了，你怎么办？你得帮助，你不能压抑，不能打压啊。这就是说评价一个理论的好坏，或者正确与错误，还得从临床效果来看。第二点，正确理解经典。对于《伤寒论》《金匮要略》《黄帝内经》《神农本草经》《难经》这些经典，最好别断章取义。你去理解一句话，应该通盘去读，用古人的思维方法去读，而不是拿着去看。这样紧抓临床，正确诠释经典，作为一个中医大夫才能不断发展。有些同道说李老的说法跟他那本书有些不一样，再给大家说一个我十分敬佩李老的地方。到现在，他老人家包里永远是装着几本书，一有时间，他就会拿出来读。而且对其他大夫，甚至是刚出道的大夫，有一些合理的方法，甚至是某一种药物用法，只要有效果，李老也会学习。李老这种精神，我想大家都应该学习。快80岁的老人还在学，还在完善他的辨证体系，我想对咱们来讲是一种极大的鞭策。

下面咱们开始讲肿瘤。

附：李可原稿

论肿瘤的治疗思路

对肿瘤的认识我们目前尚没有完全成熟的思路，在治疗过程中有一些体会，在此求证于同道。

一、病因总括

1. 人身各处，但凡一处阳气不到便是病

《素问·生气通天论》篇言："阳气者，若天与日，失其所，则折寿而不彰。"阴阳的关系不是对等的，阳气是主要的，阳主阴从。《内经》强调："凡阴阳之要，阳密乃固。"阳气失于敷布，阴寒得以凝聚，是肿瘤的基本病因病机。人之阳气的多少主要取决于脾胃。元阳虽藏于肾，但需后天脾胃的滋养。元气升降出入的运行也依赖脾升胃降的斡旋之能。如果进行中西医比较，西医免疫系统的功能可以与中医的脾勉强对应。大家都承认免疫系统是人体对肿瘤的最后一道防线。换言之，脾胃虚寒是易于发生肿瘤的体质类型。

2. 寒湿为患，十占八九

损伤人体阳气者，寒湿之邪最重，阳气受损则易形成阴证。《素问·举痛论》言："寒气客于小肠膜原之间，络血之中，血泣（涩）不得注于大经，血气稽留不得行，故宿昔而成积矣。"已经明确表示"因寒而成积"。《景岳全书·新方八阵》说："夫寒之为病，有寒邪侵于肌表者，有生冷伤于脾胃

者，有阴寒中于脏腑者，此皆外来之寒……至于本来之寒，生于无形无响之间，初无所感，莫测其因。"张景岳总结寒的成因说："或因禀受，或因丧败，以致阳气不足，多见寒从中生。"人体的津液精血靠阳气的推动才能运行，寒湿伤阳则津液精血的运行缓慢甚至停滞，易形成瘀血、痰湿、食积等有形之邪。有形之邪又会阻碍气机，形成恶性循环。因此，肿瘤患者除肿瘤本身表现出的诸多症状以外，多数表现为口不渴，或渴不欲饮，或喜热饮，手足厥冷，小便清长，大便溏，舌色淡或暗紫，舌体胖大，苔白腻而润，脉沉细或紧硬等一派阳虚阴盛之象。

有的肿瘤患者有口渴烦热、恶热、喜凉饮食、持续高热或低热不退等热象，此为假热或为标热，不能把它作为辨证用药的唯一证据而恣用寒凉。这种假热源于真寒，寒主收引，阻遏气机，气机升降出入受阻，郁而化热。此时再用寒药清热，无异于雪上加霜，则犯虚虚实实之戒。

3. 情志内伤

《素问·血气形志》篇言："暴忧之病也。"《素问·疏五过论》篇言："必问尝贵后贱，虽不中邪，病从内生，名曰脱营。尝富后贫，名曰失精，五气留连，病有所并。"《诸病源候论》言："夫五噎，虽有五名，皆阴阳不和……忧恚嗔怒所生。"又言："忧恚则气结，气结则不宜疏，使噎。"《外台秘要》谓："五病（指五膈）同药，常以忧愁思虑，因而得之。"薛立斋的《外科枢要》认为：肉瘤之生，始于"郁结伤脾"。根据我们对肿瘤患者的了解，他们中大多数有情志事件的刺激，有的病人治疗后效果不错，但由于精神的刺激又使病情加重。忧恚则气结，气结则阳气不通，阳气不通出现在何脏腑及其经络，则肿瘤就有可能发生在何处。

二、治疗方法

1. 有胃气则生，无胃气则死，顾护胃气为第一要领

《伤寒论》厥阴篇言："凡厥利者，当不能食，今反能食者，恐为除中，食以索饼，不发热者，知胃气尚在，必愈。"厥阴病主方要用乌梅丸而不是乌梅汤，大概也是恐其"以汤灭火"反而成害，故以丸药缓图，以复其阳。肿瘤患者大多数已病入三阴，顾护胃气尤为重要。在药物的剂量上应把握准确，特别在实施汗、吐、下法，及应用寒凉之品时尤当注意。放、化疗及手术后的晚期患者每见纳呆、腹胀、体倦乏力、便溏或便秘等胃气衰败之症。很多患者不是死于肿瘤而是死于胃气衰竭。本脏自衰用理中汤；火

不生土用附桂理中汤；湿浊盛者芳化，理中汤加苍术、白蔻仁、藿香、佩兰、砂仁之属；土壅木郁、木不疏土者用生黄芪、桂枝尖。张景岳言："人之饮食在胃，唯速化为贵，若胃中阳气不衰而健运如常，何酸之有？使火力不到，则其化必迟，食化既迟，则停积不行，而为酸为腐……必渐至中满痞膈泄泻等症。岂非脾气不强，胃脘阳虚之病，而犹认为火，能无误乎？"健中焦必补火，对于脾胃阳虚的人当以理中或附子理中剂补脾阳，扶助胃阳，及早消除寒凝是最主要的。《脾胃论》言："大抵脾胃虚弱，阳气不能生长，是春夏之令不行，五脏之气不升。脾病则下流乘肾，土克水，则骨乏无力，是为骨蚀，令人骨髓空虚，足不能履地，是阴气重叠，此阴胜阳虚之证。大法云，汗之则愈，下之则死。若用辛甘之药滋胃，当生当浮，使生长之气旺。言其汗者，非止发汗也，为助阳也。"中焦为上下之枢，升降之本。《四圣心源》言："其上下之开，全在中气，中气虚败，湿土湮塞，则肝脾遏陷，下窍闭涩而不出，肺胃冲逆，上窍梗阻而不纳，是故便结而溺癃，饮碍而食格也。"中焦阻隔则上下不通，当运中土以溉四旁，理中合半夏、秫米、砂仁。腹胀，虚者，塞因塞用，补大气，理中加黄芪、砂仁，忌一切行气破气之品（厚朴、青陈皮、枳实壳）；实者，通法，大黄附子细辛汤加减，即温下。

无论肿瘤发生在何脏腑，只要有脾胃虚寒的症状，只能先顾护中气而舍其他。无论中医、西医，无论用寒用热，都应在不伤胃气的基础上治疗。

2. 温阳散寒是基本治疗思路

四逆汤、附桂理中汤、真武汤、麻黄细辛附子汤是温阳散寒基础方。

（1）肺部肿瘤可用四逆合小青龙、四逆合阳和汤、四逆合千金苇茎汤。咯血加仙鹤草、三七粉；胸腔积液可加葶苈大枣泻肺汤；胸痛加蜈蚣、全蝎；间用理中汤、补中益气汤，培土以生金。

（2）消化系统肿瘤以附桂理中加砂仁、半夏为主方。肝胆肿瘤可加吴茱萸、当归、赤白芍、三棱、莪术、茵陈、鸡矢藤等；腹水可用真武、桂枝去芍药加麻黄细辛附子汤；腑气不通多因阴寒凝阻，当用破冰解凝之剂（大黄附子细辛汤加吴茱萸；若出现肠梗阻当用张锡纯氏硝菔通结汤，便下即止）。

（3）肾、膀胱、脑部肿瘤用四逆汤、桂枝茯苓丸、大黄䗪虫丸、麻黄附子细辛汤、真武汤、八味地黄汤为主，间用理中汤。

（4）子宫、卵巢肿瘤用四逆汤、当归四逆汤、温经汤，紫石英、吴茱萸常用。

（5）高烧不退或长期低烧多为本寒标热，治疗应以四逆、理中辈、当归四逆、麻黄附子细辛汤。高烧的出现多为正气渐复、阴证化阳之佳兆，伏邪有从阳明透发之机；若出现大热、大渴、大汗、脉大四症，可在附子剂中加石膏250g，冰炭同炉，热退即止，不可过剂；腑气不通暂加承气釜底抽薪，应着眼于气机是否通畅，不能着眼于寒热。

（6）有形癥积，消之、磨之、鼓之、荡之，持之以恒，主方加海藻甘草汤。化热、肿物增大，加木鳖子；病势缓慢，合阳和汤法。

（7）少阴阳衰，危在旦夕，救阳为急，大破格汤；重症痼疾多为元阳衰微。

（8）寒伏极深，麻黄附子细辛汤托里透解于外，使邪有出路。

3. 攻下之法不可偏废

《儒门事亲·凡在下皆可下》言："《内经》一书，唯以气血流通为贵。世俗庸工，唯以闭塞为贵，又只知下之为泻，又岂知《内经》之所谓下者，乃所谓补也。陈莝去而肠胃洁，癥瘕尽而荣卫昌，不补之中有真补者存焉。"也就是说下法之意义远不止通便，邪去正自安。

（1）阳明之降是人体最大的降机：攻下通过降阳明而降肺、降胆，进而调畅气机的升降。有形之物的背后必有无形的气机存在，不调畅气机，只去攻破有形癥瘕一定无功而返，故气机调畅于肿瘤就是釜底抽薪。

（2）阳明是排出毒物的最主要通道：下法对消化系统肿瘤的作用不必多说，对其他部位的肿瘤作用也至关重要。瘀血、痰湿、瘀毒等废物必须通过肠道尽快排出，才能发挥温散、化积等治法的作用。

（3）当以温下为宜：阳虚寒凝是肿瘤形成的主要病机，应在温补的基础上运用下法。况且，下焦确有寒凝者单用四逆汤就可有攻下的效果，因为四逆汤犹如一团火，有雷霆万钧之力，破阴通阳之能；不少放、化疗及手术后的晚期肿瘤患者体质状况极差，但下焦冰结，阻碍气机，反见奄奄一息之假象，所谓"大实有羸状"，大剂攻下之后确能转危为安；但要准确判断虚实之真假，不可滥用，顾护胃气永远是重中之重。

以上拙见请同道斧正。

孔乐凯：对肿瘤的治疗，现在我们也没有完全成熟的思路，只是最近这几年在临床上治疗肿瘤病人是大多数，有一些经验和思路在这和大家说一下。肿瘤的病因可以这样概括，凡一处阳气不到，便是病。哪儿的阳气不到，哪儿就要出问题。为什么呢？一个正常的机体，即便部位再小，器官再不重要，它也是阴阳一体的，是共同体。阳化气，阴成形，阳气不能输布，阴寒得以凝聚是肿瘤的基本病理根据。人之阳气多少主要取决于脾胃。元阳虽藏于肾，但是后天脾胃之阳、元气升降出入的运行也依赖于脾升胃降。如果进行中西医比较的话，就是西医免疫系统的功能，可以勉强与中医的脾画等号，也是勉强的，不是完全的。大家也都承认，免疫系统是人体对付肿瘤的最后一道防线，这从西医方面也得到了一点佐证。第二个呢，损伤人体阳气者寒邪之气最重，阳气受损则易形成阴证。所以《素问·举痛论》篇中讲："寒气客于小肠膜原之间，络血之中，血涩不得注入大经，血气稽留不得行，故宿昔而成积矣。"明确表示阴寒而成积。张景岳先生也有相关的论述。

人体的津液精血靠阳气的推动才能运行。寒气伤阳，则津液精血运行缓慢甚至停滞易形成瘀血，有形之血又会阻碍气机，形成恶性循环。因此，肿瘤患者除了肿瘤本身表现出的诸多症状以外，多数口不渴，或渴不欲饮，四肢皆冷，大便溏，舌色淡或暗，舌体胖大，白而润，脉沉弦或紧硬等。有的肿瘤患者有口渴，发热，恶热喜冷，喜凉，或者持续高温，或低热不退。这种热就是假热，或者是表热，不能把这个热当作辨证用药的证据而用寒凉。这种热源于真寒，寒毒阻碍气机升降出入，瘀而化热，再用寒药清热就犯了虚虚实实之戒。

第二个病因就是真寒伪热。这和伏邪理论就能够串起来了。

第三个病因是情志内伤。我们在临床上发现，一些肿瘤病人治的效果还不错，但突然恶化，往往是因为生气、着急，这种情志的影响显得又比较重了。如果按照中国古代的说法，"君子坦荡荡，小人长戚戚。"君子比如阳，小人比如阴，那么这类人的情志特点为长戚戚，恰好说明是一种阳不足的体质状态。另外，在这引申一下情志病。比如说抑郁症，我不知道同道都怎么治。李老说，这一类病人用柴胡剂的机会很少。初犯或者是刚犯的时候偶尔有柴胡证，但是从根本来讲，还是一个阳气弱的状态，所以李老治疗抑郁症常用的方法是四逆汤。根据我们的用药情况看，用柴胡剂对抑郁症效果不算很好，不知道大家是什么感受。

治疗方法：

第一，有胃气则生，无胃气则死，顾护胃气为第一要领。肿瘤患者大多数已经是病入三阴，顾护胃气尤为重要，在药物的剂量上应该把握准确一些，特别是实施汗、吐、下，或者用寒凉药时，尤其应该注意这一点。放、化疗手术后的晚期患者，除了肿瘤在具体部位表现出的症状以外，还经常见纳呆、腹胀、体倦、乏力、便溏、便秘等脾胃衰败症状。很多患者不是死于肿瘤，而是死于胃气衰竭。如果肿瘤发生在脾胃的范畴之内，本脏衰可用理中汤；火不生土，用附桂理中汤；湿浊盛者加芳化之品，理中加苍术、豆蔻、藿香、佩兰、砂仁、枳实；土壅木郁、木不疏土者用生黄芪、封髓丹。下面呢又佐证了张景岳、李东垣、黄元御关于胃气重要性的一些说法，在这儿就不跟大家念了。

无论肿瘤发生在何脏何腑，只要有脾胃虚寒的症状在，就只能先固补中气而舍其他。无论中医西医，无论用药用寒还是用热，都应该在不伤胃气的基础上治疗。而且还有一个问题，就是这个人胃气已经伤了不能运化水谷了，它何以运化药物？不管中药西药，你得靠气血运行去达到你想达到的部位吧？他已经是气血弱了，你用什么药？所以这是一个条件。关于用药的问题，除了调畅气机升降的这个角度以外，更重要的就是脾胃弱了药物没法运载到你想要达到的部位，所以治疗上第一个要先顾护胃气。

第二，温阳散寒是基本的治疗思路，是在四逆汤、附桂理中汤、真武汤、麻黄附子细辛汤的基础上应用。

比如说肺部肿瘤，我用四逆合小青龙汤、四逆合阳和汤、四逆合千金苇茎汤。咯血可加仙鹤草、三七粉；胸腔积液可佐加葶苈大枣泻肺汤；心痛加蜈蚣、全蝎；在用四逆合小青龙这些以外，间用理中汤、补中益气汤。

消化系统肿瘤以附桂理中加砂仁、半夏为主；肝胆肿瘤可佐加吴茱萸、当归、白芍、茵陈；腹水可用真武汤，或桂枝汤去芍药加麻黄附子细辛汤；腑气不通多因阴寒凝阻，当破冰解凝，用大黄附子细辛汤加吴茱萸；如果出现肠梗阻，就是一点也不通了，可用硝菔通结汤，但是不能用太多，一次两次就可以，通了以后就停，再恢复到正常的治疗途径上来。

肾、膀胱、脑部肿瘤以四逆汤为主，桂枝茯苓丸、大黄蟅虫丸、麻黄附子细辛汤、真武汤、八味地黄汤可用，间用理中汤。

子宫、卵巢肿瘤用四逆汤、当归四逆汤、温经汤，紫石英和吴茱萸为常用之药。

高烧不退或长期低烧都为本寒标热，治疗以四逆、理中、当归四逆、麻黄附子细辛汤为主。高烧的出现大多数情况为正气足、阴证化阳的佳兆，伏邪有从阳明或者太阳外发之机。如果出现了大热、大渴、大汗、脉大，这个时候可在附子剂当中加生石膏，冰炭同炉。热退即止，不可过急。这个是李老强调的。腑气不通加承气釜底抽薪，在高烧的治疗中，应着眼于气机是否通畅，气机升降是否正常，而不能仅仅着眼于寒和热，着眼于烧的温度多少。发烧主要取决于气机的通畅与不通畅，或者元气是否活跃。所以就看气机，而不能看温度。

有形之癥积消之，要持之以恒，主方可以加海藻、甘草；肿物增大加木鳖子；病势缓慢，合阳和汤方。

少阴阳衰，危在旦夕，救阳为急，用大破格汤；如果重症危及多元，这时候就是救阳为主，别管肿瘤了。

寒伏极深，麻黄附子细辛汤托透以外出，是先有出路。这是第二点治疗要注意的。

第三个就是攻下之法不可偏废。这个李老有以下解释：阳明之降是人体最大的降机，攻下通过降阳明而降肺、降胆，进而调畅气机的升降。另外就是有形之物的背后一定有无形的气机存在，如果不调畅气机，只去攻破有形，一定是无功而返，所以气机调畅就等于釜底抽薪。有形之物的背后，一定有无形的气机，就是有不正常的气机存在。因此阳明之降除了泻下以外，更重要的是调畅气机。

阳明是排出毒物的最主要通道。对于消化系统肿瘤作用不必多说，对其他肿瘤的作用也至关重要，瘀血、痰湿、血毒等废物必须从肠道尽快排出，才能发挥温散化积等治法的作用。

下法当以温下为宜，就是肿瘤的下法也是以温下为宜。阳虚寒盛是主要病机，运用下法也不应该脱离这一个大范围。下焦确有寒者，单用四逆汤就有攻下的效果。因为它是由寒引起来的，所以单用四逆就可以。四逆汤犹如一团火，有雷霆万钧之力，破阴通阳之能。有不少放、化疗及手术后的晚期肿瘤患者，体质情况极差，但下焦冰结，阻碍气机，反见奄奄一息之假象。这时候，大剂攻下以后可以转危为安。但是要判断虚实真假，不可滥用，顾护胃气永远是重中之重。以上这些拙见，请同道斧正。

卓同年：刚刚乐凯讲了李老治疗肿瘤的新思路，读过李老书的人一看，就不一样了。李老有一个方子，叫攻癌夺命汤。这个汤是他20世纪90年代以前用来治肿瘤的。这么多年来，他的治疗思路发生了变化，所以我们非常感谢李老先生把他多年来的东西全盘托出，没有保留地给大家。关于这个新的思路，大家有什么问题，可以让乐凯给解答一下。

学员： 我是来自四川的，我们一直比较崇拜李老。在临床治疗肿瘤，我们经常用这个汤，效果确实不错。在使用附子时，往往用到100g。有的时候病人吃了药以后，就出现一些排病反应。这个时候，往往病人就不能坚持服药，这对我们搞扶阳这块是一个很严重的问题。因为往往这个时候病人吃了药就害怕了，所以在临床中有些非常重的病人，基本上就只剩一口气了，但你给他开了药以后，还不敢离开他，还要给他解释怎么熬药，熬多长时间，哪味药先放，哪味药后放，然后还要看着他吃下去。病人最初吃下去还是没什么反应，但吃了一两天以后，就会出现剧烈的腹痛，大量的黑便，出现这些症状往往病人就产生了畏惧感，认为再吃下去可能会死掉，所以这个时候，我们往往感觉到心理治疗是很重要的。在这块呢，我们感觉在使用李老这个处方的过程中会出现一些排病反应，往往是预想不到的。这个时候我就比较困惑，不知道李老在治疗癌症当中碰到类似一些看起很严重、病人要死掉的情况下，采取什么措施？

孔乐凯： 碰到这种排病反应，首先是要把好药物的质量关，附子运用中最常见的就是里面的胆巴没漂洗干净，所以病人喝下去，有的上吐下泻，但不能把这种药物问题看作排病反应。所以药物质量关一定要把好。在药物不干扰的情况下，再去谈医理。说到排病反应，有好多人，比如北京的王正龙老师，他专门总结了一些排病反应，还有一位搞灸疗的老先生，他写了一些排病反应，大家可以去参读。关于你用药期间碰到的这个情况，还是在临床当中去历练，但这种心理的承受能力，不是理论上能够解决的。当然，最好是在辨证精当的基础上治病，反应就会小一些，这样比较合理。李老早期看病，甚至就是20世纪90年代以前看病，很多都是熬药，在病号旁边守着，住在那儿，这在现在我们是没有条件做到了。

卓同年： 还有一些问题请乐凯给我们答一答。

孔乐凯： 这个问题是问降阳明具体如何操作，其方药怎么运用。降阳明，我们的做法主要是升脾，因为在脾升胃降的过程中，脾升是主导，胃降是辅助。比如说烧水，一壶水你烧热了，在壶顶或者壶盖上的水珠就可以类比一个降，或者金在降。那么这个降，取决于脾升。所以实际上在运用的时候，就是附子理中汤，既升脾，又降胃，运用它加减的时候，就是以它来降阳明。

卓同年： 还有两个问题。中医攻克肿瘤的课题已经搞了很久了，有各种各样的观点，有的以活血化瘀为主，有的以清热解毒为主，有的以扶正为主，等等，而且也是门派林立。有一阵国内也认为肿瘤是热毒，这里有一个学员的具体的病例情况：这个病人胆管疼得比较厉害，类似阴黄，所以他用了大剂量的茵陈四逆汤，不但没有效，反而肿瘤迅速扩展。就像西医的化疗一样，化疗以后不但不能使肿瘤缩小，而且还促使它迅速长大。这个病人出现了腹水、腹胀，他要问的问题是：是否是药物导致的热毒扩散？

孔乐凯：西医叫肿瘤转移，中医讲的是：肿瘤的生长不管在哪一脏、哪一腑，存在于哪个部位，都是长在你身体内这个土壤里。因此，你说肿瘤转移也好，你说它再生都可以，它就在。所以治疗的时候，李老一直强调的就是：有形之物固然要去处理，但是釜底抽薪的办法还是要调整他的气机。用大剂茵陈四逆无效，就是这样。现在有这么一个提法，就是用茵陈四逆，那也要有用的指征，望闻问切的指征，不能说拿过来一个就用。但是治法总是以阳破寒、以阳化阴为主，具体操作还是要大家自己去体会。

卓同年：还有一个问题，如何解决临床上肿瘤的疼痛问题。李老有什么好的办法？

孔乐凯：李老治疼痛用过止痉散，就是蜈蚣、全蝎之类，但是这个痛还是由不通造成的，所以想办法通经络才能缓解这个症状。

卓同年：下面是几个临床经常碰到的大家比较关心的问题，第一个就是国内乙肝病毒携带者还很多，这是不是中医的伏邪？李老在这方面有什么办法？

孔乐凯：对于乙肝，先不说西医怎么看，大家如果治过乙肝的话，你仔细想一想，它是不是一个严格的脾虚证？这时候治疗，不是见肝治肝，当先实脾，就是西医的肝脏解剖部位，实际上还是归属于脾。另外，乙肝的一些临床表现就是一些脾虚证。无论早期还是后期，都是一些脾虚证。它不是见肝之病、当先实脾的问题，它就是一个脾虚证。但不能把西医的肝脏与中医的肝混了，那么怎么治？健脾。古代有一句话叫湿热生虫是不是？因此，这也涉及对人体微生物的认识。据我所知，有一个资料说，在人体内，细菌和病毒的数量是人体细胞的100倍，所以你去杀灭微生物那是不可能的。如果你体内的微生物全部死掉的话，你这个人就完了，就不可能活了。那怎么治呢？怎么与它共生，而不为害？治理环境嘛。湿热生虫，把湿热去掉了，这个虫就不生了。不生它死得又特别快，它生命周期特别短，还用你杀吗？你就不用杀了。这个不要说李老，我们好多人也都是按照这种方法治疗乙肝的。然后经过西医化验证明，乙肝病毒没有了。它是一个标准的脾虚证，而不是什么肝病。中药就是治理环境，把环境改善了，把湿润环境拿掉了，它就不存在了。

另外再打个比方，比如说一个河流，如果停流了，很快就长出青苔来。你去捞吧，就是捞不净。水流一来，一冲，不用捞了。所以治理环境，就是治理太阴，脾喜燥恶湿，治理太阴就能够治疗乙肝，这个是明确的。

卓同年：还有一个问题是关于皮肤病的，李老有个乌蛇荣皮汤，现在在应用方面有什么新的进展吗？

孔乐凯：李老这个乌蛇荣皮汤治好过许多皮肤病，现在李老治疗皮肤病有两个思路：第一，如果是寒湿瘀表的皮肤病，用麻黄附子细辛汤开解、托透。这种人往往有病史，汗出受凉，或者是汗出入水，它的发作特点是春夏比较重，秋冬就轻；或者元气足的时候，上午、中午偏重，晚上就减轻。这一类疾病需要邪在表的时候开解，开解要开透，把邪祛了就好了。第二，就是李老讲的称这类皮肤病为邪走皮肤。邪气没有完全从大小便走，某一些邪它走皮肤了，走皮肤还不能一散而尽，就停在那儿了。治疗这种皮肤病就应该引邪入大小便。它怎么会走皮肤呢？就是脾气散精，上输于肺，肺主皮毛，还是走这条路，脾当中的湿邪，或者寒邪，它跟着脾气升到肺，再通过肺到皮毛，邪气走了这个路。所以你看手太阴肺的经络运行，起于中焦，下络大肠。有的病人，比如说有的牛皮癣病人就告诉我，大夫啊，我一拉肚子这皮肤就好。对于邪走皮肤的这一类还是健脾、降阳明，使邪有出路，不走皮肤了。

卓同年：我问个问题，痤疮、湿疹和白癜风，这几种皮肤病是临床比较难治的皮肤病。特别是这些皮肤病，如果都是西医治过的，或者用了激素，皮肤损伤了，就更加难于治疗。皮层损伤中医还有没有一套辨证的方法？

孔乐凯：除了白癜风，白癜风治疗有李老的破白散，其他那几种呢，治疗思路还是比较清晰和确定的。比如说，湿疹就是严格的脾虚证，健脾利湿，这是基本的。另外，湿疹发生在手足为多，这就给咱们一个线索，那就是脾当中的邪走到手足了，应该健脾。

痤疮也是这样，它分几个年龄段，青春期的痤疮，在青春期一点没有的人少，大多数人都或多或少有一点，有的重些。在没有痤疮的这类人当中，有的确实身体极棒，没有病；有的则身体弱，较差，尤其偏瘦、面色偏黄的人，可能脸上就不长痤疮。青春期可以说是气最旺的时候，出现痤疮，主要是面部，那是脾胃之寒邪，攒了十几年的寒邪要散出来，但是散还不能一散而解，就停在面部了。李老治这一类痤疮，常用的方子还是附子理中汤加吴茱萸，这个是可以治愈的。为什么呢？降阳明啊，通过升脾、降阳明，因为整个脸是足阳明和手阳明为主的。还有一类人是30多岁以后长痤疮。痤疮集中在哪个部位呢？集中在鼻、口周围，这个就可以用温经汤，或者四逆汤，或者附子理中汤加吴茱萸。因为这个时候就不是一个正气足的问题了，而是正气弱。它不断产生寒邪，所以这时候还是要用温。这个是比较确切的，按照这种治法基本上可以治愈。另外，30多岁的女同志长痤疮，基本上都伴有妇科的一些疾病，大家回去用的时候再关注一下这方面的内容。我这里就不多说了。

卓同年： 我们今天请了李老的徒弟孔乐凯给我们讲了李老最新的一些治大病的思路，听了以后深有体会。卢老师是祖传一代一代；李老师呢，没有祖传，是自学的，自己一步一步不断地临床实践，不断地反思，不断地突破，不断地自我深化，终成为中医的大家。这是两种不同的模式，这两位大家都不是本科毕业，都不是博士毕业。所以我觉得，要想做学问、要想当大家必须脚踏实地，出门行道，入舍读书，必须要有这个精神，才能成为大家。

我希望在座的各位能把这些思想带回去，特别要把乐凯讲的东西认真分析分析，再进一步研究。我想，大医未来的路就不会太远，谢谢大家！

扶阳与中国文化

李 里

刘力红：我们首先以热烈的掌声，先把"长衫先生"请出来，可能更多的人称李里先生为"长衫先生"，他在国内外已经是非常知名。我有幸于2006年在重庆与李老师相识，相识以后，我为李里先生渊博的学识所倾倒，所以随后在2006年、2007年先后请到李里先生到广西中医学院，到我们经典中医临床研究所做了两次这个系列的讲座。所以我是把李里先生作为我的老师，也作为我的知己，这次非常高兴能把李里先生介绍给大家。

李里先生是1976年生人，读书读到14岁，就读初中的时候放弃了这条我们大家都共同走的路——读高中、读大学，他就在家自学，而且14岁以后就开始穿长衫，现在我们看到李里先生穿长衫是非常的飘逸，可能女孩子看了都动心了，对不对？现在李里先生可能是很有名了，中央电视台都做过很详细的报道。可是在当初，我觉得这个是不容易的，绝对是不容易的，这绝对不是大家说的是一种做作，或者哗众取宠什么的，实际上体现了一种风骨，就是李里先生他骨子里面对中国文化那样一种心情。

之后先生通过自己的努力，饱览了整个中国文化的经史子集，不但是饱览而且是了熟于胸。他在我们所半个月的讲座，是片纸未带，今天我们也可以领略他这样的风采。李里先生在我们那里，一场讲座，闹了一个笑话，一些小孩来听，觉得这个先生怎么哗哗这样讲，一个字不带，肯定是藏了东西在长衫里面，就趴下来看看是不是他的长衫里面藏了什么东西。可以说我们中国文化先生是了熟在心里，不仅如此，先生对中国文化有他自己独到的看法、见解和认知，所以他被老一辈看好，有些是100多岁的老学问家，非常看好李里先生。以至于李里先生以没有任何文凭这样一种身份，被邀请到四川师范大学视觉艺术学院担任老师，在那里也非常受欢迎，他的课是堂堂爆满。所以今天我们大家可以说是有幸能够来聆听先生的教诲，我想也是我们大家的福报，下面我就不多说，把话筒交给李里先生。

李里：今天我从国学的角度，谈一谈自己对扶阳与中国文化的一点个人体会，我讲两个问题。第一个问题是决定世界三大文明品格的根本是什么，第二个问题是中国文化中重阳思想的源流。

民国时期的国学大师梁漱溟先生说：全世界有三大文明体系，一个是西洋文明，一个是印度文明，一个是中国文明。这三种文明有三种不同的品格，这三种文明的不同品格是由太阳决定的。为什么？我们来看一看。西洋文明的品格是斗争，和大自然斗争，和人斗争，和人体斗争，和疾病斗争，都是斗争的观念。印度文明的品格是涅槃，超越生死，解决生死的问题。而我们中华文明的品格是中和，就是天地万物和谐运转。

从气候来讲，我们中国最北边的省会城市哈尔滨，是北纬46°，这在中国已经是最寒冷的省会城市了。但是在欧洲，巴黎是北纬48°，伦敦是北纬51°，柏林是51°到52°之间，俄罗斯就更寒冷了。古代的欧洲国家一年差不多三分之二的时间都处在严冬中，天气十分寒冷。从其地理位置来看，北边是北冰洋，西边是大西洋，东南边是地中海、黑海，海洋面积多，而陆地面积较少。相对严峻的自然条件决定了古代欧洲人必须要去和自然斗争，才活得下去。这就形成了他讲斗争的整个思想基础，所以西方人是把整个宇宙和人对立起来的。要征服自然，就要对自然进行研究，所以一切万物都是人研究的对象，人体、自然也都是人研究的对象。西方的核心文化是基督文化，《圣经》里讲，山河大地、鸟树虫鱼都是上帝安排给人去征服、去享用的。在西方人的头脑里，对于天地自然是没有什么敬畏之心的，只是想去征服它。所以在研究自然的时候，是把自然和人对立起来的。这就形成了西方人分析式思维的思维模式。对整个世界进行分析式的、局部的研究，不管是宇宙万物还是人体都是一部分、一部分地去分析研究。亚里士多德这个著名的西方哲学家，就是一个解剖医生出身的。分析研究、斗争征服这就是西洋文化的品格，发展到后来，就是对全世界的征服，不管是非洲、美洲、澳洲都是进行征服殖民。征服世界，征服自然，征服宇宙，征服人体，这就是西洋文化。

印度文化呢？印度主要处在热带。热带的特点就是离赤道很近，太阳光的照射是最强的。按照中国的五行学说讲，印度在南方，属火，一年四季都处于夏天。人体在夏天就会阳气释放，所以热带地方的人一年四季都处于阳气释放的状态。人体的阳气能经得起几放呢，几放几放就放完了。所以热带的人都有一个特点，成熟得很早，一般七八岁就性成熟了，9到10

岁结婚，11 到 12 岁生娃娃了。但生得早就死得早，所以古印度人一般寿命差不多就 30 来岁，长的也不过 40 来岁。我们中国人讲："八十光阴瞬间过，人生如同梦一道。"活了 80 岁，人生还像梦一样就过了。可以想象，只活二三十岁，还没活够就要死了，这是怎样的无奈？所以对于古印度人来讲，最大的困惑就是生死问题。印度是一个盛行宗教的国家，早在佛教产生以前，印度就有 96 种宗教。这 96 种宗教的核心都是想要解决生死问题。佛教出来以后，集 96 种宗教之大成，用以解决生死问题。佛教讲涅槃，就是不生、不死、不增、不减、不净、不垢，达到一种永恒的状态。涅槃就是寂灭，在沉寂当中处于一种不动的状态。灭就是毁灭，但是有灭还会有生，事物是生生不息的，所以佛家讲了一个寂字，在寂中处于不再生的状态。因为只要有生，就势必有死；只要有快乐，就一定有痛苦；只要有得，就一定有失。要想不死，除非不生；要想不苦，除非你不要乐；要想不离婚，首先不要结婚。所以说，佛家是以取消问题的方法来解决问题的。佛教对于整个宇宙的认识是幻灭。民国时期著名的佛学泰斗、中国佛教协会第一任会长"八指头陀"写了一首诗："红桃紫杏满山窠，斗艳争妍一刹那，悟得人生皆梦幻，从兹清磬念弥陀。"他看到天地间的花凋零了，就感到人世间的一切都是梦幻泡影，花开得再漂亮也是一刹那，继之皆是灰飞烟灭，这就是佛教对于宇宙的看法。佛教是印度文化的代表，所以说印度文化的核心是寂灭。

而我们中国文化就不同了，同样看到的是花凋谢了，可是中国人却说："离离原上草，一岁一枯荣，野火烧不尽，春风吹又生。"同样是花开花落，佛教看到的是灭，而中国人看到的是生，是生生不息。所以我们讲，中国人的人生观是积极的，是生生不息，而又不是可通过斗争征服的。中国文化的品格是什么呢？是中和，与西方和印度都不同。我们中国的疆域最主要的部分处在北温带，从黄河流域到长江流域的大部分地区都在北温带。北温带的特点是春夏秋冬四季流转，阴阳平衡，始终处于一种和谐的状态。在古代，没有哪个国家的疆域能与中国相比。中国的地理条件得天独厚，一年最多可以种三季庄稼，最短可以种一季。在古代的国家里面，只有中国的粮食够吃。在这种得天独厚的自然环境当中，中国人就悟到，人只有与天地和谐统一，才能够生生不息地生长下去。如果风过多、雨过多、雾过多都是灾难。中国的八卦分别代指天、地、水、火、雷、山、风、泽八种自然元素。这八种元素哪一样过多都会带来灾难。所以哪一样元素过多的时候，巫师就围着哪个卦进行跳舞念咒，乞求平衡。后来发现，光是乞求一样平衡不能解决问题，于是就将八个卦排成一个圆，然后围着这八个卦一起跳舞念咒，祈求八种自然力量都和谐。所以中国人对于宇宙的看法就是要和谐。如果不和谐，人类就生养不下去。这就是中国文化追求中和的品格。

世界三大文明的品格：西洋文明的斗争、印度文明的寂灭、中国文明的和谐，说到根本都是太阳光的作用。世界三大文明的土壤主要分布在寒带、热带、温带这三带，而这三个地区的气候都是太阳光的强弱所决定的。

世界三大文化体系，各自的文化品格决定了各自的体用。西方文化讲斗争，你看西医整个治疗的方式都是和疾病斗争，怎么斗争？以杀细菌为主要方式。怎么杀？好的坏的一起杀。西医在杀细菌的同时，也就将人体的白细胞一起杀了。长期用抗生素的人，他的体质只会越来越差，就是这个原因。一体生一用，西医是在西方文化斗争的本体上生起的功用。而我们中医是在中国文化中和的本体上生起的功用。梅花树绝开不出菊花，菊花也绝开不出荷花，故而不可能在西方文化的体上生起中医的用，也不可能在中国文化的体上生起西医的用。中学为体、西学为用的主张，只是张之洞为迎合慈禧太后提出的调和新旧两派势力主张的一个折中办法，从根本上是办不到的。所以简单的中西医结合也是行不通的。

我们搞中医的人，一定要明白中国文化的体用，要对中国文化产生坚定的信念，这是很重要的。决定一个人成就高低的，首先是信仰。你信不信这个东西，不在于你学得怎么样，首先是你信不信。信仰越坚定，成就越高。比如说，我们传统的读书人都在读"四书五经"。为什么有些人读了"四书五经"能终生奉行孔子之道，而有些人读了"四书五经"就只为了通过科举换取功名，为自己捞名、捞利、捞财？比如说，秦桧、严嵩、蔡京这些人，他们也是满腹经纶，也都是大学者、大书法家，但为什么他们最后成了贪官污吏奸臣呢？因为他们只是读了这个书，而没有产生真正的信仰。任何一种东西，你要把它做好，首先是起信。所以我们学中医，首先是要对中医起信。对你信仰的东西念念不忘，就是信念。你对中医有了坚定不移的信念，才可能将中医学好。学中医的一定要对我们中国文化有坚定的信仰。

讲到这里，大家就明白了世界文化的根本是阳气决定的。

那么第二个问题，我们来看看中国文化中重阳思想的源流。我认为，重阳思想在中华文化中经历了三个阶段：第一阶段是创始期，第二阶段是确立期，第三阶段是流变期。

先谈创始期。创立重阳思想的是谁？是孔子，是孔子赞《易》时对阳的肯定。要明白孔子对阳的肯定，就必须先谈《易经》的创始人伏羲。大家知道，我们的祖先能推到最早的始祖就是伏羲了。以前对伏羲的存在还有怀疑，现在甘肃省天水县秦安镇（现天水市秦安县）发现的大地湾遗址，就足以证明伏羲的存在。大地湾遗址发现了全世界八个第一，全世界最早的宫殿、最早的防火设施、最早的混凝土、最早的岩画等。据考古学家证实，这个宫殿就是伏羲住过的宫殿。伏羲对中国文化最大的贡献之一就是画了八卦，建立起八卦符号系统。那伏羲是怎样画卦的呢？实际上伏羲时代是人类的原始时代，人类需要交流。在没有文字之前，人们就用符号来交流。最早的符号是对人的描述。

伏羲氏画了一个对人描述的符号，就是圆形，很简单。但人有男人和女人，男人和女人最根本的区别在哪里？最根本的区别就是生殖器官。伏羲就根据这个，又画了两个符号来表示男人和女人。他在圆下面画了一根横线，表示男人，这一根横线就象征男性的生殖器。在圆下面画了两根断线，表示女人，两根断线就象征女性的生殖器。而这象征男女生殖器的一根横线、两根断线就成了中华文化中最基本的两个符号：阴阳。

我们从文字学的角度来看"阴阳"这两个字。"阳"字的象形文字是这样写的：陽，左边这个字读阜，阜表示高山；右边上面是个日，下面是太阳发出的光。太阳发出光以后，首先照到高山上，也就是说越突出在外的事物，越早受到阳光的照射。太阳光照到高山之上，这就是"陽"。阳就是指太阳光照得到的地方。那么再看看什么是"阴"，"陰"字的象形文字是这样写的：陰，左边还是一个阜字，表示高山；右边上面是今天的今，下面是云。今天有云，今天的云把太阳光遮住了，高山上照不到阳光，这就是"陰"。阴是指太阳光照不到的地方。太阳光照得到的就是阳，有阳的地方万物生生不息，一切就生发起来了；而没有阳光的地方，阴的地方，它是寸草不长的，是光秃秃的。你们到自然界去看，凡是向阳的山则水草丰茂，背阳的山很多都是荒山，或者是雪山。从文字学的角度，我们知道了阴阳并不是两回事，而是一个事物的两个方面。这两个方面中，阳是最根本的，阴只是阳照不到的地方，文字学中已明确地告诉了我们阳的决定性意义。

知道了阴阳的符号，我们再看阴阳的重叠。阴阳符号一重叠，就形成了表示春、夏、秋、冬四季的符号。春天的符号是⚎，上面一根阴线表示冬天的寒气还没有消尽，下面一根阳线表示春天的阳气已经开始生长，阴阳二气交战形成了春天的特点。夏天的符号是⚌，表示夏天是全阳之气，阴气没有了，打败了，全部跑了。秋天的符号是⚍，上面一根阳线表示夏天的阳气还没有尽，下面一根阴线表示秋天的阴气开始生起，阴阳又在交战。所以春秋两季，气候变化无常。俗语说，二四八月乱穿衣，有的穿棉袄，有的穿毛衣，有的穿衬衫，一会儿热，一会儿冷。冬天的符号是⚏，表示阳气全部消尽。冬天是纯阴之气，是最寒冷的了。春夏两季主万物之生，秋冬两季主万物之杀，也就是万物之死，所以生是阳气所主，死是阴气所主。这就是从阴阳两符号推演出的四季的符号，再将这四个符号重叠，就形成了八卦，分别叫乾、兑、离、震、巽、坎、艮、坤。

八卦的生成是有顺序的，第一卦乾卦是指天，天是一切万物的开始。第二卦兑卦表示泽，治理过的水叫泽，泽就相当于宇宙之间的磁场能量，用西方的话说就是以太，是天空当中最原始存在的一种能量。这种能量一运动，就出现天火，天火就是电。这一卦就是离卦。在打雷下雨的时候，电闪雷鸣，先看到光再听到声音，是因为光速比声速要快得多，所以我们先看到闪电，再听到打雷，表示雷的这一卦即是震卦。打雷以后就吹风，表示风的这一卦就是巽卦。闪电只是看得见，打雷听得见，吹风的时候人就感受到了。吹风以后，接着下雨，雨水我们就摸得到了，这就是坎卦。看得见，听得见，感受得到，最后摸得到。雨水降多了以后就会把大地淹没，形成水灾，大水来临之际，陆地都被淹没，此时人们只有逃到高山之上，所以雨水以后就是山，山就是艮卦。当大水退去以后就显出陆地，那就是大地，山过了就是地，地就是坤卦。这八卦的顺序反映出人们认识自然宇宙的顺序。

这八个卦再重叠，每一个卦跟其他的八个卦重叠，就形成了六十四卦。这六十四卦代表的是各种事物运动变化的规律，在这种规律中，中国人归纳出了自己特有的宇宙观。宇宙观是决定一切的根本。六十四卦有了，但先圣对它的排列又是不同的。古代的易书有三种：夏朝的易书叫《连山》，商朝的易书叫《归藏》，周朝的易书才叫《周易》。这三部易书最大的区别是：《连山》的开篇第一卦是艮卦，艮表示山。《归藏》的开篇第一卦是坤卦，坤表示地。为什么呢？因为夏朝的时候，正是中国遭大水的时候，那个时候人们看到了山的作用，要逃到山上人才活得下去，在平地上人就被淹死了，所以夏朝的易书认为山在天地中是最重要的，故将表示山的艮卦放在了第一。到了商朝，大水退去以后，人们就下降到陆地之上，这个时候人们认识到大地的重要性，要种庄稼，要居住，都离不开大地，所以要归于大地，故而商朝的易书将表示大地的坤卦放在第一。到了周朝出现了《周易》。《周易》开篇于乾卦，周朝时人们便深刻地认识到天的决定性作用，到这时我们中国人重阳的思想便开始出现了。

现在我们来看看《周易》的编排。《周易》分为上下经，上经三十卦，下经三十四卦。上经开篇于乾、坤，结尾于坎、离；下经开篇于咸、恒，结尾于既济、未济。上经讲天道，下经讲人道。整个《易经》合起来，就是推天道以明人道，这即是中国人"天人合一"的宇宙观。这个宇宙观决定了我们的一切文化。中国人所认识到的一切道，不管是我们的思想、道德、学术，还是中医，都是从天道里面来的。

我们来看一看《易经》上下经中开篇结尾的八个卦：上篇开篇第一卦是乾，乾就是天，天是一切万物开始的根源。第二卦是坤，坤就是地，地是从属于天的。坤卦里面讲得很明确，地须待天而动，它要后于天。什么意思？地是不能自动的，天如果不发动，地永远动不了。比如，农民在冬天就开始播种，他种不种得了？庄稼长不长？不会长，因为春天还没有到来，阳气还没发动，天时不到，种也是白种。所以要待地动，必须等天动了以后，必须要到了惊蛰、春分才开始播种，播种后秧苗开始生长；到了秋天，万物成熟；再到冬天，万物就肃杀，这都是天的阳气运动的结果。所以地必须待天时而后可以动。《易经》明确万物的根本是天，其实这个天指的就是太阳。《易经》里讲"时乘六龙以御天"，意思是说太阳驾着六条龙在天空中的东、西、南、北、上、下六个方位有规律地运行，主宰着一切万物的生长变化。

上经结尾是坎、离两卦。《易经》上经是讲天道的，天道结尾的一卦是离卦。离卦是什么，离卦就是火。倒数第二卦是坎卦，坎卦就是水。水是一切生命离不开的，凡是有人类的地方，都有河流，有水的地方才有人。但是为什么最后一卦是火而不是水？大家想一想，因为没有火，水是不动的。水主北方，北方的水是寒水，寒水凝结起来就是冰。冰是不能用的，真正要用的水必须经过太阳光熔化后才能用，所以上经结尾的最后一卦是离卦。只有火才能使水运化，而为一切生命所用。从中医的角度看，肾中那一点阳火其实就是起这个作用。没有那一点阳火，那个水就是死水，就

扶阳论坛 ②（第二版）

扶阳与中国文化

85

是冻水。这个水就永远凝结，不能为人体所用，凝固的水就不是可以滋养万物的水。所以《易经》上经的最后一卦是离卦。第一卦是乾卦，讲天的重要性；结尾一卦是离卦，讲火的重要性。乾和离合起来就是天火，天火才能滋润水，天火才能让大地动。开篇第二卦就是坤卦，坤就是土，从中医的角度讲就是脾土。结尾倒数第二卦是坎卦，坎卦就是水，中医讲就是肾水。肾为先天之源，脾为后天之本，这是人体最重要的两个脏腑。这两个脏腑都必须依靠天火，土要待天时而启动，水要靠天火而后化，故而脾土、肾水都要人体的阳气充足了才能生化。《易经》从天道的角度告诉了我们阳气在宇宙间的决定性作用。懂得这个道理，我们自然就明白了中医中扶阳的重要性。

　　《易经》下经开篇于咸、恒二卦。咸者感也，就是男女交感，谈恋爱。咸卦的爻辞就描绘了男女谈恋爱的全过程。恒卦就讲处夫妻，最后是既济和未济两卦。既济卦讲的是事物的圆满，未济卦讲的是新的矛盾的开始。《易经》如果只到既济卦就完了，那我们中国哲学并不见得高明，因为万物一圆满就静止不动了，只有矛盾才能产生斗争，斗争才能产生运动，运动才能产生前进，在前进中才体现了万物的生生不息。《易经》的最后一卦未济正体现了这种精神，这正是中国哲学的高明之处。《易经》上经讲天道，下经讲人道；天道始于乾坤，人道始于男女；天地是大男女，男女是小天地；人道必须从天道中来，这便是我们搞中医的人应从中好好去体悟的。推天道以明人道，这便是中国人"天人合一"的宇宙观。

　　而将《周易》重阳思想真正阐发出来的人是孔子。孔子一生为天下太平的理想而追寻，54岁开始周游列国，68岁回到鲁国。回到鲁国后他晚年做的事情就是修诗书，正礼乐，赞《易传》，著《春秋》。什么是赞《易传》呢？赞《易传》就是将《周易》中重要的哲学思想赞美出来。传是对经的解释，将赞美《易经》的思想写出来就是《易传》，《易传》就是孔子对《易经》的解释。孔子认为，《周易》将乾卦放在第一，是充分肯定了阳气在宇宙之间的决定性意义。他在解释每一卦思想的象辞里，开始就写道："大哉乾元，万物之始。"这就是孔子从哲学的角度对阳气的第一次最高礼赞，因为万物的生机都靠阳气。所以孔子在赞《易》时首先就对阳气的作用进行了充分的肯定。孔子在《易传》的《系辞》开篇还写道："天尊地卑，乾坤定矣。"对于"天尊地卑"这四个字也不大容易理解，后来我明白了这个道理，我就非常感慨古圣的伟大。当我坐飞机的时候发现，在飞机上俯瞰大地，发觉大地小得很，山河大地就像小带子、小土堆一样。但是当你在地上往天上看的时候，就感到天是无穷大，这就是"天尊地卑"，"天尊地卑"也是对阳的伟大赞美。

孔子不光是从理论上认识到了阳的重要性，而且在实际生活中也非常重视保阳。《论语》是一部记载孔子思想言行的书。《论语》的第十篇叫"乡党"，对我们搞中医的人非常有用。这一篇记载的全是孔子的衣食住行，从中可以看出孔子在生活中是怎样重阳保阳的。《乡党》里记载，孔子说："不撤姜食，不多食。"意思就是说每顿都不要撤掉姜，每顿都要吃姜，但是不要吃得太多。姜是扶阳的主要药品，孔子已明确提出每顿都要吃姜，足见孔子对姜通神明、夺造化作用的充分认识。姜也是《论语》中唯一出现的一味中药。再从穿着上面讲，我们今人是否知道有几样东西是孔子发明的。哪几样？第一是睡衣，在孔子以前是没有睡衣的，睡衣是孔子发明的。在孔子以前人们睡觉是裸睡，孔子看到人在裸睡的时候盖不严实，阳气很容易就放了，这样容易让人生病，所以孔子发明了睡衣。从此以后，人们睡觉穿上了衣服，这是孔子对于保阳的重要贡献。第二，在孔子以前洗澡是没有浴衣的，孔子发明了浴衣。人洗澡以后，毛孔张开，这时候寒气最容易侵入，如果体弱的人就很容易生病。孔子发明了浴衣，人在洗澡以后穿上浴衣，让衣服把水吸干，让阳气保住，不把阳气放出。等水干了，毛孔闭塞了，再把浴衣脱了，换成居家的衣服。孔子还说"短右袂"。什么叫短右袂？就是右手衣袖短于左手。中国古代服装左边的袖子都比右边的袖子要长，为什么？因为右手做事、写字、吃饭，做什么都用右手，右手平时处于活动的状态，一运动就要产生阳气，不容易伤寒。左手平时不大动，如果袖子也短，很容易寒气就进去了，就会伤寒入于四肢。所以孔子主张左边袖子要比右边袖子长。孔子还说，寝衣长要过膝盖。为什么？膝盖是关节，也是寒气容易侵入的地方。孔子还说，坐的时候，要铺一个毛皮垫子。中国古人是席地而坐，坐在地上，中国的椅子是汉代以后才发明的，汉代以前都是坐在地上，而坐在地上寒气很容易就进入体内。所以孔子主张座位下都要放一个毛皮垫子，使湿气、寒气不进入体内。由此可见，孔子不光提出了重阳的思想，而且真正实践了重阳理论。因此，从伏羲到孔子是重阳思想的创始期。

重阳思想在中国文化中成为主导思想是在汉代，汉代是重阳思想的确立期。汉代太重要了，为什么张仲景要出在汉代，那不是凭空而来的，是有深厚的时代基础的。《说文解字》的作者许慎，一代大儒，这个人活了90岁，从东汉的第二个皇帝汉明帝（在位时期），一直活到东汉的第十个皇帝汉桓帝元年才去世。汉桓帝三年张仲景出生。许慎死了两年，张仲景诞生了。而许慎是把汉代重阳思想具体用《说文解字》固定下来的一个重要人物。说文的第一部是一字部，一共有五个字，一字、元字、天字、丕字、吏字，全都是跟阳有关的。汉代重阳思想的确立为张仲景的出现奠定了思想基础。汉代将重阳思想确立下来的人便是董仲舒。

一个东西要确立不是那么容易的，从孔子到董仲舒，也经历了一个相对漫长的过程。孔子是春秋末年的人，又经过了战国、秦、汉，才出了董仲舒这个大儒。董仲舒最大的贡献就是建议"罢黜百家，独尊儒术"。尊儒就是尊孔子所创立的思想体系，这个体系便是重阳的体系。所以儒家思想成为正统地位，也就标志着重阳思想的确立。儒家思想能够成为正统得益于董仲舒对儒家思想的进一步发展。

董仲舒是怎样发展儒家思想的呢？就是对阳的进一步肯定，并以此建立起三纲的思想。董仲舒说：阳是主生的，阴是主杀的。一年中春、夏、秋三季为生，只有冬一季是杀。所以天之道，以阳为生养万物之道，是正道；阴是杀万物，所以是邪道。阳气是天地之正气，阴是天地之邪气，故而邪气必须服从正气。有了这个思想，在社会生活当中，阳一定要占主导地位，阴就一定要占从属地位，因为阳代表正气，阴代表邪气。人类社会中国君是属阳的，国君就代表正气；臣子是属阴的，所以臣子要服从国君；父亲代表阳，儿子代表阴，所以儿子一定要服从父亲；丈夫代表阳，妻子代表阴，所以妻子要服从丈夫。这就是董仲舒提出的三纲思想：君为臣纲，父为子纲，夫为妻纲。如果没有董仲舒这个思想的明确提出，儒家的学说不可能从诸子百家里面脱颖而出，不可能受到汉武帝的重视，不可能独尊于天下两千多年。所以儒家思想的独尊与重阳思想的确立是密不可分的。

以前我们批判三纲的思想，其实批判三纲的思想也把阳为贵、重阳抑阴的思想给否定了。但是这个思想的提出使整个社会、宇宙有了一种主导的平衡，这个主导的平衡是重要的。所以说董仲舒思想的提出其实是对重阳思想的肯定，这个肯定对整个汉朝来讲意义重大。汉朝人把董仲舒称为"汉代的孔子"。他这个人的人品很高尚，读书三年不窥园，专注于自己的境界，而且不慕荣利。汉武帝积极有为的治国思想就是从他而来的，可是他并没有做什么官，而是避居乡野，朝廷有大事就去咨询他。

董仲舒还认为，人间如果阳气盛的时候，则风调雨顺，国泰民安；如果人间阴气很盛，那就会灾异连年。所以他提出"灾异说"：异就是异象，灾就是灾难；异是较小的灾，灾是大灾。灾异往往从天象中观测而来，观天象就是观阳观阴，而主要是观阳的变化消长。讲到这里，我顺便说说今年年初的大雪灾和大地震。大雪灾就是异，大地震就是灾。异在哪里？异在今年的雪是降在南方，今年北方没怎么下雪，南方却普降大雪。你看广东、广西、云南、贵州、安徽、江西、湖南、湖北，整个南方都是铺天盖地的大雪，不过死的人不是很多，所以只是异相。但是到了5月12号汶川大地震，那就不是异了，那就是灾。

董仲舒的理论是一套完整的体系，他所著的《春秋繁露》81篇即是这些思想的集中体现。他这一部书奠定了整个汉代学术的基础。汉代的学术就是经学，经学的核心就是春秋公羊学，春秋公羊学的核心就是重阳抑阴，这就是董仲舒的学说。董仲舒这套学说在西汉一直衍变，大多数的儒生都研究这个问题。到了东汉出了一个许慎，就是文字学大师许慎。许慎写了中国最早的一部字典《说文解字》，一共收了9353个字，540部首。在《说文解字》中，起于哪个字？一；终于哪个字？亥。一是什么？阳气之始；亥是什么？阳气之终。汉儒孟喜讲十二消息卦，从复卦开始一阳生，临卦二阳生，泰卦三阳生，然后转一圈回到复卦，一年十二月的阴阳消长全部在十二卦里面了。《说文解字》就是把重阳的思想用文字学的形式固定下来了，把整个汉代重阳的思想推广到了极致，推广到了方方面面。阴阳五行家在汉代是很兴盛的。但是汉代的阴阳五行家都是以儒家的面貌出现的，都不再是以术士的面貌出现。因为那时候的儒家已经吸收了阴阳家的思想，而且把阴阳家的思想用儒家的观点进行了改造，把阳放到了第一位。许慎去世两年后，张仲景就诞生了。张仲景的《伤寒论》，这部书的整个理论基础就是汉代的重阳学说，而且使这些理论最终在中医中得到了运用。没有整个汉代的经学作为铺垫，是不可能出现张仲景这样的人物的。

汉朝以后就是重阳思想的流变期。从中国的整个学术发展来看，先秦是子学时期，百家争鸣。汉代是经学时期，思想大一统。这个时期基本奠定了中国所有的上层建筑，宇宙观、世界观、人生观、价值观都在汉代形成了。魏晋南北朝是中国的玄学时期；唐朝是佛学时期；宋朝是道学时期，道学里面又有理学、气学和心学之别；到了近代，就是新学时期。每个时期，重阳思想都一直存在，但是它的表现形式不像经学时期那么明显。

玄学其实就是讨论有和无的问题，佛学讨论的是色和空的问题，理学讨论的是理和气的问题，而这些问题归根到底就是阴和阳的问题。我们来分别看一下，玄学是在魏晋南北朝时期兴起，玄学讨论的集中问题就是有和无的问题。最早提出这个问题的人是老子。老子这个人到底是重阳还是重阴？是重阳，如果认为老子是重阴就错了。其实老子和孔子的主张是一样的，只不过他们走了不同的路而已。

任何一个哲学家、思想家，他这一派理论的提出，一定要代表一部分人的主张。那么道家和儒家，他们是代表哪一部分人的主张？是没落贵族。没落贵族的特征就是曾经繁华过、显耀过，而现在已经丧失了昔日的辉煌，但是它仍然有过去的情结和文化积淀。凡是没落贵族总希望恢复到昔日的辉煌。儒家是走的什么道路？是积极去争取恢复昔日辉煌的道路，道家所走的路是消极等待。老子为此建立了一套自己的哲学思想。归纳起来，他的哲学思想就是两条，第一保全自己，第二斗争敌人。保存自己是斗争敌人的基础。那么怎么保全自己？老子用的方法就是处卑下。《道德经》里面都是讲人怎么才能保住自己，把自己处得越卑下，越能得到保护。一个人越是太出众，越是了不起，就越会被别人嫉妒、仇恨，或者是损害。那么你想要自己得到保护，就要把自己隐蔽起来，隐藏起来，让别人看不见。地下党总是隐蔽的对不对，绝不会光天化日之下说我是地下党，所以越是搞侦探的人，越是把自己隐藏起来。道家第一个方法就是隐藏自己，怎么隐藏？就是处卑下，把自己放得很低，很可怜。那么老子怎么斗争敌人？老子斗争敌人的方法是以柔克刚。老子讲柔，讲退，但是大家注意了，柔和退只是方法，不是目的。他是要以退为进，以柔为强。老子讲物极必反，事物越是强盛的时候离死亡就越近，达到鼎盛的时候就是衰亡的开始或是新兴势力的开始。所以老子说要取得胜利，就要使自己活得长。道家讲长生久视，活得长的目的是要看得久。看什么？看敌人死在我的前面。我不跟你正面战斗，我要等你死在我前面，我就胜利了。我不但不和你正面斗争，还要帮助你达到鼎盛，因为你越鼎盛，离衰亡就越近。这就是老子说的"欲擒故纵"的道理。老子用哲学的高度来阐释这一套思想，就形成了有和无的概念。

老子看到一切事物都是对立互转的，从中就认识到有无是相生的。老子讲：有是生于无，最后有还要归于无，所以无是绝对的，有是相对的，任何事物都是从无生出来的。我们哪个不是无中生有？而且最终都要归于无，所以无是永恒的、绝对的，有是相对的。这个思想到了魏晋玄学的时候，被阐述得更明确。其实有和无并不是两种东西，它是人认识事物的两个方面。有就是万物的存在，一切的存在都叫有。但是当我们说有这个名词的时候，它的外延就大得不得了，一切东西都可以讲，但是没有哪样具体东西可以叫有。我说有的时候，你把杯子给我，我只能叫它杯子，不能叫有，没有哪样东西可以叫有，所以有就等于无。当一个概念大到无限的时候就等于无，所以有就是无。

那么从阴阳的角度来看看什么是有无？有就是阴，无就是阳，因为有是物质之凝结，无是物质之散发，凝结为阴，散发为阳。所以玄学讲到最根本的时候，也可以说是讲阴阳的问题，有就是阴，无就是阳，而玄学之贵无的本质也就是重阳。从哲学的层面来讲，认识到无的人他的境界就逍遥自在旷达，心灵就无拘无束，从而也就形成了魏晋风流。从人体来讲，认识到无的时候就重视阳气，阳气一升腾，人体的精神状态就健康，精神身体健康了自然心里就逍遥。这是一以贯之的，这就是玄学当中的阴阳。

到了隋唐以后，佛教兴盛。佛教在东汉第二个皇帝——汉明帝时就传到了中国。从东汉到魏晋南北朝，这个阶段佛学处于潜伏状态。它在潜滋暗长，在不知不觉中生长。这个阶段完成了对重要佛经的翻译，出了一位伟大的翻译家叫鸠摩罗什。鸠摩罗什和玄奘法师是中国最伟大的两位翻译家。我们现在读到的主要的佛经都是鸠摩罗什祖师翻译的。这个人聪明绝顶，是西域的一个王子。他通梵文、藏文、汉文，相当有学问。我们读到的佛教最著名的四部经典——《金刚经》《妙法莲华经》《维摩诘经》和《楞严经》都是鸠摩罗什祖师翻译的。佛经经他翻译以后，中国人逐渐明白佛学说的是什么了。这个时候就形成了佛教在中国的八个宗派：净土宗、禅宗、华严宗、天台宗、唯识宗、三论宗、密宗、律宗。这八个宗派形成的时候，实际上还没有成为中国文化的正统。到了隋唐，特别是唐朝，当禅学形成以后，佛学就正式登上了中国文化的殿堂，成为中国文化不可分割的组成部分。

佛学本是外来的学术，不属于国学的范畴，但是中国文化本身就具备了兼收并蓄的品格，凡是外来好的，我们都可以吸收融合改造它。那么大家注意，对西医我们也是这个态度。我刚开始就讲了体和用的关系，绝不可能在西医的体上生出中医的用，因为菊花是一定开不出梅花的，兰花一定是开不出荷花的，所以中医只有在中国文化的体上生出来。对西医我们只能像对佛学的态度，吸收它，融合它，最后改造它，改造的目的不是把它作为中医的体，这是大家要注意的。

佛学发展到唐朝的时候，被称为禅学，成为唐代学术的正宗。从唐朝以后，中国的寺庙就称为禅林，祖师都称为禅师，修行的方法都称为参禅。要了解禅学的内容先要看看佛学到底说什么。全部佛法的精义归纳起来就三句话，把这三句话弄明白了，佛法也就大致了解了。第一句叫诸法实相，第二句叫般若无智，第三句叫涅槃无名。这三句话出自鸠摩罗什祖师的弟子僧肇法师著的《肇论》。

什么叫诸法实相？所谓法，佛家里面讲的法就是一切精神与物质的总和。桌子叫法，板凳叫法，男的叫法，女的叫法，思想叫法，意识、文字都叫法。这个实就是指真实本相，一切万物的本相，这就是佛家的宇宙观。佛家是怎么看待大千世界万物的？佛家认为，万物的本相就是一个字："空"。那什么叫"空"？"空"不是没有，它与玄学讲的"无"是两回事。"无"是概念上的东西，"空"是什么呢？"空"指的是变化，用佛家的话讲叫无常，用马克思的话来讲就叫变化。

佛家里面大家最熟悉一部是《心经》，《心经》里面就讲了一个重要问题，就是"色空观"。那么佛家讲的"色"是指什么呢？"色"就是指的一切物质存在，物质就是"色"。"空"就是一切物质的性质，是性空。"空"怎么讲呢，解释一下大家就明白了。

以我这个物质为例，我是不是个物质？我是，所有人都是。那么大家今天看到我是这个样子，昨天、前天、10 年、20 年、30 年前我是不是这个样子呢？不是。我还是青年、少年、小孩，30 年以前还没有我，我是无中生有。最早没有我，后来是一个受精卵、胚胎、婴儿、少年、青年到今天，再过二三十年，老了，一百年死了，烧了，灰飞烟灭，又归于无。所以我是从无到无，我是处于随时变化的过程当中，这就叫作空性。一切事物处在变化当中，一切事物不是永恒固定不变的，这就是佛法的"空"。那么我是如此，花也是如此。不是永远有这个花，最早没有，种子变成了花，花开花落，最后灰飞烟灭。桌子、板凳，一切都是如此，万物都处于生灭变化当中，这个生灭变化就是佛法讲的"空"。而佛家所说的"色"就是物质，这就是佛家讲的色即是空，空即是色，任何物质的本性都是空的，而空性又必须在具体物质中去显现。诸法实相就是讲万物的本质都是空性，都是变化无常的。

佛法里面讲：认识到这个本质的人就是觉悟的人，没有认识到这个本质的人就是众生。即便觉悟了的人，他的境界也有高低。只是完成自己解脱的人叫罗汉。自己解脱了，还希望大家都解脱，这种人就是菩萨。只是你我大家觉悟了还不行，我想让天上的鸟儿、地上的花、厕所里面的蛆都要觉悟，这样的人就是佛。罗汉是觉悟自己，菩萨就要自觉觉他，佛不仅自觉觉他，而且觉行圆满。那么不觉悟的人看不到万物的空性，老把它当作实实在在的东西，就叫执着。这个花漂亮，老想得到它，所以就产生出贪。我也想得到，他也想得到，为此而争夺，结果他得到了，我没得到，就产生恨。这就是嗔，嗔就是恨。得不到，就憎恨，老想报仇，而且是十年报仇都不晚，天天处于仇恨当中，这就是痴。这就是佛家讲的贪、嗔、痴。因为你没有觉悟，所以老是处于痛苦当中。当你觉悟了，你一下子心就放开了。你认识到万物都是空性，有钱没钱，官大官小，有学问没有学问，男男女女，美丑都是一回事，万物的本质都是空性。这就是诸法实相，也就是佛家对宇宙的认识。

什么叫"般若无智"呢？佛家里面有五种词是不翻译的，其中一种叫"此方无"不翻，就是说你们中国没有的词，我们就照音译，不意译。所谓般若，是音译，说白了就是智慧。但佛家认为，般若的智慧指的是最高的智慧，还不是"智慧"可以概括得了的。"般若无智"就是说般若的智慧是没有智慧的智慧，没有智慧的智慧才是最高的智慧。那么一般智慧和最高智慧的区别在哪里？

所谓一般的智慧是认识差异的智慧。从一般意义上看是认识的差别越多，智慧就越高。比如对于历史，他不仅知道每个朝代，还知道每个朝代皇帝的详细情况，他就是历史学家；他不仅知道每个皇帝的情况，而且对唐朝每个皇帝每天的事情都很清楚，他是唐史专家。这种智慧是分析的智慧，是认识差异的智慧。而佛法认为，人生的一切烦恼痛苦都从差异中来。凭什么你要比我漂亮，凭什么你比我有钱，凭什么你比我官大，凭什么你比我幸运，一般人的烦恼、痛苦就是从差别中来的。多一点，少一点，得一点，失一点，就带来痛苦。而般若智慧不是让你认识差别，而是认识同一，万物一体。这个同一是什么？万物都是空性，还有什么差异可言。你有钱没钱、有权无权、有名无名都是处于变化当中，都是空性，所以说你得也好，失也好，其本质都是空。花的本质是空，人的本质是空，钱的本质是空，这些东西的本质都是空，这就是万物一体。比如一般人，今天你说你爱我，我就高兴，喜出望外，明天你不爱我，爱他，我就要跳楼。这是只认识到差别而不是同一。当认识到同一的时候，我就是他，他就是我，爱他和爱我有什么区别？都一样，根本就没有区别，对不对？万物都是一体的，万物都是空性，在这个意义上就取消了一切差别，万物都是一体，这就是佛法讲的"般若无智"。有了这种般若智慧的时候，人的一切烦恼就没有了。

最后我们来看什么叫"涅槃无名"？具备了般若智慧的人，他所达到的精神境界就叫涅槃。什么叫涅槃？涅槃是不可说的，故而叫作无名，就是没有名字。涅槃的那个状态，你没有成佛，你就领悟不了。但是又要让众生知道这个境界，姑且安个名就叫涅槃。取了名以后，又要给你讲，涅槃是不可说的，故又说涅槃无名。涅槃就是指寂灭，灭就是毁灭。但是有灭还有生呢，事物是生生不息的，寂灭就是灭了以后不再生，这种状态就是永恒，也就是《心经》里面讲的不生，不死，不增，不减，不净，不垢。你要想不死，首先要不生；要想不痛苦，首先不要快乐；要想不脏，你首先不要干净，你干净了一定会脏，这就是佛法里面讲的涅槃无名。这个境界就是达到般若智慧的人所达到的精神境界，处于万古的沉寂当中，一切都不再生灭了，永恒。诸法实相、般若无智、涅槃无名，这就是全部佛法的核心。达到这种境界才是佛法讲的超越生死，出离轮回。这里再强调一下，涅槃不是一种现实状态而是一种精神境界，它是精神修炼的产物。

知道了佛学说什么，再来看看佛学中国化后的禅学说什么。禅宗在印度就有，传了二十八传，传到达摩祖师。达摩祖师东渡，来到广东的华林寺。这时正是中国的南北朝时期，达摩祖师往见梁武帝。梁武帝说我建了这么多庙该有多少功德？达摩祖师一听，梁武帝还在想功德，可见不懂佛法。就离开梁武帝北上，到嵩山面壁十年，创立了中国的禅宗。又传了六传，传到慧能大师。到慧能大师时，佛学的中国化基本完成。禅宗是佛家的"革命派"，它不是对八大宗派的延续，而是对八大宗派的反动。

禅宗是革命的，是要破除一切形式。那么一切修行在慧能看来，都不是修行。为什么？因为那都是形式。那真正的修行是什么呢？在慧能看来，就是不修之修，也就是说，生活中的任何事情都是修行，既然做什么都是修行，那么修行人和不修行人有什么区别呢？没有修行的人吃喝拉撒，修行的人也都吃喝拉撒，区别就在心的动与不动。心动了的人就是没有修行的人，心不动的人就是修行的人。什么叫心动没动？都是吃饭，如果当你吃饭的时候只是嘴巴的咀嚼，一点思想都没有，就是修行。如果你吃饭的时候还有意念产生，今天的菜好吃、不好吃，味道又差什么了，再加点什么就更好了，还有这些想法伴随的时候就没有修行，你离道还很远很远。如果你吃东西时什么思想都没有，只是咀嚼，那么就在修行。穿也是如此。人都要穿衣服，但是一般人穿衣服都要起一些念头，当你一起心动念的时候，你就是一般人。如果你穿衣服的时候，什么思想都没有，只是穿而已，就是一个动作，就是在修行。禅宗讲，修行的人和不修行的人没有形式上的区别，只有本质上的区别，就是你那个心动与不动，这叫不修之修。

禅宗还讲不证之证，那么什么是不证之证呢？真正的证从形式上是看不出来的，它不是形式上有什么改变，而是你的本性完全发生了变化。这种变化是什么呢？真正得道的人不是说某个问题得到解决了，而是突然之间豁然明白，一切的问题都不是问题了，这种状态就是禅宗讲的顿悟。顿悟的时候一切的问题都不再是问题。所以禅宗的祖师你去问他问题，他是不会给你回答的。你问他张三，他给你说李四。你问他尿毒症为什么不加上木蝴蝶，他就说芹菜三毛钱一斤。你去问他为什么念佛时老是眼睛冒金花，他就说你家里的席子破了找人补一补。他为什么这样讲，他这样讲的目的就是要破除你的执着。"本来无一物，又何处惹尘埃。"其实一切都是空，还有什么可去解决的，烦恼的。所以说，真正顿悟的状态就是一切问题都不再是问题，这个境界是很高的。

那么佛学到禅学与重阳思想有什么关系呢？其实佛学中讲的色空，即是阴阳。色是物质，即是阴；空是变化，即是阳，故而色空即是阴阳。在色空当中，佛法更看重事物的性空，认识性空才能破除执着，所以佛学根本上也是重阳的。而被中国文化改造后的禅学更是将空看成了最核心本质的东西，才会有"本来无一物，何处惹尘埃"的偈语。禅学可以说是继承了经学、玄学以来的重阳思想。讲到这里大家也就明白了，禅学的根本也是重阳的。

下面来看看宋代的道学。道学又分为理学、气学、心学三派。严格来讲，宋朝学术的主流是理学，也有气学，明清学术的主流便是心学。理学的集大成者是大儒朱熹。理学家到底研究什么问题？理学家研究的核心问题就四个字，叫作"穷理尽性"。什么叫理？"理"用最简单的话讲，就是事物的规定性。理学家认为，一切事物之所以成为这个事物，都是因为它有它的规定性。杯子这个概念是个名称，但是一定有与它相对应的条件。

什么条件才能成为杯子？一个中空的可以装水让你喝的器皿，这才能叫杯子。如果是实心的就不能叫杯子。一切事物都是如此。花成为花也有花的条件。理学家就讲，人之所以称为人，一定要有和人这个概念相合的条件。符合这个条件的才叫人，不符合这个条件的就不叫人。

那么人的规定性是什么呢？理学家说：人的规定性就是人之异于禽兽者，就是人和禽兽所不同之处。那么人和禽兽有什么不同呢？理学家提出：人能称之为人有四个条件，就是孟子说的："无恻隐之心非人也，无羞恶之心非人也，无是非之心非人也，无辞让之心非人也。"没有同情心不叫人，没有羞耻心不叫人，没有推辞谦让心不叫人，没有是非心不叫人，没有这四个心就不叫人。那有了这四颗心就叫人了吗？是叫人了，但还只是一般的人。因为同情心、羞耻心、辞让心、是非心只是仁、义、礼、智的发端。你是个人了，至于你是怎么样的人，还要看你把这四点发展得怎么样。如果你把这四点推到了极致就是圣人。

理学家又讲：人里面有好人，有坏人；有君子，有小人；有善人，有恶人。既然符合人的规定性的才叫人，那么人为什么又有这些区别呢？理学家就提出：人与人的根本区别是气，气是构成人的物质基础。人是由决定人的规定性的理与构成人的物质基础的气共同构成的。人的理都是相同的，但为什么人有善恶好坏的差别呢？这就是气决定的。理学家认为：人的气有清有浊，人的理与清气结合，这个人就是好人；人的理与浊气结合，这个人就是坏人；人的理与不清不浊的气结合，这个人就是不好不坏的一般人。人的理是人的共性，人的理与人的气结合而产生的性，是人的个性。人的共性即是说作为人就应该有的条件，人的个性就是这个人对人的共性的体现。有的体现得多，有的体现得少。那什么叫"穷理尽性"呢？"穷理"就是要穷究人之所以为人的规定性，"尽性"即是懂得人的规定性后，努力按照人的规定性来发展自己的人性，使人的个性尽量与共性相符合。这样人的道德与精神境界就可以不断提高，这就是理学家的理论。那么理学家的学说与重阳思想有什么关系呢？其实理学当中气是物质，即是阴；理是规定性，是道，即是阳。在理与气中，理是肯定的、绝对的，理又是代表阳的，所以理学也是重阳的。

气学家的创始人是张载，宋朝的大儒。他为我们中国人提出了著名的四句教："为天地立心，为生民立命，为往圣继绝学，为万世开太平。"气学家认为人是由二气所构成的，一个叫太虚之气，一个叫气质之气。太虚之气弥漫于天地之间，太虚之气的凝结就形成了各种各样的物质，凝成物质之气为气质之气。而每样物质之中既有太虚之气，又有气质之气。太虚之气决定物质之为物质的共性，气质之性决定物质的个性，太虚之气存在于气质之气中。其实气学当中的太虚之气是阳，气质之气是阴，因为太虚之气是散发于天地之间的，气质之气是凝滞为物的。而气学认为太虚之气是万物的根本，由此可知，气学根本上也是重阳的。

再看心学。心学的创始人是北宋的"大程夫子"程颢，"小程夫子"程颐是理学的创始人。"二程夫子"这两个人虽是兄弟，都是大学者，但在学术上却开启了理学、心学两个流派。这里我讲一个故事大家就明白他们的区别了。有一次二程夫子同在秦淮河上坐船夜游，一个秦淮名妓硬要上他们的船给他们表演。大程夫子说：来就来嘛，就让他们上船了。一路上莺歌燕舞，小程夫子就很不高兴，板着脸很气愤。他认为，我们道学家竟然和妓女同船，是可忍，孰不可忍。到了第二天晚上吃晚饭时，小程夫子又板着脸问他哥哥说："大夫子，我想不通，我们堂堂的有名的道学家，竟然与妓女同船，我简直无地自容。"大程夫子却说："昨日船上有妓，而我心中无妓，今日桌上无妓，而汝心中有妓。"从这个故事大家就明白了，心学家所关注的就是人的心。

心学到了明朝，出了个集大成者叫王阳明。王阳明提出了"致良知"的思想。他说每个人心中都有良知，有良能。什么叫良知？人生来就有的知叫良知，人生来就有的本能叫良能。所谓"致良知"就是每个人都将自己生来就有的良知发扬出来。人人都能致良知，人人就能成圣成贤。有一次王阳明抓了个小偷，就对这个小偷大讲仁义礼智之道，大讲圣贤之道。小偷听了半天还是莫名其妙，就问王夫子："你这是说的什么呀？什么致良知，你讲了半天，我还是不明白。"这时候天气又很炎热，这个小偷就把衣服给脱了。王阳明就笑了，王阳明说："你为什么不把裤子也脱了呀？"小偷说："这不太好吧？"王阳明说："这不太好就叫作良知。你如果知道裤子不能脱，说明还有点良知。你只要把觉得脱裤子不太好的心发扬出来，你就可以变成圣人了。"这就是心学家讲的道理。

心学家讲："吾心即宇宙，宇宙即吾心。""仁者浑然与万物同体。"心学家认为，一切都是心的作用，心是决定一切的根本。但心学家说的心是宇宙之心，不是个体之心，但宇宙的心含在个体之心中，"致良知"就是让宇宙之心显现。一个人的宇宙之心显现时，这个人便是圣贤。所以心学中，宇宙之心是根本。从阴阳的角度来看，宇宙之心是阳，个体之心是阴，因为宇宙之心是光明纯善的，个体之心是受到世俗习染的不净之心。由此可知，心学也是重阳的。心学从明朝一直兴盛到清朝。讲到这里，整个中国文化中重阳思想的流变，大家也就知道了。我们搞中医的人，要明确重阳思想是我们中国文化一以贯之的主流与根本，适用在中医之中就是要扶阳。这样大家对扶阳学说就更可以深入理解了。

我今天从国学的角度谈了自己对扶阳与中国文化的一点个人体会，我一共讲了两个问题——决定世界三大文明品格的根本，以及中国文化中重阳思想的源流。这只是我个人学习的一些心得体会，在座的都是中国中医界的名流，不当之处还望大家批评指正。

刘力红：非常感谢李里先生今天下午精彩的演讲，从今天下午大家的情绪可以看到，大家对李里先生这堂演讲有一种发自内心的感佩。昨天卢老师从医的角度，从很具体的角度阐述了扶阳，阐述了阳气的重要，那么今天李里先生从文化、历史，从国运的角度上来阐述了阳气的重要，我想对我们各位在内心深处建立这样一种很坚定的信心是会有非常大的帮助的。

我想要谈的一点就是，大家对李里先生这样一种侃侃而谈，对整个文化了熟于胸，这样一种学问，我想大家应该都是佩服得五体投地。但是大家要注意一个细节，为什么李里先生以这样的年纪会有这样的学识？昨天卢老师谈到，在扶阳讲坛的时候，每一个去听课的人都要跟老太爷磕头，可能今天大家感受到一个从来没有感受过的一次，一位讲课的先生跟大家磕三个头，我想大家可以从中感受到，李里先生的学问是怎么来的，实际上就是从这里面来的，这样一种对文化、对历史、对整个所有的前辈这样一种恭敬，所以他能够像大海一样吸纳所有的学问。我们要想在这样一个学问之路上，在中医之路上，能够有所成就，我想大家应该永远记住这三个头，所以我提议我们为了感谢李里先生，大家起立，给我们先生鞠个躬。

李里：不敢当……

刘力红：好，今天的讲座就到这里，谢谢大家！

观其脉证辨识阳虚（上）

吴荣祖

庄严： 非常荣幸受到组委会的邀请来主持这个会议。作为一名临床医生，我想在座的许多同道和我的想法是一样的，来参加这一届扶阳论坛的研讨会，不仅是想在理论上得到一个升华，还想得到老中医的一些临床经验。这些临床经验都是老中医几十年，甚至几代人经过临床的摸爬滚打慢慢总结出来的心得体会，经得起时间的检验，具有可重复性。作为后学者，我们拿来就用，用了就有效，一个是可以避免走弯路，另外可以提高我们的自信。我想今天吴老师给我们上的就是这样一堂课。我很期待，我想在座的各位同道也同样很期待，所以现在就让我们以热烈的掌声欢迎吴老师给我们上这堂课。

吴荣祖： 今天在这里跟大家交流切磋，我感到非常荣幸，感谢中华中医药学会的鼎力支持，在讲课之前我先说一点体会。

"扶阳论坛"今年已经是第二届了，第一届是在广西，我认识了很多的朋友。这次我来到北京又认识了新朋友，感觉非常好。我觉得我们的讲座人气很高，无论哪次讲座大家都非常好学，都是抱着振兴中医的良好愿望，为了把"扶阳"这个大法更好地运用于临床，为病人解除痛苦。今天我坐在这儿听了各位的扶阳高见，学到不少东西。人要虚怀若谷才能听得进去，也才钻得进去，对不对？对于搞学问的人永远都应该有这种心态。

这次中华中医药学会请了书法家给我们几个同道题了字，给我题的字是"中医传人"。我回去思考了"传人"的意思之后，更觉得肩负重任！不容易啊，要把中医传下去，这实在不是一个人，或者一个家族，或者一个学派的事，而是件众人拾柴火焰高的大事。所以看到这么多同道聚集在这里，我非常的兴奋。昨天听了李里老师的讲座，体会很深，他把中国的崇阳文化，由历史的发展脉络，从古到今，论天、论地、论人、论社会、论心理做了全面的阐述。有一句话："善言天者，必验于人；善言古者，必验于今；善言变言化者，必彰于物。"这是一种类比的思维，中医就是用这个类比的思维来发展和生存的。

所以第一届"扶阳论坛"的时候我特别以人类对太阳的崇拜作为起始来讲，第一届扶阳论坛的录音讲稿已经编辑出版了，就叫作《扶阳论坛》，是中国中医药出版社出版的，大家有机会可以看一看，希望对大家有所启发。

我觉得"中医传人"是一个群体的事情，不单是我们吴家的传承，应该不分姓氏，有广大群体的传承，中医才能够振兴。吴佩衡先生是我的祖父，我是吴家的第二代传人，坐在我旁边的吴文笛是我的儿子，是第三代传人，他也是中医学院毕业，现在在搞中医临床。这次来参会的还有我的表弟顾树华先生，也是多年的临床中医师。今天有那么多的人来关心"扶阳"，我想吴佩衡先生在天有灵一定会很高兴的！

今年我们中国承办的第 29 届奥运会之所以搞得这么好，也是有中国文化传承的底蕴，奥运圣火的设计、开幕式等反映的都是我们的中华文化观。

奥运会的圣火从希腊开始点燃和传递，这说明什么？说明人类是崇阳、崇火的。人从猿人进化到人，有很多的因素，其中火的使用是进化的一个分水岭，从生食到熟食是一个极大的变化。由于人类使用了火以后能够吃熟食，病就少了；有了火取暖，阳气得到了保护，病邪就不能侵入，病也少了；有了火以后可以防止野兽的侵袭。使用火，这是人区别于其他动物，能够主宰整个地球的关键因素，这说明火和阳是人类之需要。人类的太阳文化，从各国的本民族文化中都能找到一些证据，从北极圈到我们的中华大地，到非洲、美洲、澳洲，都有类似文化的记录，有火和阳的记录。所以说，中医的"扶阳"大法的脉络，正如李里先生昨天讲的，它不是从哪个朝代开始，而是追溯到人类的起源就有了。不知道大家喜不喜欢看《动物世界》这个栏目。从这个栏目里我们可以看到，中医的生、长、化、收、藏在地球两极表现得非常明显。在赤道、在非洲，在动物种群最多的区域里，也分雨季和旱季。当地气上升为云、天气下降为雨的时候，整个草原就开始繁茂了，角马等各种草食动物开始回归了，狮子这类肉食动物也开始生育发展，这是生长。不要光看见下雨是水，这水是怎么来的？是地气上升、天气下降、阴阳交泰的结果。北极的夏季非常短暂，但是一旦夏季春暖花开的时候，有各种鱼的回归、候鸟的回归，也是一番欣欣向荣的景象。到了冬季，羽毛很厚的企鹅就全部紧贴成团以抵御严寒的考验。在冰层上很少有其他动物，但在冰层下并不是一潭死水，水下动物的活动非常活跃，这是什么？是阳气的收敛，所以我们说坎中有阳，是温水。

我说的这些是自然的现象，生、长、化、收、藏是天地的变化。"善言天者，必验于人。"我们古代的研究者就是用这个方法来观察人与自然的变化规律的。李里先生昨天所说的就是"善言古者，必验于今。"我们说"善言变言化者，必以彰于物"。彰于物是什么？就是具体的东西。比方说，人是一个物，我们观察人的身体的变化，并加以研究，自然界的生、长、化、收、藏与我们人的生、长、壮、老、已是不是有联系？非常有联系。

所以说，我们在研究阳的问题上能不能站得再高一点，就像李里先生一样，能够站到人类学、历史学的角度来体会。我昨天听的时候就觉得很受启迪，所以说学科的交叉研究会迸发出火花，这是非常重要的。

在中国的地名中，特别是中原地带，带"阳"的非常多，比如：洛阳、安阳、信阳、阜阳、衡阳等，这说明在我国重阳是有历史渊源的。一般都说阳主阴从，我喜欢说贵阳贱阴，但不是说歧视妇女，不是说男的就是贵，女的就是贱，若这样理解就太狭隘了。女性也有阳气，如果你的身体里没有阳气是不行的。阳气是生命，生、长、化、收、藏都是一个阳气运行的过程，人的生、长、壮、老、已也是这个过程。如果没有阳气，人就是一具尸体。按照一些神学的观点来说，纯阳视为仙，纯阴视为鬼，阴阳参半乃人也。人的一生就是一个阴阳消长变化的过程，阳气之于人生是非常重要的。这个理应该是一个真理，它经得起时间的考验。

所以说，我们要站在高起点的位置来看待"阳"这个问题，因为重阳的思想不是中国独有的事情。法国巴黎有一个杵针中医学院。为什么叫杵针呢？"铁杵磨成绣花针。"洋人也知道学中医不容易，要有这个精神才学得好。我有个法国学生就是这个学院的，他首先要通过语言关，然后是文字关、古文字关，最后是中医的经典关。这个学生能做到什么呢？有一次我在临床带教查房的时候带着他去，同时还也有很多主任、副主任一级的高级医生。所查患者由于出汗的问题、关节痛的问题，使用了很多的西药和中药。中药使用了益气、养阴之类的药，无效。西医认为这是自主神经功能紊乱，也没有特效的药。但病人除了这些问题，还有血压升高等一系列的表现，经诊视后我认为属《伤寒论》中的"桂枝加附子汤证"。为什么呢？病人在出汗的同时还怕冷，白天出汗少，晚上出汗多。大家不要以为晚上出汗就是盗汗，白天出汗就是自汗。自汗乃阳虚也，盗汗乃阴虚也。这是一般规律，而我们更应重视特殊规律。出汗是什么呢？《素问·阴阳别论》篇中指出："阳加于阴谓之汗。"汗是人体阴阳交会时的一种现象。然后有人提出关节疼痛的症状问题，我指出该患者的主症与仲景先生《伤寒论》中所说的非常符合，并指出了该病的治疗原则。问在场的医生用什么方子？是什么条文？几位医生都说不出来，涉及中医经典原文的时候，问主管医生不知道，再问主治医师不说话，一看副主任医师他先把头低了，最后我让这位法国学生来说，他中国话说得好。他就把"桂枝加附子汤"的原文一字不漏地背了出来："太阳病，发汗，遂漏不止，其人恶风，小便难，四肢微急，难以屈伸者，桂枝加附子汤主之……"大家瞪着眼睛看着他。这个洋人怎么这样厉害？我说不是为难你们，洋人能够学到这个程度，作为中华子孙却与他有如此的差距，应该感到惭愧。当然所开方药不起作用，对一个病不去思考、不分析病因，就悟不出道理。学中医就是必须培养悟性。"悟"字是一个竖心加一个吾字，就是用我的心、用我的思维反复的思考，得出自己的体会。这个"悟"是一个反复的过程，需要艰苦的努力。

洋人都能做到的事，而我们大量的临床医生却是朦朦胧胧的、糊糊涂涂的，可悲啊！我在巴黎带教中医的时候，所带的学生都不是初级的学生，他们是在国内读了中医大学，毕业以后在法国有15年到20年临床经验的洋中医，基本都是外国人。在法国当中医如果你开半片西药，病人起诉你，你马上就得吃官司，所以他们都是以纯中医中药来诊治，必须有疗效才能生存，所以他们非常希望有疗效的、有临床经验的大夫去给他们做指导。我就是带着这个任务去的。去年去了以后，今年他们又带着七八个医生到昆明来实习。在巴黎临床教学是以这种形式进行的，这些病人往往是由于在他那里治疗有困难，有疑点，学生就把他的病人带到课堂来。我就现场给这个病人平脉辨证，我看了以后，然后让每个学生轮着来看这个病人，看完以后我就进行分析，特别是病机的分析，讲解完了以后我就处方，处方以后大家就开始讨论。外国人是很不客气的，不像中国人有些话不能当着面说，还要婉转地说。他们一举手，什么问题都提，所以你就得解释。解释完都能够理解了，我就把这个方子交给这位医生，让他去用，用了以后还要反馈，服药后什么好，什么不好，还要再做进一步的观察和分析讨论。我们就是这样上课的。还有一些法国的病人从巴黎坐着飞机跑到我这里看病，我的号只是7块钱一个，而他们的机票费就费多了。

最初我曾想这些白人的饮食结构和我们不一样，人种也不同，我们踢足球踢不过他们，他们会不会体质偏热偏阳？结果到法国待了半个月，看了 50 多个病人，使用附子的比例统计了一下，占 68%，这说明白人阳虚的也多。在法国还有一个特点，法国社会是多民族、多种族构建的，所以病人里也有黑人，阳虚也都在各个种族的人身上存在。我那位法国学生现在已经在法国开诊了，我来北京前他给我打了个电话，说他不能来参加这个会议了，因为他刚开诊实在走不开。他开诊 3 个月，一天能看 10 个左右的病人。他做了一些病例统计，用附片的量大概占到了 80%。疗效好，病人不断增多，是非常令人高兴的事。我培养了一个"洋附子"，我们温阳的星星之火就希望再由这些人传递到全世界，这样中国的中医就更加兴旺发达了。

可见，在中医临床治疗过程中，用"附子"的概率是很高的。为什么一些温阳大家被称为"某附子"，或者是"某火神"？是因为他们临证时应用中药附子随机灵活而每取大效。

我记得小的时候，看我父母跟我祖父开方，每每在诊治不同病人或病种后，一经辨证首先在处方上写好附子、干姜、甘草等我十分眼熟的中药，然后再开两三味不同的中药。等病人复诊时，疗效都十分显著。但这并不是说明吴佩衡先生万病都是用附子治疗，这显然不合乎实际，为什么呢？"阴阳者，天地之道也。"道是规律，应该说也是法则，有阳虚必然有阴虚，有寒证必然有热证，这是不可辩驳的真理。如果你说遍天下的病都是附子统治，附子万能，这就违背了这个"道"，违背了这个"规律"，就不是中医了。吴佩衡先生在治疗温病的时候，他用石膏、白虎、用承气也非常灵活，疗效显著，挽生灵于涂炭。所以中医最关键的东西是什么？按照仲景先生的说法，是"观其脉证，知犯何逆，随证治之"。这些观点能够沿用到今天，能够对各种病种取效是不言而喻的。例如"SARS"暴发流行时，广州以邓老为主的中医，以及北京的中医参与了救治。西医首先得确定感染源，病毒变异了，就要把病毒结构搞清楚，结构搞清楚了就要做病毒的免疫接种的疫苗研究工作，以及特效药的研究、筛选等工作。当时中医药如何应对"SARS"，是否按西医的思路去找对抗病毒的特效药呢？当时中医临床曾出现了极大的误区，全国出现板蓝根热，因为板蓝根就是抗病毒的。我记得我们医院各科在那时候都配板蓝根，还好云南没有出现非典。人家说云南和西藏为什么没有非典？是因为紫外线强，抑制杀灭了病毒。不论什么病毒，只要侵犯了人体，人体就会对病毒抗争，抗争所表现出的征象（证候）由于受感染个体的差异会显示出虚实、寒热、表里的不同变化，绝对不是单凭板蓝根就能够制服的。当时全国搞"板蓝根热"并没有取得好的疗效。后来北京和广州各自搞了一个具有中医特色的非典地方规范化治疗模式，互相都认为对方的治疗方法不适合自己，最后按照中医传统的"营卫三焦辨证"规范来治疗，结果都取得了很好的效果。世界卫生组织（WHO）对此给予了全面肯定。肯定了什么？就是肯定了中医的辨证论治。

所以说，研究"法"是非常重要的。我们讲温法，但并不排斥清法；我们讲补法，但并不排斥泄法。八法是什么呢，是从"六经"总结出来的。只有八法才能应对天下各种疾病，才能应对因个体差异出现的繁杂的病理变化。

早在仲景时代，由于识证不清，采取以火攻为主的治法。该发汗的不发汗，或者过度发汗等，因失治、误治出现了伤寒病患者大量死亡。所以仲景在他的《伤寒论》序里面说："余宗族素多，向余二百，建安纪年以来，犹未十稔，其死亡者，三分有二，伤寒十居其七。"这说明了当时的历史现状。伤寒六经死证最多的是那一经？少阴经，少阴心肾就是人体阳气的中枢。"有阳者生，无阳者死，"所以对伤寒少阴经的病理病机、治法方药研究，后世众多医家是做过很多努力的。

那我们现在的医疗环境是什么状况呢？先说医疗市场，市场上开发的药，我觉得中成药里面清热解毒、养阴是主体，温阳、护阳、固阳的药物研发太少了。再就是医疗过度的状态：现在人们的生活水平提高了，每家都储备着各种药，得病了，不管三七二十一，自己先吃自备的银翘解毒片一类的中成药，吃了这些不见好，再到医务室或者是基层的社区医院，打针、挂吊瓶，用青霉素类消炎清热、抗病毒等的药物以预防可能的并发症。目前，西药抗病毒的作用不佳，就借助中药，而我们的中医也采用西医的思维模式，认为病毒就是热，炎就是火。吴佩衡先生早年在跟"西学中"的医生们讲课时，讲到炎症，总要认真指出：不要看到"炎"字是两个"火"的累积，就以为是热证，是中医的大热证，这就错了，用这种思维处治临床，必然会误治不少患者。所以炎症也必须辨证，必须分清表里、虚实、寒热，才能立法处方后消炎。但很多人经过前面这样治疗后仍不见好转，或反而加重，人体的阳气能经受住这么多的挫伤吗？处于这样的医疗环境，所以在临床上"温阳法"才会受到如此的关注。

下面我再举一个加拿大多伦多的例子来说明温阳法的临床可操作性。在多伦多有个中医院，是一个大的门诊，那里的医生跟我说，好莱坞很多

扶阳论坛②（第二版）

观其脉证辨识阳虚（上）

明星都到他那儿看病，甚至总统都来光顾过。据说，这个诊所在北美的华人圈里面是办得比较突出的。诊所的老板希望我到那里指导他们。我说为什么？他说，在多伦多，大量西药治不好的一些炎症，他们就用温阳固本的治法，结果效果很好，一传十、十传百，病人找他们治疗的就非常多。但他们对温阳法的机理觉得还是摸不透，想请我去给他们讲讲课，但是由于忙我没有去。为什么温阳法在北美会受到如此的关注？是疗效所决定的。我们中医临床为什么对扶阳效果那么感兴趣，也正是由其疗效所决定的。疗效的原因是什么？是重视阳气的作用，重视了这个人体根本的条件。

这个道理是什么呢？就是说贵阳、重阳有它的普遍性，因为地球是靠太阳而存在的，没有太阳，地球就没有了生命。三叠纪、侏罗纪、白垩纪，那是恐龙生活的时代，但为什么会在同一地层发现了大量的恐龙化石呢？这说明恐龙的死亡是在同一时间。对此，现在各种推测很多。有一个原因是得到公认的，就是恐龙的死亡是星球撞击地球造成的。在智利有一个很大的撞击坑，这个直径为十公里的星球太大了，在大气层没有完全烧毁，来到我们地球的时候，它的能量非常大，撞击形成了尘埃。尘埃把整个地球都覆盖了，遮挡了太阳，就没有了太阳光。没有太阳光，就没有植物。恐龙吃什么？吃蕨类。那时候蕨类是大树，由于没有太阳光的照射，蕨树死亡，因此草食恐龙的食物链断了。草食恐龙死了，接着肉食恐龙也灭绝了。当然伴随着这个现象的还有气温的下降，随之出现的冰河时期。没有太阳可以导致一代生命及繁茂的物种灭绝。这就给我们一个启示，太阳的重要性。所以为什么说重阳是人类文化的共有内涵，地球已有 45 亿年，人类文明有五千年，我们中医文化也是两千多年。当然比起地球的年龄来说，它还是小之又小。但为什么任何一个民族早期都把太阳作为一个重要的神祇给予崇拜？说明人类对阳的重视。我在首届扶阳论坛的讲座中已说过，在出现日食的时候，各个民族都有应对的办法。有的民族把剑弄上火，不断地向天空射发，希望增加太阳的光和热。我们中国把日食叫作"天狗吃太阳"，发生日食时很恐慌，敲锣，不停地叫啊、吼啊，希望把天狗撵出去，使太阳恢复光芒。还有很多很多，大家有兴趣可以看一下，我专门做过讲述。

世界民族对太阳的重视就是太阳崇拜，在爱德华·泰勒所著的《原始文化》一书中说："凡是阳光照耀到的地方，都有太阳崇拜的存在。"所以重阳的思想或者贵阳的思想有很深的文化脉络。看到这些以后，对我们中医

"扶阳"的方法可能会理解得更深入一点。

我国历代医家从《内经》开始就特别重视阳气的作用，书中说："阳气者，若天与日，失其所，则折寿而不彰。故天运当以日光明，是故阳因而上，卫外者也。"对阳气的评价是若天与日，我的讲座课件的背景图是一个太阳，这是上次在广西讲座时就用的了。我为什么要搞一个太阳作为扶阳的标志，就是要强调阳的重要。

今天我主要讲的是"观其脉证，辨识阳虚"。

这个题目我分五点来阐述，希望能够使大家都有所收益。第一是阳虚证的一般证象和特殊证象；第二是隐潜性阳虚及其对应；第三是阳虚和寒的互应；第四是温阳扶正大法临证辨治分析；第五是几点思考。

一、阳虚证的一般证象和特殊证象

1. 阳虚证的一般证象

我们大多数人都上过中医学院，我们用的教材上对阳虚证是这么说的："畏冷、肢凉、口淡不渴，或喜热饮，小便清长或者尿少不利、大便稀薄、面色苍白、舌苔发白、脉沉迟或细数无力，可兼有神疲、乏力、气短等气虚的表现。"我认为，这是一般规律的证象，如果都出现这些证象我们好掌握，用"寒者热之"的治法，大家都可以把握。但是一般是存在特殊之中的，这是辩证法的观点。中医看病是很强调辨证论治的。所谓辨证论治，就是重视患病个体的具体表现、脉、舌、症等，并因时、因地区别对待，具体分析治疗。这些特点在临床上我们怎么把握，下面我会给大家具体讲解。

2. 阳虚证的特殊证象及其辨证

首先讲阳虚证的舌和苔的变化。我很重视舌和苔的变化。古人把舌叫作"舌镜"，医者通过这个"镜子"可以看清患者的全身，通过舌诊可以看出患者的病态，所以舌和苔的变化我觉得非常重要，所以提为第一点。一般来说，舌质为本，舌苔为标，舌质反映的是脏腑的盛衰，舌苔反映的是病邪的进退。不要一见舌苔黄就认为有热，就要加银花、连翘、黄连、黄芩、黄柏等。舌质从老嫩来辨证这一点非常重要，现在的讲课都不太提倡老嫩的问题，只是干燥啊，白啊，黄啊的。什么叫老嫩？给外国学生讲课，他们就不太理解。我说：烤牛排你们知道几成熟为老，几成熟为嫩，这都是靠经验。豆腐的老嫩、蔬菜的老嫩，我们目测就可以识别，是什么原因呢？是根据里面水分所含的多寡来判断的，判断舌苔的老嫩这一点我觉得非常重要。当然还有舌苔的颜色变化，但是老嫩必须辨识。有人一见黄苔就认为热或热化，固守温病学"有一分黄苔就有一分热证"的观点。我们应好好对黄色进行分析，按照中医的五行来说，五色配五行，黄属土色。如果以六气来配，土气是什么？是湿，所以湿才是黄的最本来的颜色。

我们中华民族是黄色皮肤，得土气之重，土能生万物，可能与中华人口多不无关系吧！当然还包括很多的因素，我只是从颜色这个角度来看。

所以苔黄一定要看它的老嫩，不能一见黄苔就说热，甚至明明是一个阳虚证，因为看到一个黄苔马上就把黄连加进去，还美其名曰：寒化热，寒热错杂。错了，这个黄苔你根本没搞清楚。

我治疗过的一个病人就是以黄苔为主，一个支气管扩张的病人。这个病人50来岁，有抽烟的不良习惯，咳嗽，已出现支气管扩张。他一咳嗽，胸痛就很厉害，咳出是黄痰。再有这个病人发热，也有感染，体温38.9℃左右；大便也干，一贯大便都干；还有口干，觉得没有口水，口干得非常难受，尤其到了晚上特别突出，早上还好一点。口干、痰黄、大便干，西医用了大量的抗菌消炎药，他的烧都没有退，烦热也没有退。有个医生一看，哎呀，这四大症状都是肺热，一看这四条就辨为肺热痰壅，给的方子是什么？麻杏石甘汤和千金苇茎汤。结果这位病人吃了这药后体温更高了，接近39.2℃。另外，仍然咳黄浓痰，最后痰非常难咳，出现胸痛了，大便仍然干，口仍然渴。

后来我接手诊治，一问病人平素什么时候发病？回答秋冬天发病，春夏天就相应好转；二看他咳嗽的症状反应、体温升高，更多的是在夜晚，特别是夜晚烦躁，甚至出现出汗；再有一点，病人的舌苔黄是淡黄，嫩的；脉虽然大，但是重取是没有力量的；病人虽口渴但不想喝水，最多就喝点水润一润，不咽下去，咽下去之后就觉得整个胃不舒服。这些症状提示我们怎么去分析病因，他的黄是寒痰沉伏而导致了浓缩。我们说浓缩有两种情况：一种是把水烧干了，它就浓了；另外一种是被冰冻了，水被冻结固化。所以针对这一问题我们就要考虑到痰黄、痰浓有两种思维，哪两种思维？阴阳之道，热能导致痰浓，寒也能导致痰浓。一定要有阴阳对立统一的这个双向思维，你就能站在中医的高点去分析，进入"道"的层面去思考。

再看这个病人的脉，虽然是弦的，但重取无力；再看他的发病特点，是能夏不能冬，这是阳虚证的特点，秋冬严重、春夏好转，从自然界的阳气的盛衰过程中看病情的发展。下面我还将讲到这个问题。这个病人的大便为什么会干呢？肺气不降，肺与大肠相表里。大便干的原因很多，不要一看大便干就是燥、就是热，这是单向思维，不是辨证思维。

另外，患者出去吐痰的时候，我跟着出去看了，那个痰像豆粉一样黄而嫩，是淡黄的，而我带的两个学生却坐着不动。我说："你们为什么不去看看？"他们很纳闷："还要看啊？"我说："不看怎么知道呢！"看是辨证的重点。望、闻、问、切就是要看，要问，又要闻，中医必须重视四诊合参。通过以上观察分析，我认为，患者就是肺寒寒痰凝滞导致的一个病。所以我重新拟定处方，用麻黄附子细辛汤再合二陈汤。用了这个方子以后病人开始咳嗽，由原来黄痰不易咳出转为咳痰非常通畅，黄痰咳出很多。好事！有的人说，吃了药以后痰怎么越来越多啊？这就是排病反应，这叫"离照当空，阴霾自散"。

病人痰吐得多以后，胸痛明显好转了，呼吸平稳了，大便自然就顺畅了。肺气一降，体温也开始下降。我以这个方子为主体进行治疗，根据病情，也变换用"苓桂术甘汤"和"四逆汤"等。总之，根据温阳通阳的原则进行调整，结果这个病人住院半个月基本痊愈，出院后接着治，最后整个病情在冬季得到了缓解。我们根据冬病夏治的原则，在冬天未至的时候，一直给他吃一些辅助的药。第二年冬天他就没有再发病。再从中医的角度来看他的气色，原来脸色是青的，现在有一点红了，而且不是浮阳的红，是含蓄的红。那就是有好转了，明显好转了。关于"痰饮"的辨证通过这个病例讲了许多，大家可以去体会。

我说的舌质、舌苔干燥少津，这个干燥少津在临床上我喜欢讲燥分阴阳。燥有阳燥必然有阴燥。人与天地相参，与日月相应。天干没水会燥，天寒地冻会不会燥？一样会燥。在北方的冬天，土地都能够冻到开裂，这就是阴燥。阴燥是什么？一到了夏天，地气一蒸，万物生长，土地的裂缝没有了，也湿润了。燥我们可以那么看，肺为五脏之华盖，华盖的特点，因为属于上焦，按《内经》来说是应该如雾露之溉啊。上焦是一个气腾的地方，这个气腾可以用我们日常生活中常见的一个事物来比喻，这也是吴佩衡先生生前常比喻的例子。就如锅和盖的关系，如果锅盖干燥可能是火大了，把锅里面的水都烧干了。那么应该是怎么办呢？釜底抽薪，撤火。但是你的锅里是冷水，甚至是几块冰，整个都是冷的，你的锅盖是不是也是干的？那么锅盖要湿润，必须有蒸汽。水的气化靠的是什么？是火。水要火蒸腾，要成雾露才能上去，就应釜底添薪，这是截然不同的两种治法。阴燥在临床上并不少见，有些患者舌头干，口渴，包括糖尿病，消渴。消渴有一个特点，下焦水津不固，上焦津液不升，所谓"饮一溲一"是也。升降靠什么，就靠人体阳气的温煦，靠气化功能。当然也不排除有中焦热炽的白虎汤证型。永远记着，对任何一个症状都要用阴阳两个方面去评判分析，评判分析靠什么，靠我们四诊收集的素材。所以四诊要细，不能粗，粗是不行的。但是看看现在我们中医临床对四诊持什么态度？穿着白大褂，带着听诊器，CT、核磁、各种生化指标看得都很详细，分析得也很仔细，但就是不认真平脉，舌也不看了，病人的自我感觉不去关注，患者所反映的具体情况，如口中老觉得甜、口舌干燥等，也不细细追查探源。

我希望大家清楚，中医诊病并不是寻找病源、细菌、病毒等，而是重视上述因素侵入人体后的反映，这就叫证象。通过四诊观察收集证象后进行分析判断，以指导治疗。如果把中医这些行之有效的几千年人体实验的结晶都给抛弃了，全靠西医的生化、影像材料指导治疗能行吗？现在有人把这种状况称为"中医的异化"，这是值得我们思考的。

下面再谈干咳痰排不出，痰不易咳出的问题。燥可以产生痰不易咳出，湿也一样。为什么呢？痰的排出靠什么，靠肺气，靠阳气。如果阳气虚，寒痰凝滞，一样难咳。

再如某些血证，有的人一见血就认为是非热莫属。"热邪迫血妄行"或热灼伤脉络使然，非凉血止血不可，或者咳痰带点血马上就清热凉血。是不是只有清热凉血才能够止血安络？读一读唐容川的书，我们的思路就会开阔。阳虚会不会出现血证？其实临床并非少见。我曾治疗过一例膀胱癌，他的前期治疗西医就是以抗癌治疗为主。由于癌细胞的增长，最后侵犯到膀胱的一些主要血管，破坏了血管出现了出血，出现了血性小便。面对这种情况，我们中医怎么应对？我给他的治疗是"四逆汤合五苓散加炒荆芥、血余炭"，很快血就止了。荆芥和血余炭是治标，更重要的是四逆汤和五苓散。红细胞逐渐减少，我们不是说他的癌症就好了，但是他的生命指征得到改善，他觉得心里舒服，膀胱的坠胀感减轻，畏寒肢冷、神倦乏力、纳呆食少等症状改善。我不是针对癌症，而是改善了他的症状，提高了患者的生存质量。现在，世界卫生组织特别从循证医学的角度，把评判疗效的标准在过去的单一生物医学标准的基础上又增加了3项标准：一个是病人的生存质量标准；再一个是病人的自我感觉；还有一个是病人的满意度。从这 4 项标准来看，我们中医占了 3 项。如果我们把这些丢了，那就真不如人家西医了。

再有就是对渴饮的观察。我们辨渴也要仔细：一是口渴不渴；二是渴喜冷饮还是热饮；三是饮水后观察小便状况，以及出汗的情况。若不渴，或渴喜热饮滚汤，或口渴饮水而小便频频，或渴而饮水仅一二口，多则不受，这都是虚寒的表现。同步观察征象非常重要，不能孤立地观察，不要病人一有口干、口苦就是热，就滋阴清热，一定要有阴阳两个对立的思路，才是阴阳之道。阴阳之道靠什么，除了上述分析之外，还有四诊的材料等。

再就是脉象的取舍。脉象有取有舍，这个我就不多讲了，很多著名的古今医案里面都有。如有个病人经很多医生看了都认为是热证、湿证，但独有一位医生一诊脉，力排众议，认为是寒证，最后服他的药好了。什么原因？就是一个取舍。什么是反映本的问题，什么是反映标的问题，标本的问题一定要把它搞清楚。

再有就是脸红的问题。阳明证是脸红、面赤，但是红也要分嫩红、老红、表面虚浮之红等，都存在病理机制的不同。

再有就是烦躁，我们说阳烦阴躁，这个是从烦躁分的。分烦和躁怎么从表象上分呢？烦是一个阳亢的表现，躁是一个阴郁的表现，不要一看烦躁马上就想到是热，这要引起我们的注意。一定要四诊合参来辨识它，永远站在阴阳之道这个高度去分析它，你就不会错。不要一看到一个症状，马上你的脑袋就反映出是热啊，阴虚啊。我不是说没有阴虚内热之烦躁，我今天是讲温阳法，所以我谈的是阳虚证的特殊表现。

阳虚还有很多很多的表现，以上所举的临床表现是要我们站在这个高度去看。我们再看看郑钦安先生的《医理真传》中的数条阳虚证问答，有耳朵奇痒等很多特殊性的东西。我觉得学中医一定要掌握特殊性，因为中医辨证是讲究特殊性，讲究个体化的。因为人的构成很复杂，种族、贫富、生活习惯、心理等，差异很大，中医就是求差异，就是从差异找相对的稳定来进行辨证。

程钟龄的《医学心悟》"寒热虚实表里阴阳辨"里面有一段话，我觉得值得大家参考："一病之寒热，全在口渴与不渴，渴而消水与不消水，饮食喜热与喜冷，烦躁与厥逆，溺之长短赤白，便之溏结，脉之迟数以分之。假如口渴而不能消水，喜冷饮食，烦躁，溺短赤，便结，脉数，此热也；

假如口不渴，或假渴而不能消水，喜饮热汤，手足厥冷，溺清长，便溏脉迟，此寒也。"《医学心悟》这本书在临床上很有指导意义，通过对四诊材料进行筛选，抓住了病证的本质，以指导临床。所以我觉得《医学心悟》是一本好书，值得一读。

二、隐潜性阳虚以及对应

隐潜性阳虚不是我发明的词，是上海中医药大学研究"慢性支气管炎和哮喘病"的一个成果。他们认为，慢性支气管炎和哮喘"能夏不能冬"的特点是阳虚证的特征。针对呼吸道疾病多数在秋冬季发病这一特点，他们设计了3个组进行对比观察，一个治疗组，一个对照组，还有一个空白组。在研究过程中，把教材上所说的有明显阳虚症状的病人作为治疗组，采用温阳温肾的方法在夏天进行治疗，结果症状明显减轻。同时还对该组进行了下丘脑垂体肾上腺皮质的生化指标测定，发现他们小便中、血清中的"十七羟"和"十七酮"都由用药前的低于正常转为趋于正常。另外，有时候中医四诊观察到的阳虚表征确实没有教材里所说的那么典型，但它确实属于阳虚证，比如慢支炎、肺气肿之类的病。他们把这类病人又归为一组，同样采用温阳法在春、夏天进行治疗，结果到冬天进行观察，发现其发病的症状减轻了，发病过程中用药的强度也降低了。也就是说，病人只需一般用药就能好转，不用住很长时间的医院。回顾查阅这类病人的肾上腺皮质的状态，用药前"十七羟""十七酮"也低于正常值。所以他们提出阳虚证中存在有"潜在性阳虚"，或者叫"隐潜性阳虚"。他们开发了一些药，就是治疗慢性支气管炎的药，都注意温阳温肾，取得了很好的效果。

这个"隐潜性阳虚"说明什么？说明阳虚证的表现不是人人都表现得很明显，我们要学会观察，从脉象的沉取、中取、浮取的变化，从天人相应的角度，从病人证候的季节时差的变化，以及从小便、大便各方面来观察，就不难找到它的指征。我们再来看一看《伤寒论》第281条。这一条我觉得学《伤寒论》，尤其是研究三阴证的人都要研究关注这个条文。这个条文是这么说的："少阴之为病，脉沉细，但欲寐。"这是主症啊。"脉沉细，但欲寐"是阳气不足的表现，属少阴病的范畴。但更重要的一条，就是少阴篇的第323条："少阴病，脉沉者，急温之，宜四逆汤。"这里面有两个关键的字，一个是"急"，一个是"宜"。这就是仲景对我们潜在的阳虚的一个治疗规范和要求。

少阴病者脉沉细。脉沉细的病人多不多？多，情况也复杂，但是只要他属于少阴病，就要急温之，要急啊，不能慢慢先给患者开些不疼不痒的方药。"急"就是抓紧这个时机，要早治，要及时干预。所以一个"急"，一个"宜"，大家可以回去好好地结合临床认真研究。这就是温阳大家为什么"四逆汤"用得那么频繁，常用、广用、重用附子的原因。这条经文就是关键，因为仲景是临床大家，不能忘记了仲景这一条文的重要性和可操作性。

下面引郑钦安对四逆汤方的一个精辟按语："按四逆汤一方，乃回阳之主方也，世多畏惧，由其不知仲景立方之意也。夫此方既列于寒入少阴，病见爪甲青黑、腹痛下利、大汗淋漓、身重畏寒、脉微欲绝、四肢逆冷之候，全是一团阴气为病。此际若不以四逆回阳，一线之阳光，即有欲绝之势。仲景于此，专主回阳以祛阴，是的确不易之法。细思此方，既能回阳，则凡世之一切阳虚阴盛为病者，皆可服也，何必定要见以上病情，而始放胆用之，未免不知几也。""夫知几者，一见是阳虚证，而即以此方在分两轻重上斟酌，预为防之，万不致酿成纯阴无阳之候也。酿成纯阴无阳之候，吾恐立方之意固善，而追之不及，反为庸庸者所怪也。怪者何？怪医生之误用姜、附，而不知用姜、附之不早也。仲景虽未一一指陈，凡属阳虚之人，亦当以此法投之，未为不可。"

这些是郑钦安《医理真传》里面对四逆汤的临床运用体会，吴佩衡先生非常重视这一观点，反复教诲后学者要读懂、读精、背诵，结合临床全面体会把握。这是用四逆汤回阳法的一个经典教诲。

那么这些方子怎么用活，或者叫作圆通，这里面有奥秘，什么奥秘？就是"上工治未病"。"病已成而后药之，乱已成而后治之，犹如渴而穿井，斗而铸锥，不亦晚乎！"温阳大师能把四逆汤一方广泛用于各种阳虚证中，所以他们的附子使用率会那么高，而在一般人眼里竟误以为他们眼中只有阳虚之证、没有阴虚之证也就是这个道理。

当疾病处于萌芽状态时，就要给予药物将其控制，并消灭之，这就叫防患于未然。我们当医生的若能做到这一点，方可为上工。

三、阳虚与寒证的互应

《内经》指出："阳虚生外寒，阴虚生内热。"所以阳虚临床与寒性表征非常密切。阳虚和寒证的反应我们怎么看呢？一个在表证的风寒，因为有

扶阳论坛②（第二版）

观其脉证辨识阳虚（上）

风热必然有风寒；素体阳虚者其表证多表现为风寒，因为阳气虚的体质临床常表现对寒邪敏感，还有寒湿、寒水、寒气，这些都是与寒对应的一种常见表现。那么它的症状是什么呢？我就不多说了，因为大家都搞了多年的临床，辨证都不成问题。

下面说说"寒痛"。在临床上，痛证首当责寒。为什么呢？从六淫的分析来说，风、寒、暑、湿、燥、火，寒邪主痛。考古时发现，在猿人生活的洞穴中，发现了猿人把石块烧热后以熨热法解伤痛的证据，说明人类早期已懂得以热解痛的道理。痛证是使生存质量降低的一个常见因素，因为那时根本没有药，所以更多的是用热疗法。

再有就是"痰"。从痰来说，有寒痰，有寒饮。这些都是临床上常见的，我就不多说了。从血分来说，还有寒瘀，以及寒积、寒痞、寒痹等。从五脏来说，有真心痛，症见心痛彻背、背痛彻心、手足厥逆，很像冠心病的心绞痛症状。仲景言胸痹病机云："……阳微阴弦，即胸痹而痛，所以然者，责其极虚也……"这里所言之虚正是指阳气虚，这里指出了胸痹一病的基本病机是阳气受损。在 20 世纪 70 年代，云南在进行活血化瘀药研究的时候，做过一个临床观察回归研究。当时活血化瘀药的基础研究比较成熟了，决定临床用丹参来观察治疗冠心病，结果提示，该药对改善冠状动脉的阻塞确有一定效果，决定扩大病例观察。由于没有辨证，结果出现什么？一些本来没有心痛的人，也就是没有心前区疼痛的人出现了疼痛，有些隐性的冠心病出现了显性冠心病症状。这是什么原因呢？最后研究分析后发现，是由于只用了西医的辨病而没采用中医的辨证方法治疗的结果。必须回到中医的辨证原则上来、回到经典中，通过重温仲景的《金匮要略·胸痹心痛短气病脉证治》（如上述的病机研究），统一了认识：若仅丹参一味中药统治西医的冠心病，对"责其极虚"不但无益，反而会耗气损阳，导致出现心脉痹阻。

我完成的一个科研项目叫"温心通胶囊的临床和实验研究"，药物组成就三味，一个是附子，一个是肉桂，再有一个是三七。通过临床治疗和动物实验，效果非常好，比单独使用三七和丹参有明显优势。为什么呢？心者，阳中之太阳，所以冠心病属于阳虚，绝对要顾心阳。心阳来自肾阳，肾阳乃阳之根也，所以附子作为君药，直补命门真火以固本，至为关键。温心通胶囊的实验结果很好，并获得了国家专利证书。

另外，还有肾寒、肺寒、肝寒、脾胃寒，特别对肝寒的问题，我们在下面还要专门讲。文献对肝寒的研究不多，更多的是肝气、肝热、肝火、肝阴不足等，肝寒的问题提及很少。

阳虚和寒证是如何互应的呢？在临床上，阳虚有什么样的表现？怎么抓它的要点？其实就是抓寒象。四肢逆冷、背部恶寒、腹部恶寒，一个可能有表寒，另一个可能有里寒。"寒"对于临床上把握阳虚、用阳药温寒是一个重要的临床指征。大家要研究这个问题，要注意观察这个问题，提高把握"寒"这一指征的能力。仲景说得很好："病人身大热，反欲得近衣者，热在皮肤，寒在骨髓也。"仲景十分重视患者的寒热表征，如太阳经恶寒、阳明经的但热不寒、少阳经的寒热往来、太阴经的恶寒身重、少阴经的但寒不热、厥阴经的厥热胜负，等等。所以对寒的观察我们要敏锐，如果你真想用阳药，要在这方面多做细致的观察和研究。当然也有特殊的情况，比如说，发热不能以体温的高低来判断它的性质及属性，有的体温到40℃，但患者表现为畏寒神倦，不思水饮，脉反沉细、沉紧，就属少阴里寒，不能孟浪用清热法退热。再如阳明病的发热不能单看一个体温，而是要看这个病人的全身伴有症状，所谓"蒸蒸发热"，就如蒸馒头一样，发热伴见热汗、面赤烦躁、口渴思饮等，根据这些现象来衡量。

寒热往来的少阳热型也并非指患者体温只是38℃左右的中低发热，那么疟疾之高热鉴于有冷、热、汗的体征，应从少阳和解或通达膜原立法。所以我们不能以单一的体温测试结果为主体来看，我们中医认为，发热应该是生命指标兼有症状的综合评估，特别是对重病，更要仔细观察。吴佩衡先生的医案里有很多发热的案例，肠伤寒发热是非常高的，最后用阳药把它制服了；肠出血，最后得到了解决。这是什么？这就是中医对病的观察，这是中医的特色，不是对体温表的观察。记住这点，你就不会乱了。要不然本来是一个风寒感冒已经发热到39℃，但你一看39℃，马上就银翘散、桑菊饮、白虎汤、麻杏石甘汤，那就错了，你这是雪上加霜！

所以中医的判断因素是对"象"的判断。"象"是什么？是人和疾病综合因素反映的临床表现，把这个思路搞对了，你就不会碰到一个发热病只会观察体温表，只注意白细胞、看血象，用西医的思维模式来处理了。西医是抗菌消炎，防止并发感染而采用消炎药，消炎药就是青霉素类药。青霉素这个药到底是寒还是热？我认为，绝对是寒性药物。从中医的四气五味角度来分析，青霉素霉菌的产生应该在阴湿的地方。青色是什么？寒。所以青霉素以及它衍生的各代青霉素的型剂都应以清热消炎为功效表现。

如果临床上青霉素都消不了炎的时候，你再给他用银翘散，那岂不是徒劳，于事无补！这种情况下你就要考虑考虑，这个发热、这个炎症是属于寒，还是属于热？是属于虚，还是属于实？这就值得动脑筋了。

所以中医历代都特别重视寒热的辨识。吴佩衡先生为什么在谈及"炎"症时指出，不能认为"炎"字是由两个火字组成，就是火上加火，必然大热，这显然与临床不吻合。炎症并不绝对属于中医热证，也可以说"炎≠热"。临床上中医为什么要四诊合参呢？合参就是捕捉主要症状的相关征象。所以练功夫要练什么？有人说，中医就是三个指头、一支笔。这三个指头非常不简单啊！我们看一些重大的脉象变化就是靠三个指头诊候的出入变化而得来的。这叫基本功，不能轻视这个基本功。既然是基本功，就必须下功夫。基本功打得好的人，就像金字塔一样，有坚实的基础，才能稳健牢固。现在高层建筑为什么打那么深的桩，那是基础，那就是根啊。所以这个基本功的掌握和训练我觉得非常的重要。

这是我的一点体会，也是吴佩衡先生经验的传递。送我"中医传人"这几个字，对于我来说，感到肩负重任的原因就是不知道传得对不对。大家都是聪明人，你们从"道"的角度来审视它，好的就吸取吧。

四、温阳扶正大法临床辨证分析

1. 七损八益，贵阳贱阴

本来对这点的解释我录了很多条文，准备要展开阐述，但昨天李里先生从历史文化层面做了精彩的讲解，我这里就不涉及太多，只讲《内经》。《素问·阴阳应象大论》里面就提到一个七损八益，上次我在广西也讲过。有人争论，七损八益更多的是从房中术及性学的角度分析研究，我觉得太窄了，其实七损八益就是一个生理的、自然的、阳气的盛衰过程。人与天地相参，与日月相应，这是人的生理盛衰过程。如果把这一观点放到病理层面，从病理过程中去争论，就把整个争论的原本的含义偷换了概念，这不对。不是说我们扶阳派就认为世界上的一切病都是阳虚，如是，就失去了"阴阳之道"对立统一的原则。

问题的关键是阳气在人体起到什么主宰的作用？我们读一读这段经文："黄帝曰：调此二者奈何（调整适应阴阳的变化应如何操作）？岐伯曰：能知七损八益，则二者可调；不知用此，则早衰之节也（如果你能知道七损八益这个道理、这个基本的内涵，及其基本的关系，那么你就能够站在一个主动的、科学的层面上去考虑调整阴阳了；如果你不考虑这个，那么就早衰了，你仍然是短命，或者你的生存质量是非常低的）。""年四十（人到了40岁以后，40是不惑之年），而阴气自半，起居衰矣。"人到40岁不能与20岁、18岁比，所以以运动为主的体育项目没有40岁的人仍能承受的，二十六七岁就是老运动员了，体操项目更要年轻，为什么？年轻，阳气在他的身体中是一个生长的过程，到了40岁是一个界限。"阴气自半"，是说到了40岁，人的阴气就占50%了。也就是说，阳气也只有50%了。那么40岁以前阳气所占的比例为多少？阳气绝对是过半的，是不是？按照原文来看，到了40岁以后你的气机都衰了。衰是什么？动作慢、思维慢、思考的速度慢、消化也慢，走路、爬楼梯都有40岁人的特点，远不如年轻人体态轻盈。

经文里接着还说："年六十阴痿，气大衰，九窍不利，下虚上实。""下虚上实"是非常遗憾的一种表现。我曾经讲过："下实上虚"是健康，"下虚上实"是病态。用一个等腰三角形来做比拟，"下实上虚"是一个正三角，多稳啊。中国的武功讲究蹲桩子，桩子稳，气守丹田就是下实。如果我们倒过来，变成倒三角，那就是"上实下虚"，就要倾倒。倾倒的病是什么？心脑血管意外、心梗、中风等，所以为什么中医要强调保肾气，就是不要"下虚上实"，或者使它慢一点虚。

又说"故曰：知之则强，不知则老。"你知道"七损八益"这个道理，你的身体就强壮。虽然阳气的生理衰减是自然的事，但可以从各方面努力使它衰减得慢点，保护得好一点。要像呵护幼苗一样保护我们的阳气，身体就会健康一些，耳目就不会衰得过早，行动、思维都会相对衰得慢些，代谢也会好些。现在认为代谢病是吃了太多的肥甘厚味，我觉得，代谢是一个以阳为主的气化过程，为什么年轻人多吃点不会血脂高呢？因为他阳气充沛，气化旺盛，能推陈出新。所以老年人健康与否，我们通常把握三点：能吃、能睡、二便通畅。可以从这三点来审视你的生命质量和生存质量，以及是否能长寿延年。

以上这些，虽然名称各异，但本质含义是一致的。"智者察同，愚者查异；愚者不足，智者有余。"就是说：懂得这个道理的是智者，不懂则愚蠢。如日常饮食方面，这不吃、那不吃、偏食、过食等都与中医的养生观相悖。中医认为，"饮食有节，起居有常"，就是说饮食、起居要把握一个度，不多不少、不偏不倚，也就是中庸，做到这一点，身体才会安定、健康。

"愚者不足，智者有余，有余则耳目聪明，身体轻强，老者复壮，壮者益治，是以圣人为无为之事，乐恬淡之能。"那么"从欲快志于虚无之守，故寿命无穷，与天地终，此圣人之治身也。"聪明的人把握了这个养生方法，就可以做到排除任何的干扰，扶阳，贵阳。"七损八益"，七是奇数，八是偶数；奇数易损，偶数易益，即阳易损而阴易益。所以华佗发明五禽戏，以追求动则生阳。他的徒弟学五禽戏，80多岁了还耳聪目明。

我在深圳专门做了一个题为"中医养生观"的讲座，举了不少长寿的实例。他们为什么长寿？他们虽然都各有自己的生活规律，但是他们都有共同点，就是遵循了"七损八益"的生理过程。他们饮食不过度，心理恬淡、乐观，不孜孜汲汲唯名利是务；他们积极锻炼，动体动脑，等等。但是现在确实有些人不太聪明，乃至愚蠢，那就是为名为利，帽子没了，钱少了，苦恼之极来找医生看病的不少，这叫帽子综合征、金钱综合征，对不对？

圣人是怎么养生的呢？其实就是遵循"七损八益"的原则。要提高我们的生命质量、生存质量，就应该遵循"七损八益"的原则。在《内经知要》里面李念莪是这么说的："二者，阴阳也。七损者，阳消也；八益者，阴长也。生从乎阳，杀从乎阴，阴惧其长，能知七损八益，察其消长之机，用其扶抑之术，则阳长盛而阴不乘，二者可调也。"调到什么程度，他使用了非常精辟的语言："常体春夏之令，永葆少壮康强。"多美好的一个境界，春天是生长的过程，谁不想永葆青春，这是我们每个人都期盼的啊。"是真把握阴阳者矣。不知用此，则未快而衰。"不懂七损八益的人还没病就衰了，你的元气、免疫力、内分泌各方面都衰弱了，甚至你的神经、免疫系统都衰弱了，你还有健康长寿可言吗？《中藏经》云："阳者生之本，阴者死之基。阴长损，阳长益；顺阳者生，顺阴者逆。知之者强，不知者老矣。"同样强调了这个道理。

对"七损八益"我是从《内经》来解释的，李里先生对人类崇阳的解释是从历史、从人类的发展、从文化的角度进行深入的剖析。这是不谋而合的，毕竟中医是中国文化中的一个部分，它脱离不了中国的文化。

"七损八益""贵阳贱阴"，这个"贵阳贱阴"要敢于提啊，不要一提"贵阳贱阴"就怕别人说你偏了。我们讲的是生理，我们把提出的论点落实到生理的范畴去理解，你就站得稳了。我在上一届扶阳论坛时曾举过一个例子：外国对临终前的人进行红外线热成像观察，病人的热成像以橘红色

扶阳论坛②（第二版）

观其脉证辨识阳虚（上）

117

和黄红色显示为主，这两个色都是归属热色。随着病人临终的到来，橘红色和黄色就慢慢消退了，先从手脚，最后到心胸部位，全部的红外热像消失，这个人就死亡了，心阳都脱了当然就死了。从这个例子可以看出"阳气"太可贵了。

"贵阳贱阴"我就讲到这儿，大家还可以思考，还可以用更多的旁证来说明它。

2. 少火生气，气食少火

这一点吴佩衡先生非常重视，少火和壮火如何区别？壮火是邪；少火是什么，是人身宝贵的元气。少火壮是好事，越壮越好，但是壮火不能壮。壮火是邪火，那是不能用的。所以对壮火和少火的治疗原则一个是消，一个是益；一个是灭，一个是护。把握这一原则，对少火壮火就能正确理解了。少火其实就是真火，叫作真龙之火。郑钦安先生特别提到了少火的各种称谓，诸如元阳、阴火、龙火等。少火生气就是命门之火的生理功能，为什么叫命门呢？就是生命之门户，若不把好这一关，就有丢失生命的危险。所以少火和壮火这个问题应该从理论上把它搞清楚，不要一见火就消，你消了少火，就是误治，你作为医生就是害人。对少火不能轻易地损害干预，要保护它。所以《素问》指出："无盛盛，无虚虚，而遗人夭殃；无至致邪，无失正，绝人长命。"此乃为医所戒啊！

3. 天一生水，阳生阴长

天一生水昨天已讲过了，就是乾坤演化。按照郑钦安的说法，乾中一爻落于坤中化坎，坤中一爻落于乾中就化离。"水火者，阴阳之征兆也"，所以不懂水火来谈阴阳就显得抽象。因为阴阳的概念是非常广泛的，我们落实到水火，落实到坎离，就已经贴近人生的研究了，你观察就有一个参照物。"善言天者必验于人，善言古者必验于今，善言变言化者必彰于物"，物什么？人，当然也包括很多具体的东西。

天一生水，阳生阴长提示我们什么？就是在人的生理过程中，有阳气，有天一乾阳的作用，你就能够有水的长生。如果你护了阳气，护了少火，你的精和阴就能够增长。《内经》特别强调气的升降变化，"地气上升为云，天气下降为雨，雨出地气，云出天气"，出什么，天一生水啊；"是故升降出入，无器不有"，我们结合《内经》的经文来看这个天一生水就非常好理解了。在广西讲课的时候我专门讲过一个病例，就是吴佩衡老先生在四川治疗一个干部的病。那个干部是血液病，全血象低，但是一输血就有输血

扶阳论坛②（第二版）

观其脉证辨识阳虚（上）

反应，一吃养血滋阴的药就发热，非常难搞。吴佩衡先生就用了大回阳饮，最后这个病人有了明显的好转。看到这种情况，有位同道就问："吴老，你怎么对这个血液病一点血药都没用就能够达到这样的效果？而别的大夫，一用养阴补血药，就会有发热的现象，包括输血也是这个问题？"先生回答说："天一生水，阳生阴长你怎么忘了？"所以说天一生水，阳生阴长这个理论，在阴虚、血虚的治疗上，值得引起重视。

4. 冬夏之差，昼夜节律

"人与天地相参，与日月相应""能冬不能夏，能夏不能冬"是人与自然的依存现象。在观察人的病理变化过程中，"天人相应观"是中医阴阳辨证的时候必须具备的一个重要理念。"昼夜节律"，有很多的病白天相对平缓，到了中午还好，一到午时以后症状逐渐加重，到了晚上就特别的危急。搞临床的都可以观察到这个现象，有一些重病，夜晚要特别留心观察。其实这就是人与季节的阳气的盛衰在疾病过程中的变化和反映，特别是阳虚证患者的变化更加突出。那么逆推思维是什么？当看到患者的病情与冬夏的变化或者昼夜之间的变化密切相关时，你就要考虑到这个病人的阳气的状况，采用人与天地相参、与日月相应的理论来指导你的治疗思维。那么，如何采用扶阳方法，你心里就有底了。

5. 温阳扶正，治病求本

这是温阳法的一个治疗目的。"治病求本，本于阴阳。"本于阴阳的什么？我们看《素问·阴阳应象大论》篇："阴平阳秘，精神乃治。"平秘里面谁起主导？《内经》又说：阳气要以固为主，如果阳气不固就会出现自然界有春无秋、有冬无夏的情况。所以"凡阴阳之要，阳密乃固，二者不和，若春无秋，若冬无夏，因而和之，视为圣度。"什么叫圣度？就是最高最理想的生理状态，就是人追求健康的终极目标。

不管你治疗什么病，养生也好，防病也好，都应该力求达到这个境界。在这个问题上，温阳扶正其实就是"阳密乃固"。郑钦安先生有一个潜阳封髓丹，就是在扶阳的基础上引火归原。我下面还有一个例子，就是用这个方法指导临床诊治。我的学生统计过，用这个方子可以治疗 40 多种西医的疾病，消除或改善症状，提高患者生存质量，我将在后面给大家介绍一下。

6. 真寒假热，阴盛格阳

大家知道在疾病的危重期，往往会出现假象，阴盛格阳，这在临床上是非常难辨证的疾病。这个时候我们如何去其假象、去伪存真、由表及里，是非常重要的。

在《伤寒论》中，用通脉四逆汤加猪胆汁汤治疗格阳于外的重症。有很多著名的医案，就是在这个生死处于反掌之间的治疗过程中，往往由于偏之毫厘而谬之千里，一个是救人，一个是死人。对这方面的治疗，吴佩衡先生有很多体会和经验。这在《吴佩衡医案》里都谈到，希望大家都看看，好好地研究研究，这对急症的抢救治疗是很有益的。

我对这方面的治疗也有很多病例，由于时间关系就不多说了。我觉得把法搞清楚了更为关键。我发现有些同道重视的就是药方中附片用几克？局限在甘草用几克？这个认识层面我觉得太浅了，就中医的理、法、方、药而论，哪项为顶尖级？理，依次是法，方、药是在理、法的基础上组合的。当然这有很多的技巧，很多的经验，很多的精华，大家可以慢慢地去揣摩、体会。

7. 下寒上热，龙腾火浮

这类病理类型临床上很多，下寒上热这个问题令不少实践温阳大法的同道深感困惑。你要固下面的寒，上面却有热；你要清上面的热，下面却有寒，好像非常矛盾。它是不是寒热错杂？非也，寒热错杂是在中焦出现的，下焦的病很少有寒热错杂的，只有真寒假热，或下寒上热。我们说"泻心汤"就是一个寒热错杂的方，还有"乌梅丸"也有寒热错杂的使用，但是少阴篇的"四逆汤"是绝对不会出现寒热互用的药，原因是什么呢？真寒假热就必须救真阳和扶阳。那么下寒上热，要认清下寒是本，上热是标。"龙腾火浮"，郑钦安先生讲过，水涨一分，龙腾一分。所以在临床上看到很多的病人，特别是一些慢性炎症，好像上面都有火，就诊的时候患者都说："我是火体"，"我不能吃附子"，等等，好像附子用一点下去，上面的火就来了，病会更加重。其实不然，热的原因是水寒，肾水下寒、命门火不潜，于是相火越位上浮，影响到君火。我们说"君火以明，相火以位"，相火就得听令于君火，犹如一个国家君和相配合得好是保持社会稳定的因素。明君主政，宰相就应该执行明君的指令来治国，国家才兴旺。

在三国时候曹操能够挟天子以令诸侯，刘备、孙权等诸侯都不服，纷纷举旗讨伐就开始战争。人如果处于这个状态，你的五脏六腑、经脉气血整个都会乱。所以对于这种病我们要大胆地温下，水温则龙不腾。郑钦安先生的潜阳丹大家去研究研究，效果非常好。

内环境是新说法，现代的说法，其实就是人的阴阳平衡。阴阳平衡的

观其脉证辨识阳虚（上）

关键条件是什么？"阳密乃固"嘛。阳要密这是非常重要的。既然命门火是阳之根，这个根一定要在下面。我们如果把一棵树倒过来，把根裸露在上面，这棵树必然会死，对不对？所以崇根、求根、培根这都是中医治疗的一个非常重要的理念。上海祝味菊先生说得好："阴不可盛，以平为度；阳不患多，其要在秘。"此之谓也。

我有一个学生，他跟我临床也跟了一段时间，我叫他统计应用温水潜阳、引火归原法诊治的临床病种有多少，经统计可诊治病种多达40余种。这40余种病疗效均比较理想，现提供给大家参考。特别是血管神经性头痛，因血压的波动或者脑血管硬化引起的病证，发热、植物性神经紊乱出现的汗证，失眠、慢性咽炎、喉炎、口腔溃疡、复发性口疮、系统性红斑狼疮、硬皮病、银屑病、干燥综合征、糖尿病、高血压、肾病综合征、糖尿病酮症酸中毒、甲亢、便秘、前列腺肥大、尿路感染、神经性耳鸣、痤疮、荨麻疹、末梢神经炎、三叉神经痛、面神经炎、偏头痛、脑萎缩、老年性痴呆、帕金森病、梅尼埃病、抑郁症、心脏神经官能症、结核病、心脏早搏等。

一个潜阳封髓丹能治疗那么多病，原因是什么？就是"阴平阳秘，精神乃治"，必须回到"凡阴阳之要，阳密乃固"这一点。所以我常跟学生说这是中医治疗追求的终极目标，因为很多慢性疾病反映的已不是一个系统、一个脏腑的单一疾病，而更多反映的是多脏腑的疾病。西医目前也提出一个"神经精神内分泌免疫网络系统"，他们也开始从人的整体性来考虑了。

大家有兴趣可对这个方子研究研究，我希望到第三届扶阳论坛时能听到同道们谈这方面的临床体会。

8. 阳虚阴燥，气化失司

这个问题我就不多讲了，因为我们已经说过了燥也要分阴阳，有阳燥和阴燥之分，其治法有"釜底抽薪"和"釜底添薪"之别。

9. 温经解表，扶正祛邪

这个非常重要，临床上从吴佩衡先生到我们吴氏第三代传人用得都非常娴熟。我给大家讲一个病例，大家知道带状疱疹近几年发病特别多，尤其是老年人。有人说得过一次就不会再得了，但很多人却得两次。况且老人在疼痛方面的承受能力是比较低的，往往由于疱疹带来的疼痛导致失眠、精神烦躁等，从而衍生出其他的旧病复发。

我治疗过一个病人，他是一个出家人，年龄60岁不到，得了这个病。

开始时他的胸部和背部出现一些发红的迹象，虽然没有出现疱疹，但仍被诊断为带状疱疹。于是开始给他抗病毒、防止并发感染等治疗，结果越治越痛，病人的精神也越来越衰弱。虽然也吃了不少中药，但无非是龙胆泻肝汤等清肝解毒类的药，病人一直烦躁不宁。后来他来找到我，我叫他停药，怕他中毒，肝肾中毒。为什么这样说呢？因为辨证不清，本来不是龙胆泻肝汤证你却用它，这岂不是雪上加霜？雪和霜加在一起要伤肝肾的。对龙胆泻肝汤全部否定是错的，但是盲目扩大应用也是错的，中医还是要讲究个体化治疗，不能离开辨证论治。这个病人，白天他打打坐、念念经还觉得安静一点，但晚上痛得特别厉害，以致不能入睡。后来他晚上也起来打坐念经，仍然难以安稳。这个病人精神非常差，得病前，他常给人家做法事什么的，精神都非常好，虽然闭着眼睛，但是思维是非常活跃的；得病后，教人念经时都会打鼾，他非常苦恼。给他诊脉时发现是紧脉，紧脉主寒，晚上重，舌苔是白，虽然病位是在肝经，但是肝是以温升疏达为主，现在随着病邪的侵入，阳气不能把病邪托出来，这就是关键。所以我给他用了温经解表的代表方，麻辛附子汤加桂枝、川芎相辅。吃了以后这个病人开始出现发热，原来是一直怕冷，现在有体温了，而且疱疹开始出现，一个一个的疱疹出来了，这是不是药吃错了？非也！这应该看作是一种排病反应，因为患者伴随有疼痛减轻、晚上能睡，根据这两点我们就可以肯定这个药对了，这是激发了他的元气把寒性的带状疱疹排出，祛邪于外的表现。结果他吃了3剂药以后，疼痛减轻，疱疹完全发出来，待疱疹逐渐干了以后，疼痛也就逐渐减轻。之后，我们以四逆汤为主给药，因为他的舌质夹青，乘势再把这些病邪彻底清除。这以后，这位和尚精神恢复，感觉良好，打坐再也不瞌睡了，他感觉非常满意。

用温阳托里透表的方法来治疗带状疱疹，这在临床不多见，一般都是龙胆泻肝汤，或者用板蓝根、连翘、土茯苓、白花蛇舌草等这些清热除湿抗病毒的药。一提到抗病毒，不少中医马上就想到这类药。我觉得我们的思维不能太局限了，个体化治疗、辨证论治才是中医的诊断治疗。天人相应，整体观念就是要实实在在地用到我们临床的每一个病人当中，绝不能脱离病人的整体情况去抗病毒、去灭菌、去找动物或体外试验验证中药药效。只有针对病人"观其脉证，知犯何逆，随证治之"，你的疗效才能提高。

10. 肝寒木郁，气滞土壅

特别要提一提肝寒。因为我们现在对肝的治疗好像都谈到肝火、肝阳、肝阴、肝气，研究肝寒的人不多，处方也不太多。其实临床上肝寒木郁、气滞土壅的病例是非常普遍的。为什么？说肝属木，它应四季是春，春天草木要萌发条达，应春时之生，备夏时之长。木萌条达靠什么？靠阳气。春暖大地、百花开放、树木发芽是一个生的迹象，它靠什么？就是靠太阳对地球的照射。春天由于地球轴心向阳面的变化，北半球的日照增加了，热量开始增加，万物生长靠的是太阳啊！我并不排除肝热、阳亢的这些症，排除是不合阴阳之道的。但是考虑肝寒的人不多，肝寒气滞就会出现消化道脾胃的症状。关于这点，我举一个病例跟大家说一说。

我治疗过一个患反流性食道炎，并伴有胃黏膜损伤的病人。这个病人是个50多岁的女性，反复出现胃烧灼、口苦、舌苔腻、胸肋痛、胀等症状，找过很多的医生，疏肝、清肝、辛苦通降等都用过。这些医生也承认是气滞土壅，但是他们没有抓住肝寒木郁的基本指征。病人脸色灰暗发青，脉弦而紧，冬天一来四肢逆冷，夏天也比常人穿的衣服要多。夏天人家穿短袖衬衣的时候，她却穿着绒衣。如前面所说的阳虚与寒的对应关系，再结合患者的脉象、气色，将其辨证为寒证是不言而喻的。

该患者还有气逆的病理表现，食道反流是"逆"。中医认为，胆和胃分别属甲木、戊土，胆胃之气应该是降，不是升，升则为逆。胆胃之气降又与肝脾之气升密切相关，有了升才能有降，这就是所谓的圆运动。升降反作，其机理是肝脾失升致胆胃不降而上逆，辨证应属于肝寒气郁。

若进一步追究肝的阳气是哪里来的呢？是靠命门。所以我认为，我们经常讲乙癸同源，这个源有两个同源，一般就认为阴同源。阳同不同源呢？阳一样同源。命门有龙火，肝也有雷火，雷龙之火不足应该重视龙，有龙升腾才打雷啊。这个问题李里老师昨天已经讲过，在此就不赘述。

这时我们必须要温肝，温肝必须启肾，启命门，所以我开了吴萸四逆汤加茵陈、法夏、茯苓、香附、佛手，就这么几味药，还加了一个鸡内金。病人吃了5付以后，症状明显缓解，烧灼的感觉没有了，恶心、堵塞的症状明显减轻。这位病人有一个特点，心胸放不开，跟家庭处不好，乃至要离婚，要自杀，情绪的抑制性特别的明显。后来通过1年多的治疗，坚持吃药，病人明显好转了，最后她要感谢我，认为我是她的救命恩人。我说你不要感谢我，现在虽然恢复了，但还需进一步的巩固。首先你要心情开朗点，不要一点小事就放在心里，这是疾病原始启动的原因。后来随着胃黏膜逐渐恢复，大便也通畅了，以前大便解一小点就解不出来，现在一天可保证 1 ～ 2 次大便。

通过这个病例可以看出升和降的问题，应该是有升才有降，有阳升才有阴降。这在黄元御《四圣心源》里讲得非常透彻，在"中气衰亡"这一章节里面详有论述，他是一位理论家。我祖父说，学理论要学黄元御，用药要学郑钦安。郑钦安是一位实践家。过去的很多中医，为了生存只有勤奋于临床，无暇于顾及著书立说。比如蒲辅周老先生，"京城四大名医"之一的施今墨老先生，他们终生忙于临床实践，他们的著作都是后人给他们总结的。现在我们有条件，应该尽可能把实践上升为理论。

11. 三阴脏寒，水寒土湿，木郁不达

三阴脏寒表现于临床症状更多的是肾寒、脾胃湿气、肝寒气滞，即水寒土湿木郁证，这是三阴证的最重要的一个演化规律。黄元御在这方面论述特别多，他对很多的病证都博而约之，约到这个病机上。所以他的治疗大法就是三个：温水、燥土、达木，这是非常有效的。温水就是温肾水；燥什么，燥脾湿，原因是脾阳不足，而脾阳和肾阳的关系又是火和土的关系，肝和脾的关系是一种制约关系，木克土，生理相克，病理相乘，肝寒气郁务必乘克脾土，所谓"气有余，克己所胜而侮所不胜"。所以三阴脏寒以水寒土湿，木郁不达为病机核心，选哪个方子？应该是四逆汤为第一方，附片为主药，这个提供给大家参考。三阴脏寒比三阳证要重，要复杂，波及的面要广，而且三阴同病表现得更为突出。

12. 少阴寒化证四逆、白通汤

这个我就不详细讲了，《伤寒论》里讲得很多，每个条文里少阴寒化证的"四逆汤""白通汤""附子汤"等，都离不了附子。因为少阴寒化证中心是心肾阳气衰微，故扶益心肾阳气是治疗之关键，而中药附子为温阳药之首，功能强心温肾，补命门火，为少阴正药。所以《伤寒论》少阴诸方均以附子为君，其理在自然之中。

13. 离照当空，阴霾四散

这点我们在临床中要引起注意，当寒证通过扶阳治疗正复邪退，出现阴霾四散的现象时要注意，这是推邪外出的反映。按照庄严老师讲的就是叫"排病反应"，这个提法比较现代，读者容易接受，但正复邪退更合理。所以当排病反应出现的时候，我们怎么应对？绝不要自己乱了方寸，以为用附子用错了，用四逆汤用错了，应该正确看待病人出现的这些意想不到但又是情理之中的症状。

在排病的时候，排除的邪气要从哪三个通道走呢？汗、吐、下，吃了药能吐，吃了药能拉，吃了药要汗，这是中医治病祛邪的主要道路。就像天寒地冻的北极，夏天阳光一照，冰雪消融了一样。对于阴寒重证，我们用温药阳药治疗之后，阴霾四散、病邪消退、正气渐复，人的生机就有了，脉现平和、舌现有神、食欲增加、睡眠改善，这些都是出现生机的表现，所以要正确看待排病反应。在《吴佩衡医案》里有很多这方面的案例，如治疗三阴重症时，患者有的肚子痛，有的肚子泻，也有的呕吐痰涎不止。医案里有一个典型的三阴证案例，就是一位西医医院院长的孩子，伤寒重症，溲便不通，已经出现伤寒病肠穿孔并发急性腹膜炎的板状腹，非常危险。因为这位院长是学西医的，在西药都没效后想最后找吴老先生试一把，死马当活马医吧。吴老先生使用大量的温热药使其大量排便，最后病人出现了生机，想吃饭了。有胃气则生，无胃气则亡，有胃气这是最好的，舌苔退了能够安睡了，说明真阳渐复，神能守舍了。所以在排病的时候，或者在排毒的时候，我们用治本温阳的方法，出现出汗也好，吐也好，泻也好，不能慌，不能乱了自己的方寸，要学会把握、学会观察。

我大学毕业刚到农村卫生院工作的时候，治过一个咳嗽的病人。他咳得非常厉害，整夜不能睡。我给他开了麻辛附二陈汤，吃下去后就呕吐、狂叫、打滚、烦躁不安，很像是中毒了，但是在吐出一些白黏痰之后，咳嗽就停止了，并恢复了平静。后来继续服药，得以恢复健康。

不久前，我治过一位咳嗽病患者，他是工程师，长期从事脑力劳动，退休以后身体比较弱。他咳嗽咳到什么程度？把腰椎都咳得骨裂了。年纪大，身体弱，加上骨质疏松，腰痛得不得了。我们用温阳法从肺进行治疗，从命门去固阳，服药后咳嗽减轻，腰椎疼痛逐渐消失。他咳出的痰都是大口的浓痰。他问我："吴医生，我是不是肺热？你看我的痰都是黄的。"我说："不是，你这个叫陈痰、伏痰，要咳出来。中医把这叫邪、叫病，不像西医说的这是炎性分泌物，即使是分泌物也要咳出来，呼吸道通畅以后才能减轻你的症状。"

因为时间关系我就不讲太多了。总之，我们用阳药，在关键的时候不要退缩，一定要看脉，看病人的睡眠，看病人的气色，再看病人的食欲，等等。比如，大便由黑、由臭转变为黄色都是胃气恢复、正气恢复的表现。你不要因为这些就转而清热，那就说明你没把握好，你还在恍恍惚惚不清楚，是个糊涂人。

14. 温里回阳首选附子

为什么要首选附子呢？为什么火神也好，温阳大师也好，都离不开附子呢？最主要附子这个药它是热性的。虽然它有大毒，但的确是重症所用，所以《伤寒论》少阴寒化证中，重症、危症、死症居多，故广泛使用附子。在四逆汤里面还采用生附子。现在很少使用生附子，因为附子中毒确实会死人的，它可使心律失常，最后导致心衰。附子中毒死亡的事经常有，应引起大家的重视。在云南怒江边的摆渡船工，因为江边非常冷，他们晚上拿一片附子放在火炭灰里面（我们叫子母灰，就是不太热也不太冷的炭灰），经过一段时间的炮炙，将这个炮炙过的附子和酒同吃，结果筋骨疼痛消失了，觉得精神很好。这说明附子起到了温经散寒、通络止痛的效果。但是有一次不知道是他们附子吃得过量，还是没有炮炙够，第二天不见他们来摆渡，人们都很纳闷，最后进去一看，3个摆渡的人都死了。赶紧报案，死亡鉴定结论是附子中毒，所以附子有大毒。我把附子比作我们的电，雷电能够导致森林火灾、草原火灾，也会死人。但是如果我们把握了电能，并正确使用它，就可为人类造福。现在我们的电灯照明、多媒体、手机等，举不胜举都是靠电的。附子就像电，你要能够把握它就能造福人类，为什么呢？附子是温阳的，阳气是人类文化和中医文化中的一个支撑，所以中药附子是一味重要的温里回阳要药。附子有一个特点，"通行十二经，走而不守"，大家要把这一点悟通，十二经都通，这说明什么？说明它治疗药效的广泛性，而且它是走而不守，它治疗的时候都是在动，动可生阳，"流水不腐，户枢不蠹"，动也是生命之根本，如果阳气不动就不成为阳气。

所以扶阳大法用药首选附子是没有异议的。吴佩衡先生20世纪30年代去香港时，就有一位同道擅用附子，那是香港的"火神"。香港多热啊，那是凉茶最盛行的地方，但这位附子先生在那里行医效果非常好。"附子先生""火神先生"几乎各地都有，四川有卢禹臣，还有范中林、唐步祺，上海有"祝附子"，东北也有，李可先生在山西，说明东、西、南、北、中都有用附子的，反映出附子的应用市场是非常广的。附子这个药其实就是一个"坎卦"。为什么这么说呢？附子的种是从高寒的地方引种于江油地区的。江油地区属成都平原，土质属黑沙土，湿度相当大，饱含水分。附子皮为黑，肉为白，黑白搭配就是一个阴阳之体。附子性热如火，长成于水湿之地，有水中之火的性态，状如"坎卦"，所以附子能直补命门火，是一个非常完满的温阳药。如果你对温阳感兴趣，就首先要对附子的用法进行

扶阳论坛②（第二版）

观其脉证辨识阳虚（上）

研究，在研究过程中，提高对附子把握的能力，用这个热、这个阳来为更多的病人的康复、健康养生、治疗三阴寒化证疾病服务。

最后留有几点思考的问题，这些问题也是我的思考，我和大家一起思考，留待下午讨论。

今天早上就到这里！

庄严：如果说，昨天李里先生为我们上了一堂中国文化的大餐，那么今天吴老师为我们送上了一场中国医学的盛宴。我认为这还是一个"开胃剂"，因为现在大家肚子都饿了，多余的话我就不多说了。让我们再次以热烈的掌声感谢吴老师为我们送上这么精彩的讲座。

观其脉证辨识阳虚（上）

观其脉证辨识阳虚（下）

吴荣祖

刘平：各位代表、各位学员、各位同道，大家下午好！第二届扶阳论坛到今天已经进入第三天，已经是到了我们这次论坛日程的一半。在前两天的时间里，各位授课专家毫无保留地倾囊相授，各位代表全神贯注，认真听讲，应该说是受益匪浅。上午，是吴荣祖教授给我们做的精彩报告，下午，吴教授将继续上午的演讲，让我们以热烈的掌声欢迎吴荣祖教授。

吴荣祖：上午还留有一点尾巴，下面我们来进行最后一个问题，就是几点思考。这个思考不是我一个人的思考，是我与大家一块儿来思考。

五、几点思考

1. 中药实验环境的稳定性

怎么会有这么一个提法呢？我是这么想的，我们中医药能够延续到今天，甚至对一些新的病种也能够产生显著的疗效，这与它稳定的实验环境是分不开的。比如说SARS过去没有，艾滋病过去没有，以及对各种肿瘤过去的研究都很不够（肿瘤不是现在才有的，《内经》上都有记载），可是为什么用中医药来治疗这些病会有效呢？西医的实验科学认为，检验一个实验结果是不是正确，最重要的一条就是实验条件的稳定性，以及在这个条件下所做的工作的可重复性，这个是非常重要的。

记得不久前，韩国的一位科学家在克隆问题上出了一个洋相。他的克隆技术做出的结果，很快得以报道。这对韩国来说，是一个国家的荣誉。这个教授因此得到了很高的评价。但很快他所报道的实验条件世界上不少国家的实验室都采用了，但都没有得出和他同样的结果。最后，这项实验成果被取缔，这个研究者也狼狈不堪。

另外，我记得在20世纪50年代的时候，曾经有一个惊人的报道，就是朝鲜某科学家发现了经络的实质。其研究报告称：第一，经络是一个通道，是能够找得着的，是看得见的；第二，经络里面有液体，是一种浅黄色的液体，经络的穴位也是看得见的。当时这个研究者受到了非常高的赞扬，朝鲜领袖给予了他很高的荣誉。但很快大家就发现，在他的这个实验条件下，世界各国的科学家包括我们中国的科学研究者，都无法得到像他所说的结果。这个叫作金奉汉的教授还用他的名字命名了"奉汉小体""奉汉液"等。在当时来说，经络的作用、针灸的作用世界上是认可的，但都没有找到具体的解剖定位和物质的支撑，所以各国科研者都在这方面努力研究。然而上述成果却再难重复，最终只能称之为伪科学成果，是假的。这位教授最后在朝鲜国内的政治压力下自杀了，他觉得无地自容。

所以说实验条件非常重要，你想要得诺贝尔奖，你做的东西要在你提出的条件下，让世界各地的科学家和研究机构都能够重复出同样的结果，你这个科研成果才算是成立。

那中医的实验条件是什么呢？中医认为，"人与天地相参，与日月相应"，就是说地球的自转和围绕太阳的公转所带来的一年四季春夏秋冬的变化，即生长化收藏的变化，正是"天人相应"的基础。中医是在这个基础上观察自然、观察植被以及观察我们人体的变化，从而才有生、长、化、收、藏和生、长、壮、老、已。这个条件可以说是中医药学研究发展的寰宇条件，是地球围绕着太阳这个恒星运动的过程，中医药学正是在这个条件下进行观察实验的。地球已有45亿年的历史了，自从生命开始繁衍到现在，生、长、化、收、藏，春、夏、秋、冬的秩序变更了没有？没变。我们的农业要丰收，我们的栽、我们的插、我们的收都必须按照节气来运作，所以演化出二十四节气。这二十四节气的变化在农业上是不可违背的。中国是一个农业大国，为什么我们的粮食能够自给，世界粮荒的时候我们还能够保持丰收？除了我们的粮种不断改良以外，它必须要按照生长化收藏、按照这个地球的规律去做才有高产，才有丰收。如果你把袁隆平教授改良的种子拿到冬天去栽，拿到冬天去种那肯定是要失败的。

中医观察疾病，观察人的生理，所进行的理论研究，就是在这个实验条件下进行的。你们说这个实验条件稳不稳定？当然稳定。我跟学生说，假若有一天中医的理论有效指导临床实践这一不争的事实失去临床疗效的支持、治疗失效的话，那只可能是我们登上了另一个星球，那个星球上的生命属另一个恒星系统，我们的辨证论治当然就得改，否则就难以适应。因为引力、光照等条件的改变，中医的望、闻、问、切，天、地、人，生、长、化、收、藏，以及生、长、壮、老、已，阴阳学说，都得重新辨识。

但只要人类在地球上生存的这个稳定的实验条件存在，不仅在中华大地，就是在五大洲，中医的理、法、方、药都应该是可以适用的，是不是这个道理？现在国外很多留学生到中国来，据统计，学中医的占了多数，其他学科我们要出去学、去留学，但是学中医必须在中国学。

日本人曾经非常狂妄，周总理在世的时候，在一次广交会上一个日本学者说，如果你们中国的中医再不好好地搞，那以后你们的中医要到我们日本来学汉医。日本汉医学界有一本称为《汉方临床》的较有影响的杂志，大家可能读过。这本杂志上所报道的临床研究，与我们中医几千年的病例的积累比较，显见浅薄。日本汉医从来就不重视中医的基础理论，他们以方证为主体进行研究，也就是只讲证不讲理法。他们认为，中医的阴阳五行没有必要去学习和研究，颇有舍本图末之状，可谓肤浅也。经过反复的临床实践，现在日本汉方界也开始回头重视中医基础理论的学习研究，并不断邀请中国的中医学者前往日本讲学，就是想重新把握中医的精华，把握中医的疾病审视分析观，也就是中医的思维方法。所以说中医的实验环境不变，中医就不变，就能在变化万千的临床疾病诊治中有效，我是这么理解和思考的。

2. 关于样本的问题

循证医学非常强调小样本、中样本、大样本、多中心的研究，中医的研究样本够不够？中医的样本是个什么样本？我要说，它是一个超级的大样本，它是一个跨时代、跨历史的样本。就从张仲景的临床研究起始，东汉到现在多少年？经过多少个医家的实践，经过多少个病人的轮回治疗，为什么六经辨证，为什么"四逆汤"到现在还能够有效？这是什么道理？我们应该认真思考这个问题。

3. 随机性

这个很重要，随机和随意在科学研究中有很大差别，例如我们对少阴病的研究，对四逆汤的研究，其样本的选取是不是随机的？非常随机。四逆汤的回阳救逆功效，是经过不同朝代、不同时段的中医临床医师反复验证得到公认的，是以确切疗效为前提的。历朝历代的医生并非是在同一设计者的授意下作出临床病例选择，而是在自然的病人流程中总结出来的，所以这个随机性是非常客观的。

4. 可重复性

正因为它客观，所以它才有可重复性，正因为有可重复性，所以才有众多的扶阳学子在学习、研究、探讨、运用并传承扶阳学派的学术思想，用这一思想指导临床，至今仍然取得良好疗效。在巴黎、加拿大多伦多、澳大利亚、东南亚都有我带过的学生，为什么他们对中医如此执着？原因就是中医的有效性，或者叫可重复性，学六经辨证，学卫气营血，学《千金方》，学《千金翼方》，回去都能够解决问题，这证实了中医的科学性和疗效的延续性。但有些人却跳出来否定中医的科学性，可见他们根本不了解中医。现在有一种回归中华文化的理念，外国人到中国学习中医的越来越多，什么道理？这一点值得我们思考。我认为，首先是因为中医实验条件的稳定，天、地、人三才的稳定；再有就是样本的超级性、跨时代性以及随机性、可重复性等，正由于上述原因使几千年中医的临床疗效延续至今，这也是中医赖以生存发展的内在因素。我看过的资料中，从这几个层面、角度去审视中医的学者还不算很多，在此只是抛砖引玉而已。

5. 应该关注对中医治疗大法的继承和研究

中医现在的研究过度偏重于对具体病种的研究，如对糖尿病、痛风、冠心病、三高症等的研究，对这些具体病种的研究与对法的研究，谁更有现实性？当然是对法的研究。如清热解毒法确实研究得不错，有很长足的进展，甚至从分子生物学层面去研究解毒法的物质基础。再如对活血化瘀的研究，在这方面王清任先生做了很好的示范，他把阴阳用到气和血的研究中，提出了气滞可致血瘀，气虚推血不动也可以导致血瘀，瘀是个标，是个现象，必须从阴阳这个本上给予深入揭示。

所以，对法的研究和继承我觉得现在应该引起重视。中华中医药学会能够承担组织起对温阳法的研究工作，关注温阳法的学者应该清楚地认识到这一举措的现实意义。温阳法有深厚的理论基础，有阴阳的基本理论支撑，但是并不是说温阳法一法就能够打天下，就能通治一切病证。仲景的六经辨证对三阳三阴的辨治，已涵盖了汗、吐、下、和、温、清、补、消八法。那么是不是一个四逆汤就能把六经的病都治好呢？我的观点是否定的。是不是温阳大法的前辈就只会用附子呢？我也是否定的。从《吴佩衡医案》中可以看到，先生治疗温证、暑证时也能娴熟运用石膏、大黄，所以他提倡以白虎承气合方治疗经腑两燔的急危重症。

吴佩衡先生有一本书叫作《医药简述》。《医药简述》里面谈了十味药，他把这十味药称作"中药的十大主帅"，里面就有大黄、石膏、黄连、芒硝这四味寒药。如果我们就用一个法来包打天下，以压盖另外七个法，对不对？显然不对，那是失其道。"阴阳者，天地之道也"，你失去了道，你这个法还能生存吗？所以任何一个法都有它使用的特定环境和使用条件，以及它的适合人群。早在1942年，吴佩衡先生在其《医验一得录》中就指出："医者，苟执一法，鲜有不失且误也，识别阴阳为治病之定法，守约之功业。故治法贵在活泼圆通，宜求阴阳、表里、寒热、虚实之实据而消息之，则所失者寡矣。"前面我也说过，所有的带状疱疹用一个龙胆泻肝汤就能包打天下？显然是行不通的。

所以我觉得在研究某一个法的时候，不要排除其他的法。只是说，现在这个扶阳大法在临床中能解决一些疑难杂症，我们提倡研究它，但绝不排斥对汗法、吐法、清法、下法、和法等的研究。如果排除了，那就不是六经辨证，就不是阴阳，就不是中医了。既然有元阳不足，命门火衰，一定也有元阴不足，甚至阴精衰竭的可能。如果把中医的其他法丢到一边，认为只有温法才是第一的话，那是不对不客观的。作为一个科学工作者来说，我觉得更应该强调客观，客观是什么？就是唯物，就是辩证法，也就是我们的阴阳之道。在这里我要还提一下，现在学温阳法的时候，有一些人热衷于学名师的某味药、某个汤，我觉得这就不是"工欲善其事，必先利其器"了。器是什么？是方法，思维的方法。所以我希望大家在学扶阳法的时候，要从法的高度、从阴阳的高度去学习。只有掌握了法，你才能从必然王国进入自由王国。如果你只停留在必然王国这个层面上，必然就只能看到老师什么病用什么药、用几钱药等，就只能是"知其然，而不知其所以然"了，何谈继承发扬？

6. 阴阳者，天地之道也

我们永远要记住这一点，这是中医生存发展的最根本的理论支撑，我们的视角、我们的研究、我们的临床都不能离开这一点。就像我前面所说的，不要一见口干、舌干，马上就滋阴、就补水。就口干这一症状，既然有阳燥，肯定也有阴燥，要有这个对比思维你才不会糊涂，才不会见燥就润，才不会马上堆积使用生地、玄参、麦冬一类药。如果没有火，水是不能蒸水化气的，上面再干燥，你晓得再加水是个什么情况？就是雪上加霜，就是进一步破损元阳。损伤元阳是个什么结果呢？那病就要更沉重，更复杂，这就是没有从"道"这个高度去分析、辨证的结果。所谓"遗人夭殃""绝人长命"。为什么人们会说医生杀人不用刀？就是治疗错误带来疾病的演变，所以从阴阳这个角度认真辨证，至关重要。

7. 量体裁衣与削足适履

这是我的一个提议。现在各地中医普遍搞专科专病，以研究单一病种为主攻方向。医生常常会被问：你专治什么病？我专治老年病、我专攻男科、我专搞消化等……完全把中医肢解了，把中医的整体观念肢解了，这是害中医啊！特别是对中青年医生，他们基础不扎实，临床经验不足就开始分科，按西医的模式来做，一个病，五个证型，临床操作时照本宣科，根据"规范"硬塞证型，这样的治疗会是什么结果呢？

要知道疾病是在不断变化的，标本转化，寒热变异，正邪消长，虚实互换等是经常出现的。所谓证型只是疾病恒动中的相对静止状态，它可能因为各种因素的干预而发生变化，甚至发生本质的变化。我个人认为，以证型作病种的辨证规范，以静态处理动态并不科学求实，颇有削足适履的非辨证含量。所以仲景说"观其脉证，知犯何逆，随证治之。"我们看这两个字，一个是"观"，就是要眼观八方，要注意观其动变，知犯何逆；另一个字是"随"，随证治之，就是要随着它的变化去采取相应的治疗。静是相对的稳定，变动是绝对的，这又说明一个相对与绝对的关系。

量体裁衣和削足适履是两种不同的思维方法，一动一静，孰优孰劣，大家可以考虑。我以为个体化治疗就是量体裁衣，辨证论治就是量体裁衣。人类基因研究提示：人类的基因编码排序是一样的，但是人和人为什么不同？白人黑人、男人女人、大人小孩、兄弟之间、姊妹之间都存在差异，是因为基因编码内存在着多态和变异。这个多态和变异的基因并不多，仅二到四对，却导致了人种的差异、体质的差异、对药物反应的差异等。所以后基因组药学有一个设想，就是今后患者去看病，只要带上自己的基因编码就行了，每个人都有一个自己的基因芯片。比如你被链球菌感染了，但若干种抗菌药中哪一种最适合你呢？这时就可把自己的基因芯片输进电脑，进行配对组合，就可找到一种疗效最好、用量最少、价格最合理、最适合你的药物。当然这个设想现在还只能是后基因组学的发展前景。目前抗生素滥用、过度用药，其医源性、药源性的不良反应普遍见于临床，应该引起重视。所以说个体化辨证认知，动态治疗观，这是中医之本，应量体裁衣，不要削足适履。

8. 现今医疗环境凸显扶阳大法的科学性和有效性

上午我已讲过，扶阳大法用于全球不同地区、不同人种的疾病都有显著疗效，是什么原因呢？这正如我在第一届扶阳论坛上说的，人类同处于一个地球，同处于一个以太阳为核心的、恒定公转轨道的自然实验环境下，于是出现了人类的太阳文化及崇拜火的文化，在这个基础上形成了中医贵阳扶阳的理念。所以对扶阳法的研究和理解如果能够延伸到这个高度去看，它的科学性和实用性就更容易理解了。

9. 读经典，做临床，突出中医特色

这是邓铁涛等老前辈提出来的。为什么要读经典？什么叫经典？经典就是放之四海而皆准的理论，它具有普遍的科学意义，普遍的实用性和指导性。作为经典，它的每一句话，我们都要认真地去读，再结合临床思考，你的认识就会提高。如"少阴病，脉沉者，急温之，宜四逆汤"这句话带来了扶阳大法的可行性的扩大，四逆汤适用证的扩大，治未病思想的构建，等等。一句经文举足轻重，内涵深邃，启迪临床。郑钦安先生在四逆汤的运用上有更具体的阐明，其云："吾恐立方之意固善，而追之不及也……不知用姜、附、草之不早也。"读经典就是这个意义。今天早晨我讲了很多，我离开经典没有？没有！我始终围绕《素问·阴阳应象大论》篇当中的部分观点作阐释。经典可以提高我们的思维层面，提高我们观察事物的视角高度，所以必须重视读经典。

只读经典，不做临床，就是纸上谈兵，坐而论道，往往越说越玄乎。不知大家有没有看《李小龙传奇》这部电视剧，我很喜欢看。李小龙的美国哲学老师对他说，哲学是什么？哲学就是把复杂的事情简单化。如果把简单的事情复杂化，那就不是哲学。你的功夫是什么，很简单，很直接，就是要把对方打倒。我们搞临床，最需要的就是从理论到临床的直接性，不要把你的理论说得高深莫测，使大家听了云里雾里，而是要说得通俗易懂，让大家都能接受、领悟，并指导于临床。如果学了半天，永远都只有"吴附子"，那就有问题了，附子不仅是有"吴附子"，还应该有"张附子""李附子""'洋'附子"等，这样才说明得了附子的科学性、实用性，说明你的理论之道是正确的。

做临床需要有一个积累，我记得南方的邓铁涛老先生、北方的任继学老先生都说过，他们到了 60 岁才学懂了中医。这是不是这些大牌医家学者自谦呢？我觉得不是。从我自己的体会来说，我搞了多年的临床，对中医有所领悟，但对中医有所大悟，也是接近 60 岁了。所以一个中医临床医生的成熟，需要有一个较长的时间，这段时间需要学者的努力以及对中医真理的追求，在临床上认真磨砺，才能铸造出一个合格的中医，并不是写两

篇论文，做两个实验就能成名医的。现在有的中医博士，把他放到临床上，他居然大言不惭地说：我不会看病，我只会做实验。这种中医博士啊，真是令人费解。这叫作中医的变异，或者叫作中医的西化。

中医与西医是两种文化，两者之间的思维方式有明显的差异，中医和西医是在不同的中西方文化背景下产生的两种学科。所以说做临床，中医跟西医不同，现在中医教学的老师，有很多是脱离临床的。过去我们读中医学院的时候，我们的老师都是有多年临床经验的中医大夫，既有较深的临床功底，又有一定的理论水平，他们很重视经典，要求我们读懂、读透。而现在中医学院出来的学生，西化得特别厉害，把中医的东西按照西医的要求对号入座，再这样下去，我们的中医就危险了。我带的外国学生，他们学习中医很刻苦，很重视经典。如果我们再不认真从中医特色研究中去挖掘临床疗效，难说我们的中医最后要到外国去学习。如若那样，那我们炎黄子孙心里会是一个什么感受？民族自尊将放之何处？

我希望大家思考、重视读经典，做临床和突出中医特色。我搞了40来年的中医，作为一个中医人，应该做好我们的工作，更客观、更实事求是地来估量我们中医的发展，考虑我们自身应该为中医事业做些什么。因为"振兴中医，匹夫有责"，中医的振兴并不是靠哪一家、哪一派就能做到的。振兴中医我永远说的一句话是："众人拾柴火焰高。"火焰代表阳，我们的扶阳法需要更多的人来研究它、理解它。把我们的方法、我们的视角移到一个更科学、更高的层面来考虑，这样我们中医的振兴，我们扶阳大法的振兴，才会更有希望。这是我对自己的鞭策，也希望能引起大家的共鸣。今天的讲座可能有些地方并不能令在座的同道们满意，可能还会有错误，请原谅。但我希望我今天的讲课能够对大家有益。谢谢大家！

邢斌：我想请教吴老一个问题，就是吴老在讲座当中，对温阳扶正大法临床辨证分析提了十几条，那么我还有一个问题，就是我们应该怎么看待阴阳两虚？临床上有没有？临床的表现是什么？它和"阴阳之要，阳秘乃固"或者是"下寒上热"这些是如何鉴别的？

吴荣祖：我觉得，阴阳两虚在临床上的确有，张仲景在金匮肾气丸这个处方里面就反映了这么一个问题。我认为，阴阳两虚在用药和治疗的思路上，如果能够升华到"天一生水，阳生阴长"层面，我觉得辨证立法的境界就又要高上一个层次了。比如说，吴佩衡先生治疗一位血液病人，他就用大回阳饮这个方子，把病人的整个血象都改变了。那个病人，除了阳

扶阳论坛②（第二版）

观其脉证辨识阳虚（下）

135

虚的表现外，还有脸色苍白、消瘦、舌质淡、脉细等表现，是不是阴虚血虚呢？有元阴不足吗？有，但元阴和元阳是以元阳为主导的。"阳生阴长""天一生水"这个论点就值得我们考虑。从扶阳大法的观点出发，"天一生水""阳生阴长""少火生气"这些的确是指导临床治疗的经典理论。

如果在四逆汤里面加点生地、人参之类的补气养阴药物，有没有效？我希望你们年轻人今后多做对比实验、对比观察。我常跟学生讲，《内经》说："水火者，阴阳之征兆也。"景岳说："善补阳者，必于阴中求阳……善补阴者，必于阳中求阴。"如果用水火来代替这段话中的阴阳，那就应该是"善补火者，必于水中求火"……善补水者，必于火中求水。"水中之火就正指坎中一阳，而火中求水则指天一生水。坎中一阳也好，"天一"也好，均为乾刚之阳爻，这不正是天地阴阳水火生化的关键吗？郑钦安先生领悟多年就在这坎中一点真阳之上，从而撰写了《医理真传》《医法圆通》两部扶阳大作，很有道理。吴佩衡先生以扶阳为法治疗血液病，使患者得以康复，成功展示了先生运用"阳生阴长""天一生水"医理的可行性。至于"阳密乃固"，祝味菊先生论述最精，可参阅。"下寒上热"是阳失秘镇的病理表现，如郑钦安先生所提及的水涨一分则龙腾一分，即水寒相火不潜的病理病机。是不是这样解释能够说明一点问题，对你的思考有所启迪？

刘平： 非常感谢吴荣祖教授围绕温阳扶正的有关问题，从源到流，提要周全，见解独到，医理深邃，给我们做了一场价值很高、指导意义很大的、很精彩的学术报告，对于我们各位专家、各位同道，正确地理解和灵活地运用这个温阳大法，相信会具有非常重要的指导意义。

听完今天的报告以后，大家可能都有各自的感触和感想，在这里，我就简单地向大家汇报一下我的几点感想，主要是对吴教授的有关治学思想和方法方面的感触。

第一点就是吴教授在学术上，功底扎实，家学深厚，广收博采。大家从报告中可以感受到，对于我们中医药学的经典著作，《内经》《伤寒论》《金匮要略》《中藏经》等，都可以在讲述中不假思索，出口成章，这为我们提供了很重要的一个借鉴，可以说就像苏东坡讲的一样："旧书不厌百回读，熟读深思子自知。"对于我们的中医经典，我们就要像吴教授这样，真正能够做到熟读、深思，成为我们发展中医学术的源头活水。

第二点就是吴教授，不光是熟悉经典著作，对于历代各家也是广收博采，信手拈来。这个在听课中我们大家都有体会。除此之外，吴教授不仅限于我们中医药学本身的内容，就像我们《内经》讲的是上知天文，下知地理，中知人事，对社会科学、人文科学、社会学、民俗学、历史学等都有涉猎。这里头包括了自然科学、人文科学，另外还有现代科学的方方面面，都用来解读我们的扶阳学说、扶阳学派和扶阳大法。所以说呢，学习中医不要拘泥于我们中医学本身，实际上从中医学发展的历史来看，中医学本身在形成发展的过程中，就是在吸收历代的各个学科领域的成果基础上，而不断地完善、不断地发展的。

第三点呢，就是吴教授的客观、求实、辩证的精神。我们讲的这个主题是扶阳，但是吴教授呢，在今天的报告中，始终强调阴阳之道，贵阳贱阴，阳主阴从，但并不是说就不要阴，扶阳并不废阴，这对我们正确理解扶阳学派、运用扶阳学说非常重要。

第四点我感触很深的就是吴教授非常重视四诊合参，不是说单一的我光看你的舌，或光看你的脉，而是要四诊合参，综合判断。

第五点就是要理法方药融会贯通，理法是道，方药是术。吴教授强调的是道术并重，而不是只要术不要道，要以道统术，而且提出不以一法打天下，要"观其脉证，知犯何逆，随证治之"，也就是有是证就用是药。所以对于我们扶阳学者来说，我觉得吴教授所讲的这些基本的原则、基本的思想，至关重要，对于今后能够使我们这个扶阳学派可持续发展非常重要。

如果说去年第一届的扶阳论坛是拉开了序幕，今年第二届可以说把扶阳学说的研究、交流推向了一个高潮。所以我也希望大家都向我们讲课的专家学习，共同努力，把扶阳学派研究不断引向深入，让扶阳学派为提高中医的临床疗效、造福人类做出更大的贡献。下面让我们再次以热烈的掌声感谢吴荣祖教授为我们做的精彩报告！

危症难病倚附子

邢 斌

孙永章：我们的交流继续开始，下半场的讲座我们邀请论坛的常委湛龙华来主持。

湛龙华：我对邢斌的认识是从他的一本书开始的，也就是《危症难病倚附子》。看了这本书以后，我对附子的使用，以及附子的整个生产过程、要注意的各个方面，都有了比较清楚的认识。当时感觉这本书写得很好，也想去拜访他，心里有这个想法，结果呢，这个机缘就来了，在这里相遇。下面我们就欢迎邢斌老师给我们做报告。

邢斌：各位老师，下午好！我在2001年的时候开始着手研究附子，2006年12月出版了《危症难病倚附子》这本书。由于这本书，使得我有机会和大家坐在一起讨论关于附子运用的一些问题。首先，我想谈谈我为什么会去研究附子。这里要着重提一下问题意识，我觉得这个问题意识非常重要。但是，在我们中国的大学里，特别是中医院校的大学教育里，这个问题意识越来越少了。现在的大学教育，老师照本宣科的很多；学生呢，被动接受的很多，他们没有自己的问题意识。比如，为什么要学中医？中医到底讲些什么东西？将来他准备怎么做中医？他没有这个想法，没有问题意识。只是一味地应付考试，这样的学生怎么可能接中医的班？而我们的老师是这样教学生，从书本到书本，只是记忆知识，为考试而教学，对学生的心灵毫无触动。这对我们的中医事业是非常不利的。

这里，我想举大家熟悉的祝味菊先生为例子，祝味菊先生也有他的问题意识。他是1884年生，1951年逝世的，主要是生活在20世纪的上半叶。当时中医处于一个什么环境，什么背景？和整个中国文化一样，当时西方文化在中国日益兴盛，而中国传统文化日渐衰弱，是这样一个背景。那么，西医学也是日渐强盛，中医学日渐衰落。作为一个中医人来说，他势必会问一问，中医到底有没有疗效？中医和西医比起来到底有些什么差别？中医今后到底应该怎么发展？祝味菊先生由于有这样的问题意识，又经过他数十年不断求索，终于成为一代大家。所以问题意识之所以重要，就重要在它是人们不断求索的原动力。

从读大学的时候开始我就一直在想，中医到底是怎么看病的？这是我的问题意识。这个问题可以从理论上，可以从临床上，可以从文献上去研究它。这就涉及临床思维、诊法、辨证。在辨证当中，我觉得一般的辨证并不难，难就难在对于寒热的辨证上，寒热有真假，有夹杂，这是非常难辨的，接下来还有方剂，还有中药，还有医史，还有各家学说，就是历代名医他们是怎么看病的，他们的临床思维是什么？这些方面都值得去研究。

我是1994年读大学，2001年毕业的，在还没毕业的时候，我就开始对附子进行研究，也对祝味菊进行了研究。从2003年开始，我逐渐对方剂学理论做了一些研究。从2004年又开始对类方进行了研究，《中医方剂大辞典》里面就有9万多首方剂，那么多方剂，其实都是束之高阁的，我们应该怎么利用它，怎么学习它？9万多首，不可能一条一条地看，对吧，有什么好办法吗？其实，你如果能够抓住类方的话，也就是组成上具有相似性的方剂的话，你就是一抓一大把，把类方抓住了，肯定是一个高效的、实效的研究和学习方法。在2008年，也就是今年春夏又开始对历代名医的方证和药证进行研究。此外呢，我还临床，同时大量读书。临床，从上大学的时候就开始看病，一直到现在。我2001年到2007年在上海第十人民医院工作，2007年回到母校上海中医药大学工作，现在我还是每周出2次门诊，每次门诊都有五六十号病人。同时还大量读书，做读书笔记。讲这些，是因为这些其实都和"中医到底是怎么看病的"是有关的。有人说我研究的东西杂，不知道我到底是研究什么，其实我是有个问题意识在里头作为一根主线贯穿着的。

那么回过头来，讲一讲为什么要研究附子。其实有两方面的原因：第一，附子跟寒热的辨证有关系。你用附子，肯定是要阳虚的人用附子了。那么阳虚，典型的当然好辨识，但是不典型的，也就是真寒假热和寒热夹杂，这种情况是比较疑难的，这就跟用附子有关系了。所以，我研究附子的一个目的是研究寒热的辨证。第二，就是在用药上，附子肯定是一味大药。药中四维，张景岳的药中四维里面就有附子，张景岳的药中四维分别是大黄、附子、人参、熟地。陆懋修说，中药中有四味药能够起死回生，是人参、石膏、大黄、附子。上午吴荣祖老师说到吴佩衡先生写过《中药十大主帅》，这里面也有附子。我的老师颜德馨教授曾经跟我说过，他年轻

扶阳论坛❷（第二版）

危症难病倚附子

139

的时候，他的老师跟他说，你要成为一个名医你要会用四个药，犀角、羚羊角、附子、大黄。可见这些重要的中药当中，都有附子。所以附子是一味大药，一定要把它学好，把它用好。而且附子呢，还有一个特点，就是它又有毒，又有效，这也是它的魅力所在。正是因为他有毒，很多医生都不敢用，所以呢，我觉得这更是激发我去研究它的一个原因。

一、附子的功效、主治和应用指征

今天首先要谈的是附子的功效、主治和应用指征。我觉得附子的功效主治，它首先有一些是确定无疑的，是必须要用的，就是它有回阳救逆的功效，主治亡阳证；还有补火助阳的功效，主治阳虚证；有散寒的功效，主治寒邪入侵，或者是寒从中生的证候；还有就是止痛的作用，对于以疼痛为主要表现的病证起到对症治疗的目的。这些是确凿无疑的，都应当要用，或者是首选，总而言之就是选用的频率是比较高的。此外，它还有祛风、祛风湿、利水、化饮、燥湿、除痰、祛风痰、行气化瘀的功效。这些呢，在一般的中药学的教材中，或者在一般的医书当中有的没有提到，实际上如果翻翻古书的话，这些功效应当说也是比较确凿的。

比方说，燥湿的作用，附子在这方面的作用应该说也是比较确凿的，主要体现在两方面。第一个方面是间接的，在湿证当中，可以考虑用附子。半夏泻心汤里面虽然没有附子，但里面是有干姜的；但是乌梅丸里面是有附子，乌梅丸，我经常把它用于治疗有湿又有虚、有热又有寒这种错杂的病证，它可以起到燥湿的作用。比方说附子化瘀的作用，也是比较确凿的，在小续命汤等续命汤的类方里面，你可以把附子理解为祛风，也可以把附子理解为化瘀。上海中医药大学的潘华信教授就认为附子有化瘀的作用，他写过一篇文章叫《附桂抗瘀血论》。实际上在肝病当中，附子也有化瘀作用。在20世纪60年代的文献当中，就可以看到有人把附子作为一个向导的药，认为附子能够和其他的药物配合，起到化瘀、通络、入肝经的作用，能够治疗慢性肝病。当然，他不是把附子作为一种主药。以上这些作用，我觉得也是比较确凿的，在很多情况下，都可以考虑用附子。

附子功效主治的第二个方面，是附子用于真寒假热、寒热错杂、阴阳两虚、上热下寒，有引火归原的功效。我觉得，这些方面的辨证，其实是比较疑难的。如果你真的能够把真寒假热辨明白了，把寒热错杂辨明白了，把阴阳两虚辨明白了，把上热下寒都辨明白了，那你绝对是一个最高明的医生，因为这些是最难辨别的。从目前来讲，我觉得我没有达到这种水平。我觉得很有必要把古今的文献好好梳理一遍，看一看古人对于这些病是怎么看的。而从现有的研究看，我觉得还是比较的含糊，很多问题都没有讲清楚。比方说，通脉四逆加猪胆汁汤，其实完全可以有两种理解：你可以说此方治疗阴盛格阳，用猪胆汁，是反佐；但是如果你换一个角度考虑，你可以认为猪胆汁是益阴，治疗阴阳两虚，阴阳两虚当然也可以最终亡阴亡阳，这两种认识都是讲得通的。从两种角度去分析它，考虑它都可以，到底是怎么样的？《伤寒论》原文写得比较简单，如果我们能够在临床上认认真真地去观察，对古代文献认认真真地去研究，一个医案一个医案地去分析，我觉得这些问题应该能够搞清楚。只是很可惜的是从中华人民共和国成立以后到现在，我们中医很多基本工作都没有人好好地去做，这些其实是属于基础性的工作，并不是什么很复杂、很难的事情，但是都没有去做，真是很可惜。

第三个方面，是用于气虚证、阴虚血亏证、湿热证。它能够助补益药、清热药增效。用于气虚证增效这是肯定的，血虚阴亏证也是有用的。前面的课，吴荣祖老师也讲到了，天一生水，所以阴虚的、血虚的病人也可以用附子。那么湿热证可不可以用？有些临床报道当中也有用附子，为什么呢？从正邪对立的两种角度去看，患者为什么会生湿热证呢？其实也有他自身亏虚的一面，只是这亏虚的一面因为我们是根据辨证，是根据他的症状得来的，他亏虚的一面未必非常显著。就像上午吴老师讲到有潜隐性阳虚，他表现出来的是湿热证，同时也有阳虚的一面，或者是正气不足的一面。那么这个时候也可以考虑用附子，所以它可以是补益药、清热药的增效药。但是这一条并不能说是非常确凿，在什么情况下适合，要各位在临床当中去试验和摸索。

第四个方面，是关于附子用于热证，有没有双向调节的作用。这种说法呢，我看了很多文献，只有一位老先生，叫金希聪，金先生提出来，附子有双向调节作用。他并不认为附子辛温大热，他的这种说法，可以说是和所有的老中医的观点都不一致。他认为附子并不是辛温大热，附子是双向调节的，附子本身就可以治疗热证，他举了很多例子，这在我的《危症难病倚附子》这本书里面有介绍，大家可以看一下。但是这种说法，只是一家之言，到底是不是？还有待于临床去检验。

我们从上述几个方面对附子的功效主治做了一个比较详细的讨论，我还想说一下附子的应用指征。关于应用指征的问题，有的书会讲，附子的应用指征是什么，但这个应用指征被讲得很简单。包括徐小圃，民国时期上海用附子的大家，他的儿子徐仲才，也是用附子的大家，他总结他爸爸的资料，然后说用附子的指征是什么什么。吴佩衡老先生的临床经验，也是这样，吴佩衡先生的学生总结，也写吴老应用附子的指征是什么什么。但是大家仔细去看一看，这些指征到底是什么呢？其实就是阳虚证的表现，实际上是这么回事吗？难道附子只能治疗阳虚证吗？经过我们前面的讨论可知，附子不仅治疗阳虚证，他还可以祛风、化瘀、行气、化湿，等等，怎么能用阳虚证的表现来代替附子应用的指征呢？实际上这是缩小了附子的应用范围。所以我认为，应用的指征应该是和主治相对应的，不能够笼统地讲。经过我们的讨论，我们知道附子的应用指征是很广的，所以如果笼统地讲，根本不可能讲清楚；应该是在不同的主治之下，有不同的应用指征。这样才扩大了附子的应用范围，或者说是还原了附子的应用范围。

二、附子的炮制

接下来我们再讨论一下附子的炮制。在《危症难病倚附子》这本书里面，关于附子的炮制讲得很少，最多就是发了发自己的感慨。因为过去医药不分家，现在是医药分家。你做临床医生也好，做老师也好，你管不了炮制的事。所以虽然我有自己的一些观点，但是，知难而退，知其不可为也就不为了，很惭愧。后来看到了孙其新老师，他是辽宁的一位老师，写的一篇文章，他用压力锅热压处理来炮制附子，他把黑顺片拿来自己炮制，炮制成安全无毒的药品，然后，还把这个经他处理的附子打成粉，让患者吃散剂，那么这个散剂既安全无毒，又方便。因为附子要先煎，很麻烦，病人也会有疑惑，是不是有毒啊？可不可以吃啊？有很多的想法。如果附子是安全，然后又使用方便的，那医生根本没有必要去跟患者说那么多话，避免了患者可能会有的不信任，所以孙其新老师这个工作，我觉得非常了不起。他有探索精神，而且，他也是实实在在地去做了。

第二是杜厚毅、何家瑜两位老师的工作。这两位老师我觉得也非常了不起，首先是实地调查，然后，也是自己去炮制加工。总之，上述这三位老师我都非常钦佩。那么在这里，我想简单介绍一下正规的附子炮制方法，炮制的实质，以及我的观点。

首先，是附子的采集。附子在 6 月的下旬到 8 月的下旬，在它的道地药材的产地，就是四川的江油进行采集，这叫泥附子。然后在产地要进行加工，加工的目的实际上主要是起一个防腐的作用。因为一下子收集了很多，不一下子处理，肯定要腐坏。在产地上加工，就有盐附子、附子瓣、黑顺片、黄附片、白附片等。其中共同的工序，都是要把它浸到胆巴和盐巴水当中。胆巴主要是氯化镁，盐巴主要是氯化钠，都要放到这当中浸泡数日。盐附子和后面几种不一样的地方就是它浸泡了，晒干了之后，又通过再次放到盐巴的水里面，再不断地添加食盐，使它结晶，它没有经过煮、蒸这些工序。而附子瓣也好，黑顺片、黄附片、白附片也好，除了刚才所说的浸胆之外，它们还都要经过煎啊、煮啊、蒸啊，还有漂啊这些工序，然后还有染色。最后加工好之后呢，就运到各地。各地情况不一样，一种是在各地就不再加工了，就把这些加工品直接运用了；还有一种是把这些加工品继续加工炮制，那么就有熟附片、煨附子、炒附片等。那么，熟附片有两种情况（这有不同的说法）：一种就是把黑顺片、黄附片、白附片都作为熟附片应用；还有一种是在盐附片的基础上继续加工成熟附片。

　　那么刚才说的是现在的加工方法，实际上20世纪50年代，当时的卫生部为了简化加工，据说是规定只剩下3种附子的炮制品，就是盐附子、黑顺片和白附片，黄附片这些都没有了。但是说是这么说，我确实看到过黄附片，黄附片因为是祝味菊先生提倡的，大家看祝味菊的书都知道，祝味菊是喜欢用黄附片的。黄附片，实际上是用干姜、姜黄、红花、甘草这些药把它染色的。有的人说是用什么松花粉加工，这种说法是不对的。实际上附子炮制的方法，从古至今有很多很多，在《中药炮制品古今演变评述》一书当中就介绍了20余种炮制方法，辅料有40余种，很多。如果做一个简单的归类，我们以清代为划分界限，那么清代以前的炮制存在什么问题呢？就是没有用胆巴、盐水浸泡，它容易腐烂。在有些书当中，如朱丹溪的著作当中，讲附子的特点时也讲到过，就是在炮制的过程当中，要经常把腐烂的拣出来，所以当时的炮制方法使得附子腐烂的很多。从清代开始，开始采用胆巴、盐水浸泡的方法，一直沿用至今，它的目的就是防腐。

　　现在我们来看看这些炮制的实质、炮制的目的，其真正的意义是什么？盐水浸泡，刚才讲了一个是防腐，第二个呢，它也有解毒的作用。实际上你就是用清水泡附子，时间长了，它的乌头碱也会水解，如果用盐水，作用会更快。蒸啊、煮啊、漂啊都有解毒的作用，现在认为其中蒸的方法比较好。为什么呢？因为漂，你是解毒了，但是你把它很多有效成分都漂走了；煮呢，要加很多水，肯定也要流失；蒸的话是隔水的，所以蒸的话有效成分保留是最多的。所以炮制的实质呢，一是防腐，一是解毒，这些方法各有好的地方，各有不好的地方。

我们再来看盐附子产地的加工品，还有使用地的炮制品，我们如果比较一下就可以发现，盐附子因为它只有胆巴浸，没有其他的工序，所以它的毒性最大，那么实际上它的有效成分也最多。什么道理呢？因为它的乌头碱这些双酯型的生物碱既是毒性成分，也是有效成分，它的毒性成分越多，那么水解之后产生的毒性很低的乌头原碱等生物碱，它也是有效成分，所以毒性成分越高，它将来水解之后的有效成分也会越多，所以盐附子肯定是毒性最大、有效成分最多的。而其他产地的加工品肯定毒性成分要低，有效成分也会要少一点，那么如果在使用地继续进行炮制的话，肯定毒性更低，有效成分又进一步降低。有的书当中是这么说的（每本书的说法不一样）：黄附片的煎煮时间可能比较短，所以黄附片的毒性和有效成分相对白附片、黑附片要高。可能这也是"祝附子"祝味菊为什么喜欢用黄附片的原因。

接下来一个问题是什么叫生附子？按照现在的书是这么讲的，生附子就是盐附子。因为真正的生附子，如果是鲜的，要腐烂，不易保存，怎么可能有鲜的附子入药呢。所以现在的书当中，是把盐附子当作生附子，所以生附子，就等于盐附子，又叫生盐附。

显然，上面所讲的这些炮制方法是不能令人满意的。所以我前面讲到中华人民共和国成立以后，将近60年，我们中医很多最基本的工作都没有做，包括炮制的方法，原先有那么多，这些炮制的方法到底好不好？这也是一笔糊涂账，没有搞清楚。应该摸摸底啊，它到底好不好？各种方法都应当做些研究，做些比较，做些实验，然后在这个基础上才能够改进，才能够规范。

现在至少要让临床医生能够用到两种附子：第一种就是有毒有效的附子，如盐附子，当然不能是杜厚毅老师所说的不按规范加工的附子，而是认认真真按照正规的炮制方法炮制出来的盐附子，那么它应该就是生附子，它是又有毒又有效的。它虽然有毒，但是它效果肯定是好的，这种附子应该给我们用。但是在我们临床当中，药房里面没有这种附子。另外一种是无毒的、有效的附子，也就是经过加工的，这种安全的附子也要给我们用啊。总之，应该让我们用到这两种附子，至于是白附片也好，黑顺片也好，黄附片也好，应该统一标准了，不要再搞这些无谓的名词，让大家摸不着头脑。到底这些炮制品有什么区别，有什么不同，没人能讲出个所以然来。当然这个前提是在调查摸底、查阅文献、实验等研究基础上再进行改进、统一，使之最终能够更方便我们临床医生实际运用。

三、附子的用量与煎煮法

附子的用量差异非常大，没有哪一味药用量差异会那么大，小则0.3g，超大剂量用到600g。0.3g是李翰卿先生曾经用的。山西的李翰卿先生治疗一个心衰的病例，我不知道大家知不知道这个病案，朱进忠先生的书里面介绍过这个病案。同样是心衰的病人，超大剂量用到600g，是李可老先生用的，他的破格救心汤就是这样用的。两者相差将近2000倍，没有哪一味药剂量会相差那么大。

那么是什么原因？我认为，这种现象产生的原因有合理的方面，也有不合理的方面。现在一般流行的观点有问题，大家可以想一想。

第一种观点认为，患者禀赋不一样，造成附子用量的差异。这肯定是对的。从理论上讲肯定是对的，但是现实当中是不是这样呢？现实当中我们怎么知道他禀赋怎么样呢？有的人用1克就会中毒，这个报道当中有；有的人用几百克不中毒，你事先不可能知道。既然给他用附子了，肯定认为他有用附子的指征啊，不会瞎用。所以，禀赋不一，造成附子用量的差异，从理论上讲是这样的。但是现实当中，我们不是这样考虑的，特别是一些善用附子的大家，他起始就是几十克，没有考虑患者的禀赋，这是他的习惯。

第二种观点认为，是地区差异，也就是地理气候、风俗习惯等的不同，造成附子用量的差异。这个观点也有一定的道理。但是，因时、因地、因人制宜，关键还是因人制宜。因时、因地制宜啊，你这个时，你这个地，有没有影响到人呢？如果没有影响到人。那你何必去考虑这个时、这个地呢？关键是要影响到人，我们看病是看一个一个具体的人，不是抽象的人，你还是凭脉辨证，你看影响到他这个人没有？如果影响到了，你才要调整附子的剂量；如果没有影响到，你不必考虑这个问题。在这里顺便说一下，《本草纲目》引用《琐碎录》里面有一句话说的是："滑台风土极寒，民啖附子如啖芋栗。此则地气使然尔。"滑台这个地方风土极寒，当地的人，吃

扶阳论坛❷（第二版）

危症难病倚附子

145

附子好像吃芋栗。那么事实如何呢？我先咨询了一下搞历史地理学的复旦大学的老师，我让他查一查滑台这个地方在现代是什么地方？他告诉我呢，是河南滑县。然后，我检索了一下，把河南滑县作为关键词，以作者单位到维普的网站上面检索了一下。检索出来，河南滑县某医院某些医生发表的文章，然后呢，我就给他们写信，咨询一下，你们当地有没有这种风俗习惯？结果他们告诉我，没有这种风俗习惯，而且，"风土极寒"这个说法呢，也不成立，他们说是和周围的其他地方气候地理没有什么大的差别。那么说明，《琐碎录》所说的这个情况可能未必成立。

后来，大概是去年，我又看到一篇文章，登在《北京中医》上面的，是介绍陕西周至县这个地方有吃附子的习惯，他们把附子作为一种甜点来吃。实际上，附子是很苦的，一开始吃不下，当地确实有人是一辈子也吃不下，因为太苦了，吃不下，但有的人能吃得下，能长时间地吃。虽然也有中毒的，但是大多数人没有中毒。确实，这里有风俗习惯的因素，但是我想这个风俗习惯也不能说明是地理气候的关系，因为当地也有很多人是不吃附子的，而原因呢，并不是因为这些人不是阳虚，只是因为他觉得太苦了，吃不下。所以这个例子也不能来证明气候地理因素影响了附子的用量。

第三，是附子的适应病证。认为证候的差异导致附子的用量不同，这从逻辑上讲肯定是正确的。不同病证，不同的证候，病情轻重不同，当然用附子的剂量是不同的，这从逻辑上讲本来就是正确的。但是，我们没有见到系统的研究，什么病用多少量，病情轻重如何判定，都没有系统的研究。只有孙其新老师的一篇文章当中提到，李可老中医在阳虚、阳衰、格阳、亡阳、垂危 5 种情况下附子的用量不同，这实际上是病情的轻重不同，当然用附子的剂量肯定是不同的，确实如此。但是在什么病的情况下，什么证候的情况下，用多少附子，还是没有系统的总结。

第四，附子的产地、炮制的不同，它的效果和毒性不一样，造成用量的差异。这从理论上来讲肯定也是对的。但是，如果炮制不规范，各种各样的炮制品，你怎么知道哪种好，哪种不好，效果和毒性都搞不清楚，用量就很难掌握。但是，事实上不是这样，事实上我们用附子的时候，特别是在大医院里面，你往往不会去问药剂科，这个附子哪里进的，是什么品种，一般不会去问，所以你在用药的时候也没有考虑这些问题。所以这些原因，我认为不是主要原因。

那么我的观点是什么呢？我认为是一种习惯，就是开水长时间的煎煮，可能是造成大剂量用附子的主要原因。这种煎法在云南的医家的书里特别提到，包括吴佩衡吴老、李继昌先生等，好多云南的医生的书里都提到过。前几年我遇到两位云南的医生，一位是云南省中医院的，一位是云南的医生工作调动到上海的。我都问过他们，他们都是用开水长时间煎煮，而且都是斩钉截铁地说，附子就得这么煎煮，否则要中毒。然后呢，他们的用量也都很大。我认为这是造成大剂量用附子的主要原因。什么理由呢？第一，开水直接煎煮造成蛋白质凝固和淀粉糊化。大家想一想，我们平时煎煮中药，都是用冷水先浸，其中自有它的道理在。附子为什么非得用开水煎煮？它肯定会造成蛋白质的凝固和淀粉的糊化，那么其结果呢，就是导致里面的有效成分溶出受到阻碍。第二呢，是开水长时间的煎煮，开水长时间的煎煮造成的结果是什么呢？肯定是安全，乌头碱经过长时间的煎煮都水解，变成乌头原碱，它的毒性当然是很低的。但是我们要知道，我刚才也说了，乌头碱是毒性成分，也是有效成分，它是回阳救逆的有效成分，也是镇痛、镇静和抗炎的有效成分。你在回阳救逆的时候需要，在治疗痹症时也需要乌头碱，那么很可能就造成一个什么现象呢？就是我用附子，为了安全，首先考虑到安全，开水长时间煎煮，效果觉得好像不太好，怎么办？加量；加量了以后你又怕中毒，又会延长附子煎煮的时间；延长了之后呢，它的毒性成分是降低了，同时有效成分也降低了；那么你这个时候，本能的反应就是剂量还不够，继续加量，那么你一加量又会觉得安全性没有保证了，你又要长时间煎煮，所以这时候大剂量附子的运用，必然是长时间的煎煮、开水煎煮，我认为实际上是没有必要的，其实是有点人为造成的因素了。

在《长江医话》当中有一段资料，一位云南医生叫王慕尼，他说在20世纪60年代，云南从四川引种附子，炮制不规范，中毒死亡的人很多，所以当时大家就养成了一个习惯，就是开水长时间煎煮。我觉得这个信息很重要，一定程度上反映出为什么会大剂量用附子的原因。

另外，我觉得跟医生个人的偏好、医学的风尚也有一定的关系。现在的名医大家，用大剂量的附子，他有号召力，肯定会造成一些医生跟风，就是向名医学习，加大了附子的用量。这里既有好的一方面，也有不一定好的一方面，这个我觉得应当在临床当中再去体会。

我的《危症难病倚附子》是2006年的12月出版的。就在这个时候，在

《陕西中医》杂志发表了一篇文章，是魏引平等发表的。这篇文章的观点是赞成热水长时间煎煮，因为他做了一个实验，认为热水长时间煎煮，结果是最安全的。那么，我的观点呢，跟他恰恰相反，他的实验数据可以为我们所用，但是我得出的结论是和他恰恰相反，这种煎煮方法是最不好的。

他这篇文章是以乌头碱作为一个指标来探讨这个问题。那么我们想一想，影响乌头碱浓度的因素，一个是浸泡的时间，就像我们平时熬药一样，浸泡的时间越长，当然溶出的有效成分越多了，乌头碱肯定也是溶出得越多。但是，另外一方面，我前面也讲过了，你把乌头碱放在水里，时间长了，浸泡的时间长了，它也会自己水解。也就是说，浸泡既有利于它有效成分的溶出，另外一方面呢，它也会水解，要造成有效成分的减少。那么怎么掌握这个度呢？一般来说，就是浸透心，浸到透心。因为它浸出的这个速度，要大于它水解的速度，所以把浸透心这个时间实际上作为它有效成分溶出最多的这个时间；第二个是煎煮时间。中药为什么要煎煮，不是水浸一浸就可以吃，是因为煎煮了之后有效成分就溶出了嘛。另外一方面，大家也知道，煎煮之后乌头碱要水解，所以这也是一个矛盾。一方面有利于它的溶出，一方面它是要水解的，所以这里面就有两对矛盾，两个时间就是两对矛盾。那么乌头碱这个指标能够反映出什么呢？它既是毒性成分，也是有效成分。也就是说，既要它高，又要它低，它高当然好了，有效成分就多嘛；又要它低，它低当然也好了，因为就安全了。所以乌头碱既想要它高，又想要它低。第二，乌头碱的水解产物也是有效成分。刚才讲了，乌头碱水解之后，乌头原碱也是有效成分，而且毒性很低，是乌头碱毒性的两千分之一。显然，只有乌头碱的浓度越高，将来水解之后乌头碱的水解产物乌头原碱才会越高。如果一开始乌头碱就很低，你怎么能指望它水解之后的水解产物能高呢？所以，从这个角度来讲，也是乌头碱的浓度越高，有效性越高。所以呢，我们应该可以得出这样一个结论，也就是既要它高，高代表它有效，又要它低，低代表它安全。

现在，我们来看看这篇文章的实验数据（见下表）。第一行是时间，一共测了五个时间。然后下面四行是四种煎煮方式，第一组是浸润透心，用的是黑顺片，厚的附片和薄的附片浸润透心的时间不一样，薄的附片也要3小时，厚的呢要5小时；第二组是热水，不浸，直接煎煮；第三组是用热水浸，浸了30分钟之后煎煮；第四组是冷水直接煎煮，冷水直接煎煮也是不浸，就用冷水直接煎煮。

不同煎煮条件、煎煮时间下乌头碱含量表（mg/g 药材）

时间（min）	20	30	40	50	60
浸润透心	0.0207	0.0186	0.0156	0.0093	0.0077
热水直接煎煮	0.0205	0.0276	0.0205	0.0081	0.0047
热水浸30分钟	0.0230	0.0110	0.0228	0.0249	0.0127
冷水直接煎煮	0.0250	0.0068	0.0326	0.0151	0.0121

那么大家看一看这组数据，数值最高的是在第四组40分钟的时候，数值最低的是在第二组60分钟的时候。

热水直接煎煮和热水浸30分钟后煎煮，都没有出现最高的数据，这是什么道理呢？因为热水直接煎煮，我刚才说了，会出现蛋白质的凝固和淀粉的糊化，所以有效成分溶出得不多，它在30分钟的时候达到最高值，然后呢，就单边下滑。到60分钟的时候呢，就不断地水解了，乌头碱不断地水解，含量下降到0.0047了。所以这篇原文作者的观点就是它最安全，所以说它最好，应该如此处理附子。但是实际上，它没有出现一个最高值。我刚才讲了，乌头碱只有一开始出现得越多，浓度越高，最后水解的产物也才会越高；否则一开始乌头碱就少，最后这个水解产物怎么可能多呢？不可能的。这一组它没有出现最高值，实际上可以想象，它的乌头原碱，因为原文没有去检测乌头原碱，但是可以想象，这组乌头原碱肯定也不会有最高。当然，它安全性是最高的。再看最后一组，用冷水直接煎煮的，它出现了最高值，为什么用冷水直接煎煮出现了最高值，而第一组不出现最高值呢？第一组是用冷水浸透心，要浸3个小时到5个小时，怎么可能不出现最高值呢？实际上是因为这一组一开始就是在20分钟的时候测数据，如果在20分钟之前测数据，我估计最高值应该是第一组。你们看这组也是一个单边下滑的数据，所以我认为，最高值应该在20分钟之前。所以，浸润透心，实际上它的有效成分是最高的，因为它的乌头原碱最多，乌头原碱水解，乌头碱也是最多，而它的安全性也是可以保证的。其实煎60分钟的时候它的乌头碱已经很少了，在表中它是排第二，如果你继续煎的话，它肯定还要少，所以实际上冷水浸透心是最好的煎煮方法。

第二组的方法其实并不好，它只是安全，但是它的有效成分并不多。那么第三、第四组的方法一般情况也不会采用。但是这里面有一个问题，就是急症，和慢性病不一样。所以我的结论是：第一，冷水浸润透心，短时间的煎煮。短时间的煎煮，它的乌头碱最多，你治疗痹症、痛症效果最好，但是由于乌头碱多，这个时候有风险；第二，冷水浸润透心，长时间的煎煮，治疗一般的其他慢性病最有效，又安全；第三，就是冷水或者是热水，随煎随喂，治疗危急重症；两者可能都可以。李可老先生是用热水直接煎煮，随煎随喂，治疗危急重症。他用在治一般病的话，也是不用热水直接煎煮的。他用热水随煎随喂是治疗危急重症的。那么，根据刚才这组数据呢，用冷水直接煎煮随煎随喂，和热水直接煎煮随煎随喂的效果可能差不多。

所以，虽然这篇文章他的结论是认为热水长时间的煎煮最好，但是从我来看，我认为这种煎煮方法是不合适的。反而说明，可能是由于这种煎煮方法造成了大剂量用附子。因为这种方法满足了安全性。但是为了要提高有效性，你就不得不去加大附子的剂量，实际上这是没有必要的，这造成了附子的浪费。总之，我认为，好的煎煮方法是这样三条，需要根据不同情况选用，仅供大家参考。

学员提问：在《伤寒论》里面我们大家都知道，生附片放下去从来没提过要先煎后煎。但是，我不知道你的研究有没有顺着这个脉络，到什么时候才有人认为多煎，煎多长时间？能不能从医案当中看出谁有先煎，谁没有先煎？这个有没有历史的背景？

邢斌：近代的云南的很多医生，他们都是开水直接煎煮的。

学员：那也没有直接说明放热水啊？

邢斌：在医案当中，往往是不会写的。一般的医案只是把处方排出来，怎么煎煮，往往是不会写的。所以这方面的资料确实是很少的。云南的医生在他们的医案当中写到了，因为附子是他们的常用药，而且他们认为是他们有特点的药。所以像李继昌先生在他的医案集中就专门写了他附子煎煮的方法，吴佩衡先生医案里面也有。但是其他地方的医生一般不会去写，用附子时先浸多长时间，一般不会写。

学员：那就是说从历史文献角度来说，从汉朝到什么时候的人突然知道怕死，就想起这些药要先煎了，这个问题是不清楚的。还有这个传承传到什么时候突然拐弯了？

邢斌：好像从目前的资料当中确实是没有看到，也可能是我看得太少，不过以后还可以再去留意一下，看看，研究一下这个问题。

学员：谢谢。

邢斌：刚才我讲了附子的用量和煎服法，我想再补充一点，就是如果是冷水浸润透心，短时间煎煮，治疗痹症、痛症，其实剂量不必很大。黑龙江有一位王德光老中医，他当年写过一篇文章，他的观点和我基本上一样，就是附子治疗痹症和痛症不必煎煮很长时间，剂量不必很大。如果是治疗危急重症，我赞同李可老中医的方法用破格救心汤，附子的剂量要大，但是在一般的慢性病当中，由于我们用冷水浸润透心了，而且长时间的煎煮了，我觉得可能剂量也没有必要要那么大。相对来说，可以减少一下剂量，大家可以试一试。

四、我用附子的几点经验

接下来，谈一谈我用附子的几点经验。我的经验肯定是很不成熟的，只是提出来供大家讨论讨论。

第一，关于附子的止汗与发汗，就是附子能不能发汗？附子是止汗的，这个大家都知道，是治疗汗证的药，经方当中有桂枝加附子汤治疗出汗不止的。在临床当中，附子治疗汗证确实是有效的。我一开始，因为研究附子，喜欢用附子，就经常用桂枝加附子汤。后来就想，桂枝汤本身就能治疗汗证，有没有必要凡是汗证（我当然指的是偏气虚、阳虚的，营卫不和的）都用桂枝加附子汤，这下就不给桂枝汤机会了。所以后来，如果是适用桂枝汤的，还是用桂枝汤；如果是出汗如洗，出汗的程度很严重的话，才用桂枝加附子汤。桂枝汤其实也是非常有效的，桂枝加附子汤也是很有效的，但在应用上是有差别的。除了一般的汗证之外，在一些心脏病，有类似于亡阳的这个前兆的情况下，本来好好的，突然之间出现了出汗很多，而且心脏不舒服，手脚冰冷，这个时候用桂枝加附子汤效果非常好。但是坦率地说我还没有机会在大城市中治疗一些危急重症，由于种种条件的限制，所以也没有机会去体验像李可老中医的这些经验。上述用桂枝加附子汤的病例只遇到过一例。这是我对于附子治疗汗证的一些经历。

最近，有些资料提示附子可能还能够发汗，大家可能对此不是很熟悉。在我这本《危症难病倚附子》里面，讲到有一位金希聪老先生，认为附子有双向调节作用，他就提到附子既能发汗，又能止汗。发汗呢，他举的例子是麻黄附子细辛汤。最近，我们学校张再良教授，在一次学术讲座中向大家介绍了一本书，叫《宋以前〈伤寒论〉考》，这本书是三位日本学者在去年出版的，这本书考据很严谨，可以使我们有很多思考。

什么是宋以前的《伤寒论》？我们现在所熟悉的这个《伤寒论》，就是宋本《伤寒论》。一般很多学者，包括古代的一些学者都以为，这个是张仲景的，经过王叔和的编排，他们认为这种做法是不对的。如果再经过明清时有些医家重新去编排，他们认为是更加不对的。实际上宋以前《伤寒论》，也就是在《千金方》《外台秘要》《太平圣惠方》里面所保留的《伤寒论》里面的一些资料，提示我们宋本《伤寒论》与宋以前《伤寒论》之间也是有差别的。《伤寒论》并不是从古至今一成不变的。那么在这些残存的《伤寒论》当中，就有阳病发汗、阴病吐下的这些方法，这和我们现在所了解的《伤寒论》的方法是不一样的。其中，就记载了附子的发汗法。而在我们的宋本《伤寒论》里面，实际上是明确否定附子发汗的。

那么附子到底有没有发汗的作用？我就想起来有一张方子叫霹雳散，印象当中好像是在张洁古的书里面看到的，后来就去查了一下，发现实际在《太平圣惠方》卷九里有最早的霹雳散，其方用大黑附子1枚，为细散；主治伤寒二日，头痛，腰脊强硬，憎寒壮热，遍身疼痛；每服1钱，以热酒调下，不拘时候，汗出立愈。这里面没有阳虚的表现，只有真正伤寒的表现，而且用单味附子，汗出立愈。后来，又过了若干年，到《南阳活人书》的时候，用附子1枚，真腊茶1大钱，主治阴盛格阳，身冷，烦躁，面青唇黑，腹痛，大便自利，脉沉细欲绝；每服用水1盏，煎6分，临熟入蜜半匙，放温冷服之；须臾躁止，得睡，汗出即愈。腊茶，是陈年的茶叶，"以其经冬过腊，故以命名"。王好古《汤液本草》里说："茗，治阴证汤药内用此，去格拒之寒。"《南阳活人书》里面的霹雳散是附子和腊茶，治疗阴盛格阳，病人的表现和前面《太平圣惠方》里面所记载的这个表现就已经不一样了。什么道理呢？这可能跟人们观念的变化有关系，因为大家逐渐认识到，附子能够回阳救逆，能够止汗啊，能够温阳啊，那么逐步就把原先可能是治疗伤寒早期表寒的这个能够发汗的附子演变为治疗阴盛格阳的这个附子了。当然，这一点呢，我个人还没有体会，只是把最近的一些信息提供给大家参考，大家可以试一试附子有没有发汗的功能。

第二，是附子治疗类风湿性关节炎。我妈妈就有这个病，所以我从上大学开始就一直很关心这个病，而我治疗的第一个类风湿病人也是我妈妈。她得病还是比较早的，在90年代初期就生病了，但是当时还不算太严重，到1999年就明显加重了，行动、做事、走路都很不方便，躺着要坐起来或者坐着要站起来都很困难。那个时候，也看了很多中医，看了半年多效果不明显，也没办法了，只能我自己看了。当时看了很多书，当然原先也看过这方面的很多资料，就开始给我妈妈用附子。当然，那时候虽然对附子也关注，但是还没有系统地去研究附子，所以当时附子用到 30g。对那时候的我来说，还没有毕业嘛，自己感觉已经是大剂量用附子了。同时还用大剂量的黄芪，用了 200g，还用了穿山甲等通络的药。一开始吃也没有效果，大概到 3 个星期的时候，逐渐就有效果了；到了三四个月的时候，明显好转；到半年的时候，基本上能够正常做家务，行动自如，各种检查指标也正常了。

这里我想顺便说一下李可先生的弟子孔乐凯先生曾讲到的关于治愈标准的问题。我不知道这个标准怎么讲。因为我感觉很多病可能是很难治愈的。包括像类风湿也好，乙型肝炎也好，糖尿病这些病，可能是很难治愈的，因为你给他服药了，他可能是会好一点，甚至于在很长时间内各项指标完全正常，但是他这个人的体质是不是改变了呢？可能根本上还是没有改变。他的生活环境真的就改变了吗？可能也很难改变。那么又过了若干时间之后，可能他还会再发。所以我感觉这个治愈的标准如果是从长时间来看，可能是很难治愈的。

所以我妈妈这个病就是好了大概两年，到 2002 年又复发了。当然这个时候复发的情况不是很严重，正好我有一个同学刚到仁济医院读博士没多久，是专门搞类风湿的，我就介绍她去看一看。我本意是想了解一下西医对我妈妈当时情况怎么看，结果呢，没想到，我同学就给用西药了，用的是一种激素，是针剂，很管用，一针下去，可以一个月不痛。所以当时就打了一针，马上就好了。所以我妈妈认为效果非常好，就开始吃西药了。因为她当时也不知道是激素，但以后医生再想用激素的话，她也不肯吃。同时用 MTX、硫氮磺吡啶，病情基本控制，基本上在生活上完全都像正常人一样，关节也不是太疼，就一直这样维持着。这里我也有一点遗憾，就是没能继续用中医治疗。

后来，我的第二个类风湿病人是我妈妈的同学，因为看我妈妈病情明显缓解，她在 2000 年到 2001 年期间找我看病。她和我妈妈一样，都是阳虚的症状，非常典型，那么我也是如法炮制，也是用大剂量的黄芪 200g，附子 30g，穿山甲之类的药。当时上海可能医保限制这些药的剂量，因为这些药很贵嘛，还是分拆成两张处方，到两个地方去开，然后配齐之后放在一起煎煮，这个患者的效果也非常好，可能时间更短一点，也不过两三个月就完全缓解，到现在也没吃过西药。就是在冬天的时候，她自己吃一点朱老的益肾蠲痹丸，仅此而已，应该说效果也是非常明显的。

还有一个类风湿性关节炎的病人，她出汗的症状很明显，十个手指和十个脚趾的关节严重变形，膝关节和髋关节有三个都置换过。她的症状就是出汗非常明显，怕风，在夏天要是窗子开着，即使外面没有什么风，她都能明显感觉到有风进来。我就用了桂枝汤加大剂量的黄芪和附子，应该说药用得比较简单，没有用很多药，可能也不过就是六七味、七八味药吧。吃了两三个星期的时候，也把黄芪加到200g，桂枝加到30g，附子加到30g，效果也非常明显。本来她是十个手指完全变形了，简直就不能动，稍微动一动就会喊疼，所以肌肉萎缩，旁边人要是帮她做点事，帮她刷牙什么的，她也会马上叫疼。但是吃了这个方子之后，这些都缓解了，能够自己吃饭，手上的这些活都能干，但是脚不行，因为她脚趾完全变形了，走路还是不行。她也是比较典型的阳虚和气虚。

类风湿还有两种类型也是比较常见的，一种是寒热夹杂的病人，这种病人表现为关节红肿热痛，但是，又怕风，又怕冷，甚至于他坐在冰箱旁边，都感觉有冷气进来。那么这类病人我常常用的是寒热并用的方法，就是既用石膏、寒水石、滑石，又用附子、麻黄、桂枝、细辛之类的药，再用虫类药。这类病人我感觉也是有一定的效果，但是效果不如寒证的病人、阳虚的病人效果那么好。还有一种病人，是有很明显的阳热的症状，没有一点寒的表现，或者是阳虚的表现。我曾经也试过用附子，因为我前面也讲过，附子有止痛的作用嘛，你可以把它作为一个治标的药去用啊，因为它止痛，但是用下来感觉效果并不是很好。我感觉这类病人好像最难治，即使用清热的药物，大剂量的生地用120g，石膏、寒水石、滑石之类的药用下去，效果虽然有，但是不是特别明显。我刚才说的，你把附子之类的药用上去，效果也不是很明显，这类病人应该说我目前还缺乏比较好的治疗方法，所以说出来和大家一起讨论讨论，大家也可以教我。

第三，附子治疗高血压病。有一类高血压病病人是阳虚的，这一类人往往肥胖、头晕，舌质淡胖，也容易出汗。血压可能有两种情况，一种是年纪轻的人可能舒张压高，年纪大一点的人可能是收缩压高。那么，这类病人也有用附子、黄芪的指征，而且效果应该说也是蛮好的。我的方法也是用桂枝汤，用桂枝汤加附子，加大剂量的黄芪，黄芪也用到200g，一方面患者有减肥的效果，另外一方面就是血压能够降下来，自己的感觉也

154

很好。

　　讲到这里，我想起昨天孔乐凯老师讲课时，有一位老师提问，就是李可老中医怎么治高血压的。孔老师介绍的这个思路和我的思路应该是有相似之处，在这里就顺便谈一谈我对辨证、对辨证论治的态度。一度我觉得辨证论治也挺肤浅的，辨证论治往往就是对症治疗，很肤浅嘛。你根据症状用药很肤浅，那你辨证论治好像也挺肤浅的，你也不过就是抓住几个症状，认为这是一个证候，然后用一组药，本质上好像跟对症治疗也没啥差别。所以有一阵子我觉得辨证论治好像也挺肤浅的。但是后来看了祝味菊的书，我觉得祝味菊这个人很聪明，他对症状有自己的理解。他对症状的态度，是看是否符合"自然疗能"的。就是这个症状如果是帮你的，那么这个症状你不要去硬性压制它，它是给你一个提醒，给你一个帮助；而有的症状是违背了抵抗程序的，这种症状你才要去压制它。高血压病人他血压升高，这是一个指标，他血压升高其实是为了保护心脑肾等重要脏器的供血。从这个思路来讲，你就应当去补充这个供血，你就可能要用补气、补血的方法。当然也可能是实证，是络脉不通了，阻络了，你可能就要用活血的方法去治疗。所以对于阳虚、气虚的这类病人，我是用桂枝汤加附子，再加大剂量的黄芪。

　　那么还有一类病人，的的确确表现出一派肝阳上亢的表现，我也曾经试过用附子。我刚才讲过，王德光先生他有一个案例，就是这个病人明明是阴虚阳亢的表现，但是用平肝潜阳的方法没有效果，后来呢，他加了大概是5g附子，马上把血压降下来了，效果很明显。我也试过他这个方法，就是明显的肝阳上亢的病人，在平肝的方法基础上加附子，但是呢，没有达到预期的效果。这个时候，我就用了李士懋先生的方法，用大剂量的全蝎、蜈蚣，全蝎用12g，蜈蚣用20～30条。血压呢，原先用平肝潜阳的方法症状明显缓解了，但就是血压不降，那么在这个基础上加了全蝎、蜈蚣之后，血压也降了下来了。可能就是我这个思路，认为高血压是血供不到，一方面要考虑用补的方法；另一方面可能是络脉痹阻了，可能就要用全蝎、蜈蚣之类的去通。这是我治疗高血压病的一点粗浅的体会。

　　第四，治疗慢性肝病。治疗慢性肝病的观点，我和昨天孔老师的观点是一样的，就是病人表现为脾虚，就用健脾的方法。但是我的用药和他们不一样，我是用大剂量的白术和熟地，白术用30g到60g，熟地用30g，白术是脾家要药，熟地也是脾家正药。其实熟地用得好也是非常好的一味药，可惜现在很多人不会用。然后用附子，其实就是附子理中汤加大剂量的白术，再加熟地，然后再加鳖甲等一些药。肝硬化失代偿腹水的患者，坦率地说我一共只治过两个，效果都不明显。但是，肝硬化白蛋白低没有腹水的病人，吃了上述方子，两三个月之后，白蛋白能够明显提高，肝纤维化的指标也能够明显改善。这时候附子的用法一方面可能是扶正，另外一方面可能也是活血的作用，因为这类病人面色都表现为发黑、发灰。可能附子除了起到补的作用之外，还有活血的用途。

第五，过敏性鼻炎。现在这类病人非常非常多，周围好像到处都是过敏性鼻炎的病人，亲戚当中，朋友当中，病人当中非常多，可能跟人的抵抗力下降有关，和环境污染有关。我觉得中医治疗过敏性鼻炎效果非常好，如果是初发的小孩子，或者大人初发的，单单用桂枝汤加味可能几天就有效果了，而且效果非常明显。如果是时间长的，就要加附子，这个时间长的病人，他往往也有那种面色灰黑的表现，加了附子30g之后，鼻炎能够明显得到控制。

以上这些经验都是不成熟的，可能治疗的病人也不是太多，希望大家能够多多指教。

五、与附子运用有关的几个问题

首先，是关于祝味菊先生的学术思想。大家现在一般把祝味菊先生归为"火神派"，这当然也有一定的道理，因为祝先生善用附子。但是，这并不全面，因为把祝味菊先生局限了。我对他的评价就是一句话，他是一个特立独行的中医思想者。他这个人很有个性，很有人格魅力，是很独特的一个人。用通俗的话说，他是头上长角的。他学医的时候，他的姑丈是一位著名的藏书家，叫严雁峰，严先生先后请了三位名师给他授课。结果呢，最后这三位名师一个个都主动辞职，为什么呢？因为这个学生太难对付了，提出来的问题太尖锐，他们回答不了，所以一个一个都卷铺盖走人了。后来严先生没办法了，他是一个藏书家嘛，他把他所藏的书全部拿出来给祝味菊先生，说你只好自己看了。结果祝先生看了几个月之后，他还是觉得不能解他的惑，怎么办呢？显然结果只能是求助于西方医学，这方面他得不到他的答案，他就去学西医了。他到日本去考察医学，回国之后主持一个官医院，实际上他并没有放弃中医，他还是在不断地思考，随着他学术思想的不断成熟，他提出了很多有益的见解。在一开始我就说，他是一个有问题意识的人，他有疑问要提出来，所以他一开始他就质疑问难，他的

扶阳论坛❷（第二版）

危症难病倚附子

名著也叫《伤寒质难》。他一开始就质疑问难，把老师都吓跑了，然后呢，不断地问难、求知，在临床当中实践，逐步地形成了他的学术思想。

他的成就非常高，他提出改革中医的方案，到现在还是闪闪发光。他提出来的方法有两个：一是建立实验中医院，二是对中医的学说进行重新整理，整理出一个符合逻辑的一套中医学来。他首先认识到什么呢？那就是中医肯定是有效的，这是一个前提，没有效就不要去研究，首先是肯定有效的，甚至能够治疗一些西医不能治的病。这是两个前提，这是研究的前提。然后，中医治病，不是单靠一味药，如果单靠一味药，则只是这味药的效果；中医治病有效往往是多味药，而且这个病是这几味药，那个病可能是另外几味药，说明效果不仅在于药，而且在于法，所以研究的重点应该在于法。因此，要建立实验中医院，要系统观察，收集病例，化验，系统地治疗。然后，在这个基础上整理出这个法来。建立比较符合逻辑的中医学说，原因是什么呢？是中医学说支离破碎、混乱、不合逻辑。这种情况很多啊，也不知道是什么意思，有的是吹牛的，有的是好东西，但是他写的你不懂，所以有必要建立合乎逻辑的学说。

我举个例子，看喻嘉言先生的书，可以看出他是一个文学修养非常高的人，但是他的书啊，其实是叫以辞害义啊。文学修养太好，有的时候用在中医上面不一定是好事。大家都知道他有一个方法叫"逆流挽舟法"，治疗痢疾。逆流挽舟法你要是一较真，什么意思呢？身处逆流，要去挽舟。其实任何一个病，难道你不都要逆流挽舟吗？难道已经逆流了，你还要去顺势推他一把，让他继续滑下去吗？都要逆流挽舟啊！所以这句话说得很漂亮，但是呢，是一句空话，是一句废话，实际上不能说明问题，不能说明到底是什么意思。逆流挽舟的代表方剂是人参败毒散，最近我做了点分析，可以说是正本清源一下。

首先，人参败毒散治疗痢疾不始于喻嘉言，《幼科证治大全》所引的《澹寮集验方》，是元代方书，已用人参败毒散治疗小儿噤口痢了。而更早的宋代方书《传信适用方》就记载"治噤口痢败毒散，入仓米五六十粒同煎，一服取效"，这就是《医方类聚》卷一四一引《澹寮集验方》的仓廪汤。《普济方》二一三卷的仓廪散是此方的异名方。《万病回春》卷三的仓廪散是人参败毒散加黄连、陈仓米，也治疗痢疾。这些方剂都在喻嘉言之前就存在了。从医案来看，龚廷贤就有用人参败毒散治疗痢疾的医案。上述方剂、医案的表述中均无伴见风寒表证而用逆流挽舟法的说法。而喻嘉言医案中虽有"逆流挽舟"以使"内陷之邪……提之转从表出"的说法，

危症难病倚附子

但其案患者也无风寒束表的见症。再看后世医家医案，人参败毒散都不仅仅只是治疗有表证的痢疾，没有表证的痢疾也同样可以用人参败毒散。所以，实际上人参败毒散应该是治疗痢疾的方剂，而不仅仅治疗有表证的痢疾。那么，人参败毒散治疗痢疾的机理在哪里呢？如果我们去分析它的方义，可以发现，一方面是用人参扶正，另外一方面，有祛风胜湿、升阳举陷的功效。对不对？像李东垣的升阳除湿汤这类方子都可以治疗泄泻，那么人参败毒散怎么不可以治疗痢疾？人参败毒散还用到川芎、桔梗、枳壳之类的药。桔梗能够治疗痢疾后重，桔梗、川芎、枳壳合用能够调气活血。我们知道的芍药汤用行气活血药，所谓"行血则便脓自愈，调气则后重自除"。那么在人参败毒散里面也有，就是桔梗、川芎、枳壳，对不对？所以这张方子，虽然它最初的用意是治疗伤寒，但是实际上它所蕴含的这些药物本身就体现出扶正、祛风胜湿、升阳举陷、调气活血的这样一个用途，那么它当然可以治疗痢疾。也就是说喻嘉言根本就没有提出来一个新的治疗思路来，逆流挽舟是新名词，但仍然是老的思路。对后人来说，没有增加新的知识，只是增加了一个新名词，有什么意义呢？如果在教材当中还是不加分析地介绍逆流挽舟，对学生有何意义呢？

我举了这样一个例子，其实中医里面这样的例子很多。所以，我说祝味菊先生的这个思想很好，他是要启发我们对中医一些东西的思考，怎么把中医进行合理的整理，使之成为一个有逻辑的学术体系。

我们中医在中华人民共和国成立以后的教材很好，因为当时做的就是一个使中医逻辑化的工作。但是中医的教材到现在，延续了那么多年，变化甚少，很有必要进一步对它进行改造，如祝味菊先生所讲的，使它有逻辑，能成为一个合理的体系为我们所用。这是祝味菊先生关于革新中医的一个学术思想。

其次，我觉得他非常了不起的是，提出了对中医发病学和治疗学原理的认识。这也非常聪明。关于发病，他主要认为人的正气起到一个主导作用，这大家都很清楚，我也不想多讲了。关于治疗呢，大家都知道他有伤寒五段疗法，他的这个治疗思想就是扶助自然疗能的疗法。我觉得他好，好在什么地方呢？就好在他对症状有清醒的认识，我刚才已经提到他对于症状的认识。他对于症状的认识有几种，一种是病原疗法，不管你什么症状，症状都是假的，真的是病原，针对病原才有效果，这叫病原疗法。病原疗法当然对，但是病原疗法也有它的局限性，很多病的病原你不知道，所以也并不可取。

扶阳论坛❷（第二版）

危症难病倚附子

第二种是对症疗法，对症疗法也有它的可取之处，因为缓解了症状；但是它也有不可取，因为可能掩盖了疾病，造成误治。

第三种是证候疗法，祝味菊先生的书里面叫"证候疗法"，实际上就是辨证论治，因为当时还没有辨证论治的提法。祝味菊先生所欣赏的疗法叫扶助自然疗能的方法，并不是证候疗法，也就是说祝味菊并不讲什么辨证论治，因为辨证论治也有它不足的地方。为什么呢？因为辨证论治很容易就沦落为对症治疗。比如你把几个症状，合在一起叫龙胆泻肝汤证，叫肝经湿热证，我用龙胆泻肝汤治疗，这跟对症治疗形式上差了并不多，本质上还是一样的，其实也是一种对症治疗，只不过它是对的。但是有的时候，对症治疗可能就是错的，错在哪里？也就是说辨证论治错在哪里？错在它一味地去压制症状。也就是说我们要看症状，它到底代表了什么？以《伤寒质难》为例，《伤寒质难》治的是伤寒，伤寒最常见的症状是发热，他对发热提出来有平温，有亢温，有抗温。平温就是人体正常的温度，亢温是高亢的亢，还有一个抗温是抵抗的抗。高亢的亢温是指发热到40℃以上，对人体自身产生不良影响了。抵抗的抗温是一种合理的温度，是一种好的温度，这种发热，38℃到39℃，他认为是好的，是人体调动自己血液里面的抗体来治病，这种温度不要去压住他。这种观点在20世纪90年代的美国的医学界得到了印证。美国人做过两个研究，一个是水痘，一组用退热药对症处理，一组不用，结果呢，水痘痊愈的时间，还是不用退热药的那组短，效果好。另一个研究是治疗感冒，也是两组，一组用退热药，一组是安慰剂，结果呢，是安慰剂那组患者的抗体明显要比吃退热药的抗体要高，说明发热是有益的，在一定程度是有益的，不要盲目地去压制它。这也就是他所说的抗温。

那么，祝味菊先生治疗伤寒，他的思路和一般人是不一样的。他要调节这个温度，让这个温度不要一下子降下来，他用麻黄、桂枝也是发汗的，但是能够调节体温，为什么？因为这个时候他认为是有益的，当然这是在当时的条件下，也不一定就符合现在的一些新的研究，但是他这种认识我觉得是很宝贵的。他用麻黄剂量不大，四川的医生用麻黄的剂量很大，但是他用的剂量不大，当时江南医生用的剂量更少。他也不过用4.5g，桂枝用9g，让患者微微出点汗，不要让这个体温升得太高，但是他也不让患者汗出得太多，然后用附子强心，维持这个抵抗的能力。他认为江南有湿，所以他用苍术、半夏这些药，他治的主要还是江南人。他说因为江南人一直听靡靡之音精神容易亢奋，所以他用温潜的方法，用磁石这些药，组成了他到上海来之后治疗伤寒的他所谓的新的方剂。他是那样一个思路。

总之，他的这个扶助自然疗能之法，念念不忘的就是人体的自然疗能。我们如果去比较一下辨证论治、对症治疗和协助自然疗能之法，可以发现：在一定的时候它们可以是统一的，就是这个症状是不好的，是违背抵抗程序的，那么对症治疗也要去消灭它，辨证论治也要去消灭它，协助自然疗能也要去消灭它，这个时候三者完全是一致的。但是，如果这个症状对人体是有益的，那么对症治疗就错了，因为它去抑制症状；再看辨证论治，高明的医生可能就用对了，这个时候很可能就是有真假的时候，很可能就是真寒假热，或者是真热假寒，如果你善于辨证论治的话你可能会用对，如果你只是知道去抑制症状的话，辨证论治就沦为对症治疗了；那么协助自然疗能之法，就很好，它的运用关键是认识症状，视症状对人体的作用而决定治疗。所以祝味菊先生的一大贡献，我觉得是他对各种治疗方法进行了一个比较。这一点，我觉得是和一般的中医医生不一样的。虽然在他的书里并没有讲得很清晰、很详细。这才是他真正的学术精华，而用附子，只是其中的一个方面，重阳思想也只是他其中的一个方面。

最后呢，我想谈一谈，危症难病不唯附子。虽然我研究附子，但是我认为附子并不是万能的，不是在什么情况下都要用附子。首先，危急重症就不唯附子，用附子当然是对的，但是不唯附子。李可老先生破格救心汤的研制，经历过好几个历程。最后他说，他即使破格用附子了，但是有的时候疗效也未必佳，也是在参合了张锡纯的来复汤，里面用大剂量的山茱萸，还用了麝香这些药之后，疗效才进一步提高了。所以，危急重症也不唯附子。再举个例子，李士懋先生也对张锡纯很有研究，他的医案当中就有好多例单用山茱萸治疗休克都取得了疗效。所以，在危急重症当中，附子是好药，但是不唯附子。其次，慢性疑难杂病当中，附子也是一味好药，但是也不唯附子。比如黄芪，我现在也越来越感到黄芪非常好。还有其他的药，比如大黄、石膏，可能都有它们应用的机会，都有它们应用的指征，这些药物，我觉得都需要我们认真地加以研究。

所以我一开始提我的问题意识，就是中医到底是怎么治病的，其中一部分就是要讲中药。我现在要研究方证、药证，我希望能够把古今医家常用哪些药，用这些药的经验在哪里，好好地研究研究，琢磨琢磨。这些宝贵的经验，都应该为我们所用。临床当中我觉得没有小事，而且，知识是多多益善的，只有我们尽可能多地掌握了这些有用的知识，我们的临床疗效才可能进一步地提高。我就简单讲这些，希望大家多提意见，谢谢大家！

跟师学习钦安卢氏医学的感悟

刘力红

孙永章：今天由《思考中医》的作者刘力红教授给我们演讲。刘教授《思考中医》一书，及其与唐农教授整理的《开启中医之门》在全国引起了一场关注中医经典、关注传统文化的热潮。刘力红教授将以他深刻的中医文化修养给我们演讲，值得我们认真地听，细心地来琢磨，闭上眼睛静静地来回味，思考我们中医的发展之路。下面让我们以热烈的掌声欢迎刘力红教授演讲。

刘力红：谢谢孙主任的介绍。尊敬的师父、各位老师、各位前辈、各位同道，大家上午好。今天很高兴，同时也非常紧张。我这些年来到处走，也在到处讲，但是好像没有一场像今天这样紧张，可以用"诚惶诚恐"来形容此时的心态。为什么？因为今天师父就坐在最前面这一排。平时到处讲的时候，师父都不在场，我讲错也好对也好，好像心里没有负担。但是今天师父坐在下面，我确确实实感觉到有些空空如也了，不知道讲什么，所以今天也许会令大家失望，不过我会尽力。

这两天先是师父，然后是吴老、李里先生等老师跟大家做了很精彩的演讲，各位老师真正是在传道、授业、解惑。我仅仅是作为一个学生，向师父，向各位老师、前辈做一个汇报，我也很愿意把自己跟随师父几年来的一些感受跟大家分享。

师父这几天都很辛苦，一方面是要做讲座，另外一方面，他到任何一个地方，都是为一些非常繁重的诊务所包绕。但是昨天晚上深夜了，他还在跟我谈扶阳的问题。实际上，扶阳不是一个学派的问题，我们提出"扶阳学派"，只是一个方便而已。实际上它不是一个学派，如果我们把它作为一个学派，就是还没有把这几天所听到的东西融入思想里。为什么呢？因为我们应该领悟到阳气确确实实是整个宇宙的主导，乃至是人生的主导，我跟师以后，从理性上、感性上、临床上的认识都如此。

这个问题非常重要，我作为一个学生很有感触。当我坐在第一排聆听师父、各位老师演讲的时候，后面的学员有递条子的，希望师父能够讲一些书上没有的，或者直接讲一些方怎么用。作为一个学生，跟了那么多年师（当然我跟师父之前还跟过其他的师父），我的感受是真正的信念是不容易建立起来的，哪怕直到今天，很坦率地说，我离师父的要求还非常之远，就在信念上都还没有达到。这个信念的建立需要反复地熏陶，反复地熏习。如果我们觉得听一遍就明白了，信就没有问题了，那这个恐怕不叫信。我感受到这样一个信念真是不容易建立起来的。往往临床上遇到困惑的时候，我们就会摇摆，就会动摇，究竟阳气是不是主导？回阳救逆行不行？就像李里先生举的例子，他的亲戚患格林巴利综合征，不能吃，不能睡，不能走，不能排（泄）。他曾经很详细地跟我谈过这个亲戚的治疗过程，卢老师接手治疗的头半年基本上没什么变化。说得通俗一些，就是头半年没有显出什么效果。如果是我们遇到这个病人，头半年没有什么变化的话，我们守得住吗？我们肯定会认为走错路了。

所以信念是很重要的，没有坚定的信念，真是没有办法。我们为什么要不远千里甚至不远万里来参加这个论坛呢？我的一个美国学生，就是专门从美国赶来。因为在论坛里，我们亲眼看，亲耳听，这就是耳传，中医讲肝开窍于目、肾开窍于耳，肾又主骨，耳朵听的才能够深入骨髓，所以我们亲自听一遍是完完全全不同的。对这样一个病例，就我来讲，我肯定是守不住，肯定会变的。半年之内没有什么变化，可是师父还不慌不忙，为什么？因为他看得很清楚，他的信念深入骨髓，他整个生命实际上就是这样一个理念，就是这样一个信念，所以他的举棋，每一步都很了然，这个时候不见效是很自然的。

昨天我跟师父谈起看过的一个进行性肌营养不良的病人，情况也是这样，也是很长时间没见到明显效果，师父说，如果这个病人很快见效，那他就不是这个病了。这就叫定力，为什么师父会有这样的定力？这个定力从何而来？这是一个很大很大的问题，我们要思考。我们不要急着去问那个方怎么用，这个是急不来的。师父看得很清楚，半年之后，这个"渠道"挖到那里了，"水"就进来了。所以我们参加这个论坛，实际上更重要的是我们能不能把这样一种理念扎好根，能不能够真正做到不动摇，一竿子插到底。只有这样，我们才有可能最终获得一些我们自己的学问和感悟，这是需要耐心的。但是现在整个社会都很急躁，什么事情都想吹糠见米，今天做生意，明天就想成为亿万富翁，这有可能吗？所以我们大家需要一些耐心，尤其是医，医为仁术，什么叫仁呢？仁者忍也，忍耐的忍。我们有这样一个忍耐之心，我们才会跟仁术相应，慢慢地我们就会入道，这是首先要谈的一点感受。

今天我跟大家汇报的题目是：《跟师学习钦安卢氏医学的感悟》。

我最先接触到钦安的学问是在1999年。1999年之前，虽然《医理真传》《医法圆通》《伤寒恒论》这几本书早就由中国中医药出版社出版了，可是我一直没有因缘读。直到1999年的时候，在泸沽湖给海呐博士带的美国学生上课，我和海呐是好朋友，也是师兄弟。在这个美丽的云川交界地，我们进行了第一次特殊的学术交流。课后，海呐博士就把他的一个老师介绍给我，也就是我在《思考中医》书里曾经提到过的曾荣修老师。曾老虽然没有直接的渊源，但他的老师田八味实际上也曾受过卢氏的影响。见了曾老之后，我曾经两次把他请到广西，他很郑重地向我介绍了钦安的三书，尤其是《医理真传》《医法圆通》，那是我第一次看见这几本书。从今天的角度来说，当初只是看看而已，好像明白了，好像印证了自己过去的一些观点。因为我也是那个时候开始讲授《思考中医》，当时已经谈到了阴阳的问题、阳为主导的问题，因此看到三书很兴奋，好像是印证了自己的感悟。另外，我在《思考中医》里面也谈到，六经辨证实际上就是阴阳辨证。整个六经、整个《伤寒论》、整个仲景的思想就是阴阳。只要把阴阳这个问题抓好了，《伤寒论》也就思过半矣。阴阳的主导是阳气，主导是统一，而不是对立。因此当初看钦安的书就好像碰到知己一样。《思考中医》又叫《伤寒论导论》，但整个《伤寒论》我只讲了12条，重点讲六经提纲，还有六经欲解时。钦安先生在《医理真传》《医法圆通》里最强调的也是六经提纲。所以钦安先生讲："学者欲入精微，即在伤寒六经提纲病情方法上探求，不必他书上追寻。"这是非常精到的，伤寒的眼目就在提纲上面。你要想明白伤寒，那就要去找提纲、抓病情。所以，当初仅仅是这样一种感受，对钦安真实的学问还是不甚了了，根本没有真正地领悟祖师爷的思想精髓。

这样悠悠忽忽地又过了好几年，虽然在这些年里那么多的浪潮也没怎么影响我，我对中医的赤子之心始终没有改变，但是在对中医的运用上还是感到不得力，感到没有把握。所以一股劲总是在寻求好的老师，"学而后知不足"，不足怎么办？没有师父，没有老师就非常困难。这样的困惑在我心里一直萦绕，直到2005年终于有了一个机会，我非常感恩《思考中医》，正是这本书让我能够遇到师父。我跟孙主任成为好朋友，实际上也是因为这部著作才可能有这个机会。但是也很惭愧，第一天师父在讲座的时候，说行医不够 50 年不要写书，听到这句话我一身的冷汗都出来了，真想钻到桌子底下。这本《思考中医》是我行医不到 30 年就写了，所以大家今后少看，等我习医 50 年的时候再写一本，到时再请大家指正。

今天也非常感恩我的师母，我之所以能够入师门，没有师母的良苦用心也是不可能的。师父一辈子为中医忧心忡忡，饱经沧桑。开始他老人家雄心勃勃，一心想为中医做一点事情，想为中医培养一些人才，但是很遗憾几十年过去了，这个理想都没有能实现。前天晚上跟几个朋友一起聊天，感慨中国的文化都是内证的文化，一点一滴都是通过内证得来的，不经过内证没有办法感悟，这都是硬功夫。《论语》有一句话大家非常熟悉，叫"见贤思齐"，这其实就是很高的内证！我们的心灵、我们的身心，如果没有改变，不可能做到"见贤思齐"，很可能是见贤思嫉！许多有本事的人往往境遇不好，这是很大的一个原因。因为遭受的挫折太多，师父原来的热心完全没有了，也不愿意收徒。所以，如果我直接去拜师，那肯定是没门的。也是因缘使然，我们国家一位很著名的画家叫史忠贵，他把我的著作送给了师父。可以说他是我的贵人，我的恩人，所以在这里要感谢他！师父在看这本书的过程中，细心的师母觉察到师父可能对我有一些好感，对书中的观点会有一些认同，师母就趁机问师父："刘力红能不能理解你的学问呢？"师父说："应该能够理解。"这个时候师母就背着师父给我写了一张很小的纸条寄来，简单地介绍了师父的渊源。看到这个纸条，心情非常激动，因为此前我已零星地读过一些卢门的东西，比如《四川名医传》，因此略略知道钦安这门学问的传承。但是传承到哪里了呢？我想肯定已经没有了，不会再有传承。当我突然看到这张纸条，知道这门学问的传人还在，心里当然非常欣喜。所以我在很快的时间里到了成都，可是当时遇到了很大的障碍，什么障碍呢？这个条子是师母背着师父写的，师父并没有同意。但是经过艰辛的努力，师父终于同意见我。后来又历经一些曲折，于 2006 年元月拜在卢师门下，到今天已经是 3 个年头了，这才使我有因缘来跟大家分享一些跟师的感悟。

昨天师父谈到了卢门跟钦安祖师的甚深渊源，所以如果想探讨钦安的学问，不从卢门入是难以全面的。因为除钦安三书外，无论从学术、思想及临床，卢氏都是一条重要的线索，是重要的下手处。

师父已经谈到了钦安祖师学问的传承来自刘止唐。我这里就不多说，只是想强调一点：我们从钦祖学问的传承看到了文化的重要性。这是我这些年来一直强调的，也是在推动的一个工作。我们从第二天李里先生的演讲也看到了这种联系。虽然文化不是具体讲某一个方、某一个药，但是它浸透了我们的思想，它能改变我们，使我们能够真正全身心地接纳这个理念。我们看张仲景也好，孙思邈也好，乃至于钦安祖师的师传脉络，都可以发现一个共同点，他们的文化底蕴都很深厚，有这样深厚的根基，那就有可能造就这种挥洒自如的医学。各位应该说是中医的希望所在，希望今后一定要这样要求自己，不要仅仅盯在一方一药上，这个仅仅是术，入不了道，这是我们需要注意的一个问题。

我在跟师（李阳波）以后，慢慢地都在思考和感悟阴阳主导的问题，这实际上已经在谈合一了（《思考中医》）。但是到钦安祖师这里，卢门这里，师父这里，怎么才叫作阴阳合一之道？钦安祖师在《医理真传》序中说"余沉潜于斯二十余载，始知人身阴阳合一之道，仲景立方垂法之美"，然后才能在医道上挥洒自如。阴阳怎么合一？这句话很简单，如果阴是阴、阳是阳，它们是分开的，是对立的，那么这个学问还在"二"上面。师父经常讲"三二一"，我们的学问在哪个层面？在"三"的层面？还是在"二"的层面？还是在"一"的层面？要思考。在"二"的时候，阴虚就要滋阴，而滋阴就一定用熟地、生地、麦冬；温阳一定就要桂附姜，这样学问是分离的。可是在钦安这里，在卢氏这里，它们是合一的。师父第一天在讲"扶阳抑阴，用阳化阴"，讲"阴虚就是阳虚"。好像很多人犯难，那不乱套了吗？其实我也遇到这样的问题，我的研究生比较多，他们做的课题就是扶阳学派的研究。谈及扶阳，学生的论文都要牵涉到这方面的内容，但是因为领悟有限，写的深度有限，答辩的时候就会碰到问题。答辩老师一提问，往往就回答不上来。而我作为导师又不能开口，心里面只能干着急。这个确确实实不是乱套，而是层面问题。就看你的学问能不能归"一"。这一点在《内经》里面是有教证的，"阳生阴长"，就是合一，就是阴阳合一之道，它已经讲得很清楚，只不过钦安祖师把它落到用上了。我们看到卢师的很多例子，就是在用阳药的过程中，"阴"就起来了。因为阳生了，阴就长。他没有去用生地，没有去用麦冬。为什么能够这样？我们要研究这个问题，如果大家能够这样，学问可能就会慢慢地上升。

钦安祖师常讲"天地一阴阳耳，分之为亿万阴阳，合之为一阴阳"，这也是《素问》在很多地方讲到的"阴阳者，数之可十，推之可百，数之可千，推之可万，万之大不可胜数，然其要一也。知其要者，一言而终，不知其要，流散无穷"。"能知一，万事毕。"实际上都在这里。钦祖常讲，仲景之六经还是一经，人身之五气还是一气，三焦还是一焦，万病总在阴阳中，这就是归一的学问，合一的学问。如果任何问题都能回到主线上来，依此而出入，衍生万法，但万法归宗。所以，钦祖的学问、卢氏的学问，很重要的一点是在理上用功，即在合一上用功。钦安祖师点得很清楚，就是阴阳合一，不是合二。我们要能够在这上面沉潜了，用功了，最后会通打成一片，不动摇了，那扶阳的问题可能就差不多解决了，也就思过半也。剩下的问题实际上只是一个时间的问题。但是如果这个理念不解决，我们肯定没办法达到这个境界。

钦安祖师谈到了人身阴阳是怎么合一的，他有一些线索，我们可以慢慢沿着这个线索去深入。钦安祖师讲"以脏腑分阴阳，论其末也；以坎卦解之，推其极也"，这个就是眼目。但是，我们现在确实是分脏腑，分五脏六腑，分十二经，分六经。我们已经习惯了。所有的辨证首先是脏腑辨证，以脏腑分阴阳；八纲辨证，以八纲来分阴阳；六经辨证实际上是以六经来分阴阳，等等。按照钦安祖师的观点，这些都是论末，都是在枝叶上寻求，不是根本。所以他老人家强调，以坎卦解之才是推其极也。万世万物若能推到这个坎上来，才是推到极致、极限、根本处。所以钦安的学问，卢氏的学问，乃至师父第一天讲的所有学问，我的理解就是在极上用功。阴阳怎么合一？阴阳是在极上合一，离开了极，无处合一，无处落脚，那都是虚妄的学问。所以抓住了这个极，可能就有办法，就真正能够合一，这是一个大理念。由极再推，由极再衍变。这也是那天卢师谈到的"你是治病还是治气？"不知道大家留心没有，那天卢师点到了这个，这个就是眼目啊！过去我在跟师之前都是在治病，有些时候还自我感觉不错，因为有些病人疗效不错，也有很多人夸奖。跟师以后，发现自己都是在治病，都是在"病"这个层次上，在"病"这个层次上你怎么包容得了，你能包容多少病人？千变万化的病人，都没有落在气上。后来才知道什么叫治气，什么叫治病。所以，非常坦率地讲，我认为过去开的处方很多是糊涂的处方，就是见病治病，被病牵着到处跑，最后把自己跑糊涂了。当然简单的病清楚了，解决了，但很多复杂的病就会跑糊涂。跟师以后，内心的真实感受是，每开一张处方，心底里都会泛起一丝感恩。虽然离师父的要求还非常之远，也可以说卢师不会满意像我这样的弟子。但是从相对的角度而言，比较过去自己的状况，现在开方的这种觉受，很自然就会让你生起感恩之心。以前我的先师李阳波曾讲"师者人生之大宝"，现在我对此的感受就更深了。

在合一的问题上，钦安讲到要在极上，要推极也。那么，这个极怎么来？由乾坤来，由先天来。乾分一气落于坤宫，形成了坎，坤中一爻落于乾宫形成了离，由坎离两卦互相交合，往来化生中土。所以，钦安祖师有一句话是"水土合德，世界大成"。水土合德是什么呢？实际上就是这个极，极就是水土合德。坎就是水，水是怎么来的？是乾分一气落于坤宫，形成坎，所以坎也有坤土之气，它是以坤为体，以乾为用。所以这个极实际上就是一个水土的合德。从后世的认识来讲，水是先天，土是后天。由这个先天，演化成这样两个问题，由这个极推出了这样两个问题。所以，大家看看钦安祖师以及卢氏的所有思想，实际上都是在这个地方理解水土合德。所有疾病的治疗最后都是落在这个上面。比如昨天师父指导看的一个病人，一直强调的是必须要抓住土和水，抓住先后天，入手在这里，收功也在这里，这是他一直强调的。那么这个极、这个合一、这个水土合德怎么去体现呢？在用上面怎么体现？大家非常关心这个问题。我想最集中的体现就是四逆汤，就是四逆这一法。我们说阴阳合一，合一就是在极上合一，不在极上没法合一，或者说没法水土合德，那么，这个推极之方是什么？这个方实际上就是四逆。在卢氏这里四逆确确实实是太重要了，太重要了！但卢门不提方而提法，下面我们很重要的一点就是要解这个四逆。

既然四逆是推极之方，是合德之方，所以它是阴阳兼顾之方。我们不要认为四逆是回阳的，实际上四逆还是阴阳兼顾的，如果不是阴阳兼顾，它就不是推极之方，不是合一之法。因为人是阴阳的合一体，我们虽然倡导扶阳，我们看师父是在扶阳，可是没有离开阴，"扶阳抑阴，用阳化阴"，始终是阴阳和合，并非就是一个孤阳。否则卢氏就不会提出"扶阳抑阴，用阳化阴"，阴是真实地在这里。只是怎么样体现这个主导？这就是四逆，所以四逆是一个阴阳兼顾，阴阳合一之方。之所以是阴阳合一，又因为它是推极之方，因为它是在坎上面立法，而坎是既阴既阳的。所以，我们如果真正明了了这个推极之方、推极之法，真正明了了四逆，我们就不会操心这个光是回阳，没有弄到阴。人的身体阴阳要平和，阴阳协调才不病，所以，卢师一直强调学问的层次。卢师经常讲，你这个还是在"三"上面思考；有些时候会讲你已经到"二"这个层面；但是还没有到"一"这个

跟师学习钦安卢氏医学的感悟

层面。那么在"三、二"上面，阴是阴，阳是阳。而在四逆上面是既阴既阳，所以它能够协调人身整个阴阳。四逆是在坎上立法，在极上立法的一个方，所以它是在先天上合一的，它是在先天层面和合阴阳，而不是在后天脏腑气血的层次上和合阴阳。它不是在病的层面上和合阴阳，而是在气上面和合阴阳，所谓治病治气在这里也就有了一个分水岭。

钦安祖师对四逆的点评是"仲景立四逆，究竟是专为救这点元气说法"，这是最经典的。昨天吴老师也谈到了这个问题。元气就是人体的根本之气，这个气就是阴阳和合之气，所以救了元气就救了命，它是在这个问题上体现的阴阳，这是非常深邃的。我们不通过后天达到先天，不由三去归一，我们始终弄不清楚这门学问，我们总是在这个后天的层面上去热闹，总是去求全责备，认为这是一个偏门。所以，卢师一直反感我提学派，因为一提学派就落到后天的纷争，我也明白他老人家的心，但现在是不得以，为什么呢？因为不用学派这个名义，可能还不好弄，也许就难以造就我们这个论坛的因缘。

那么四逆是怎么去救这个元气呢？这就要归结到四逆中最重要的附子上，是这个附子的辛热才能够直补坎中的真阳，这也是郑钦安说的。附子的辛热能够直补坎中的真阳，即先天乾元之气。那么干姜是什么？干姜的性是温而散。干姜与附子这两味药，附子没有味道，而干姜的味道怎么样？味很大，所以它的性温散。后世讲干姜"守而不走"，这个不是很确切。我跟师的体会，卢门并不一定是这样认识的。因为它很辛散，它怎么会守呢？它肯定也有走性，反过来附子却偏于守。干姜性温而散，那为什么用干姜呢？因为有群阴阻塞。钦安祖师在这里很清楚地点到了附子的作用，它是直接透到极上的一阳，坎中的这一阳，直接去问这个一阳。可是这个一阳在哪里？这个一阳是在海底，不是在沙漠。所以附子要透下去怎么办呢？往往到了要用这个方的时候，群阴都是弥漫的，阴霾阻隔，附子怎么能下去？没法下去。群阴阻塞，附子是不能够直入海底，那怎么办？靠什么？这就要靠干姜来涤荡阴邪，迎阳归舍。钦安祖师实际上已经在这里把玄机奥妙和盘托出给大家了，只是我们很多学人可能就限于书面上的这些内容，而没有再进一步地深入。所以四逆汤中干姜的这个作用是很重要的，只有这样附子才能够直到根底，才能真正地迎阳归舍。

那炙甘草呢？从它的色味等方面，我们知道炙甘草是秉坤气最全的一味药。阳气归舍后，附子已经到了极上。为什么刚才要讲水土合德，世界才大成呢？因为没有土来扶助，水也是发挥不了作用的，所以必须要土来扶助，水土才能合德，也只有土来扶持后，真火才能够真正地伏藏起来，才能构成一个坎，而不是离。坎就是阳在里面，在坤体里面，这样命根才能永固。这就是一个阴阳复合的象，坎就是一个阴阳复合的象，四逆实际上就是阴阳复合之象。

我们要细心去体会，四逆里面坎象已经具足，这个坎体已全。坎体一全，你说它没有阴吗？阴都在里面了。所以，我自己认为这个是钦安卢氏医学的重中之重。必须这样，卢氏的很多问题我们也许才能够理解，否则真是没有办法。光闭起眼睛来想，我也觉得没有办法理解，因为我们还是在后天的学问上，如果只在现在的这些学问上用功，我想要真正理解卢氏的学问是非常困难的。当初师父为何认为没有人能够理解他呢？这是很重要的原因。

我们看钦安三书，可以清楚地看到，钦安祖师没有说四逆法，他还是在四逆汤这个范畴里面。所以四逆法的概念可以说是卢氏提出的一个思路，就是由方上再回归一步，退一步就到法上，再退一步就到理上，实际上卢门是在理上用，所以他能够回到"一"。

四逆这个法，师父经常讲它是一个纳下之法，《扶阳讲记》里面实际已经透露了这个消息，纳下就是四逆的一个特点，也就是迎阳归舍。因为真阳之气要在本位上，钦安祖师讲这个真阳又叫作相火，为什么叫相火呢？《内经》里面讲得很清楚："相火以位。"相火最重要的是"位"，位置的位。它处在本位上，火就起用；不在本位上，它就是邪，就要坏事。所以四逆很重要的一点就是迎阳归舍，使真阳回到本位上，起到它根本的作用。这是四逆的第一个特点。

四逆的第二个特点，是收藏之道。我们知道，坎从后天来讲，它是水，是肾，是封藏之本，所以纳下之法起的就是收藏的作用。收藏什么呢？我刚才已经讲了，就是收藏阳。另外，四逆的纳下作用实际上也是阳行阴令。我们看到四逆是一付全阳，可是行的却是什么？是阴令！为什么呢？因为生长为阳，收藏为阴。过去我们都认为一定要用六味地黄，一定要用滋阴才能降火，滋阴才能收藏，可是卢氏这里不是用滋阴来收藏，是用四逆来收藏。这几百年来，比如说治疗结核，这个问题我也经常讲，为什么在过去中医治疗结核的效果不理想？我们看《红楼梦》，病到咳嗽的时候，用一个手绢一捂，里面有血，就判死刑了，就好像现在得癌症一样。为什么

跟师学习钦安卢氏医学的感悟

会这样？我听师父说过卢氏治疗结核是很简单的事。我也听李老说过治疗结核没有什么难处，甚至有些人认为他就是专治结核的，空洞性结核，很大的空洞都能够治好。他在书里面也谈到过以前治疗结核上面的沉痛教训，开始用滋阴降火，差点把病人的命送掉，最后改用甘温就取效了。卢门走的也都是扶阳的路子。我们看到很多骨蒸潮热的现象好像就是不能收藏，比如午后发热、两颧潮红，以为是不能够收藏，不能够降，因此用甘寒去降，苦寒去降，但是甘寒苦寒一去，时间久了，中土败坏，土不生金，化源绝了，必死无疑。最后必定是走这条路。如果我们不这样用甘寒、苦寒，我们用甘温、辛温，用扶阳的方法，它也能够实现降的目的。并且在降的过程中，土会越来越旺。而前者在降的过程中，土会越来越衰。人一生出来，先天已经定论了，就要靠后天来调理，所以卢师很强调这个中土，这是我跟师非常明显的一个感受。如果你连中土都不行了，连饮食都不能化了，你怎么去运药？一切一切都免谈了！我们走甘寒、苦寒这条路为什么会失守？为什么这个病会成为四大难症之一？实际上我们路子走错了！我们没有真正体察天地的收藏，我们在表面上体察了，没有在核心上体察，没有在极上体察。

四逆是阳行阴令，而阴是什么？"阴者，藏精而起亟也。"《素问》讲："阳者卫外而为固，阴者藏精而起亟。"所以在四逆法纳下的过程中，它就起到了藏精的作用，或者说为藏精提供了一个很好的条件。我们看卢师的方法，卢师开始会用比较单纯一些的四逆，慢慢地就会用一些添精的药，为什么？因为阴令行到位了，就可以进行这一步的操作。

四逆法是纳下之法，另外，卢师还经常讲四逆是一个收功之法，我感到收功之法是最费解的，我相信大家可能也是这样。因为过去我们学《伤寒》都知道四逆是指四逆汤，太阳篇就已经有四逆了，第29条、第30条已经有四逆了，但是四逆是少阴的正法。病到少阴，"脉微细，但欲寐……脉沉者，急温之"，很危重的病人才用四逆，是迫不得已使用的一个法。可是卢师却说四逆是收功之法，这真有一点匪夷所思，不可理解。这么一个原来是不得已用的法，现在却成为一个收功之法。而且卢师经常讲，所有的方法最后都是为用四逆创造条件，这个就更加费解了。为什么说卢氏的思想不好理解？我想也是在这个问题上。如果还是在后天气血、脏腑、阴阳的学问上打转，我们真是没办法理解。如果不回到极上，不回到这个原点，我们没有办法理解。四逆是一个收功的法，我们所有的治疗都是为了这个法的运用做准备。治病最后的目的不就是收功吗？！如果我们都不知道什么是收功，怎么样收功，那就真正是糊涂医治糊涂病了。虽然也能治好几个病人，也还蛮沾沾自喜，但是若从医道的角度看，那是达不到要求的。这是我很深的一个感受。为什么要搞这个扶阳论坛？为什么要很艰辛地劝卢师及其他大德出来？过去自己一点一点地摸索，这个过程很艰难，虽然现在也还没有明白，但是恍恍惚惚地，晨曦好像已经透出来了。过去那么辛苦，那么煎熬，我想肯定很多人都有这样的经历。所以，很想将这个过程的感受与大家分享，更想请这些大德们帮助大家尽快地越过这些困境。

收功的问题真是太重要了！以前我就完全不知道怎么去收功，完全还不知道治病还有一个收功的问题。我想很多的同道可能跟我一样，也不知道治病还有一个收功的问题。为什么四逆是一个收功之法呢？因为它已经涉及生命可持续的根本问题。怎么样才能可持续呢？就是要在根上面，我的理解，这个四逆法之所以是收功之法，就因为它是归根之法。这个"归根"是老子提出来的，我们看《老子》十六章里面有这样一段话："夫物芸芸，各复归其根。""归根曰静"，归根叫什么呢？归根叫作静，所以归根之道是静，静道是阴，阳躁阴静。大家注意！为什么说四逆是阳行阴令？"归根曰静"的下面这句话就很重要了，"静曰复命"，静是什么？静就是复命，恢复生命，用我们现在的名词就叫作"可持续发展"。生命到了这样一个程度就能够进入可持续的良性循环。"复命曰常"，只有能够复命了，恢复生机了，这才叫常，我们说的是经常的常，是常道。"复命曰常"，常就是可持续，归根就是为了实现这样的可持续。"知常曰明"，为什么当我谈到收功法的时候，内心的感激、感佩确确实实很难用语言来形容。即便跟随师父什么都不学，或者师父什么都不教，但是如果能听到这个名词，我们都值得用一生去感激！作为一个医生，我的感受真正是这样的，我不知道大家会不会有这样一个同感。为什么呢？因为"知常曰明"，对医来讲，我们才算明白，否则我们是糊涂的；那么，"不知常，妄作凶"。大家看这个问题严不严重呢？很严重！如果我们不知道这个常，我们的日用、我们的医事都只是"妄作"，而妄作的结果就是"凶"！既然四逆是归根的大法，复命的大法，能够建立复命的机制，这个复命的机制建立以后，它意味着什么呢？大家想想看，就意味着自愈机制的前提。恢复生命的机制建立了，自愈的机制才能够建立，只有这个机制建立了，我们才可以讲这个病收功了。为什么呢？因为机体可以进入良性循环，不治而治。这个时候我们才能够说收功的问题，才能叫作病好了。没有到这一步，这个病会反反复复，会颠三倒四。

所以，四逆就是归根之法，复命之法。总体来讲四逆法是这两大点。如果从概念上来讲，我总结师父经常讲的，一个是纳下之法，一个就是收功之法。怎么去理解这个纳下？怎么去理解这个收功？我现在也只能讲到我理解到的这个份上，或者是从概念的层次，跟大家做一个提示。

下面我们再回到前面看看，为什么四逆能够是收功之法？我们知道四逆的用药是甘辛，附子、干姜是辛的，甘草是甘的。四逆汤是辛甘为主的配伍，而辛甘为阳。即如《素问》里面讲到的"辛甘发散为阳，酸苦涌泄为阴"。因此，四逆实际上是一个纯阳的方子，可它贵就贵在既是纯阳，又能够行阴令，行收藏之道。这实际上是整个方或法的技术关键。辛为乾金之味，这是钦安先生讲的，我们说四逆是立极之法，这个极就是乾分一气落于坤宫所形成的坎，既然辛本身是秉乾金之味，所以它能够直入坤宫，直入坎极。同气相求的理，在这里就能够得到体现。这也是四逆为什么能够立极的根本因素。但是在辛味里面又有区别，有辛而香，有辛而不香。辛而香的，像生姜、干姜，姜大家一嗅，就有很明显的香味；茴香、木香、丁香、桂，大家一闻是不是很香呢。辛而香者就兼有善走的作用，辛而不香的就像附子。大家闻闻附子没有什么味道，所以附子的味是辛而不香，偏于直走下元。在四逆里面，既有辛而香者，又有辛而不香者，如姜是辛而香的，附子是辛而不香的，这跟我们传统讲的干姜"守而不走"有区别，在钦安这里完全不是这样。干姜能够祛散群阴，能够荡涤阴邪。如果干姜不走，怎么能够起荡涤之用？反过来附子倒要直接归舍，直趋下元，而不是走而不守。那么甘草性甘，禀坤土之气最全，水土合德的发生与甘草这一味关系密切。

四逆汤本身是一个很简单的方，但是到了四逆法就非常灵活了。第一天我们听了卢师谈到卢门的四逆法，四逆法的运用很多就在姜的取舍上。所以大家经常看卢师用姜是非常灵活的，经常用的是生姜，有时也用干姜，有时候用煨姜，有时候用炮姜，有时候用筚姜。这个姜的不同，四逆的作用就会有很多大的不同。比较而言，附子的运用没有姜那么复杂，基本是制附片、淡附片，或者天雄片，基本就是这些。可是姜就特别灵活了。

那么，钦安祖师曾经谈到过四逆方不独为少阴立法，而是上、中、下三部之法俱备。为什么呢？实际上也跟姜的灵活运用有很大的关系，要它走上，要它走下，要它走中，都可以办到，这是我对四逆法做的一个简单汇报。

我们知道，卢师经常提到两法，一个是上面谈的四逆法，还有一个是桂枝法，桂枝法也是非常重要的法。前面我们谈四逆法的时候，钦安祖师论述姜有"宣导之力，以为前驱"。这里钦安祖师实际上把四逆汤给分解了。在钦安三书里面，我们只看到桂枝汤，完全没有桂枝法的概念，所以我认为，卢氏是在四逆这个基础上发展了，提出了桂枝法，桂枝法是了不起的研发。这也是跟师以后，令我经常感动的一个法。我的理解，把钦安祖师在四逆所论的宣导、前驱的作用移出来，另外成立一个法，这个法实际就是桂枝法。桂枝法所起的作用就是这个前驱的作用，就是这个宣导的作用。所以说起来是二法，实际上是一法，这个就更加令人赞叹了。

那么卢门的这个桂枝法的作用在很大程度上就是起这个宣导涤荡的作用，就是为迎阳归舍做前驱的准备，或者说就是为了四逆法的运用做准备。《扶阳讲记》里面实际上就这个问题已经谈得比较清楚了。大家要注意，四逆、桂枝是两个法，而非两个方。现在很多人研究中医都认为是一方对一病的问题，有的人也用这样的观点来看钦安卢氏的学问，这就错了。卢师很少谈一方一病的问题，只谈法的变化，这一点希望引起大家重视。为什么我们一直强调要重理？因为只有在理上先贯通，我们的这条线才能串起来，我们也才能够理解桂枝、四逆虽是二法，实际上是一法；坎离二卦，虽然是两卦，其实是一卦。另外一点，钦安祖师很强调正邪的问题，这也是钦安学问里面非常非常重要的一点。钦安祖师讲了"伤寒一书，通体就在这邪正二字"，通体就在这两个字，你就从这两个字去深入，那么有可能伤寒的问题就解决了，或者说就思过半矣了。我以为也只有从这个问题去切入，才能够领悟卢氏的学问。为什么什么病都是桂枝、四逆，万病都不离这两法？实际旨归就在这个邪正上。

我们首先看看正邪，什么是正？什么是邪？也只有把这个问题弄清楚了，我们才知道为什么要扶阳，为什么要一竿子到底？正是什么？正者，比如我现在正在讲课，正在汇报，正者当时当令之位。当时当令，在《说文》里面的表达是"止于一谓之正"，我们看正的写法，上面一横，下面一个止，停止的止，所以止于一就叫正。那么一是什么呢？一就是当下！大家注意，二就有过去未来，一就在当下了。佛教里面有"八正"的概念，

扶阳论坛②（第二版）

跟师学习钦安卢氏医学的感悟

其中一个是正念。什么是正念？正念就是当下的念，当下这一念就叫正念。我们看《素问·阴阳离合论》篇有一句很重要的话，叫"阳予之正，阴为之主"。什么叫阳予之正？阳气是主流动的，阳动阴静，阳气流动，刹那不息，只有刹那刹那不息，才能够刹那刹那都在当下，无所止耳。一有止，一有停止就成为过去，不再是当下，生命也只有刹那刹那不息，刹那刹那都在当下，才能够天地相应，天人合一。天人合一是什么，一是什么？一就是当下。这就叫正。所以一旦有阻碍，就不能够正，就成为过去，这就叫作邪，非正就是邪。不在当下就是邪！用经典的语言就是"非时之气"。

所以，正跟阳气的关系太密切了！阳一不主事，那就时时都在邪中，所以说"阳予之正"。没有正，怎么会不生病呢？所以为什么钦安卢氏那么强调这个阳气？强调阳气就是强调正，而"正气存内，邪不可干"。如果各位对阳的理解能够到这个层面，那么对扶阳也就不会认为是一个偏门，是一种过激。对这样的问题，大家不要认为书上有了就行了，有了归有了，我们自己如果不沉潜下去，不真正地入木三分，那么总归仍然它是它，你是你，没有办法成为自己的学问。

由正邪我们想到了"中正"。我们讲"四正"，也有"八正"，"四正"是什么？春正、夏正、秋正、冬正。春正是什么？春的当令之气是什么？是温；夏的当令之气是什么？是热；秋的当令之气是什么？是凉；冬的当令之气是寒。这是"四正"，天地之间的正气，也就是当令、当时之气。"中"是中央，什么在中央？土在中央，所以土是不主时的。土不在正位，因为四时的流转都要靠土。"中正"是互相依靠的，是至为重要的。之所以卢师一直强调"中"，就因为"中"跟"正"太有关系了！没有"中"就没有"正"，没有"正"就是"邪"。所以大家看看，这个真正是从细微处"一以贯之"的。到了这样一个细微处才能够像卢师这样用药，高血压也是这样用，低血压也是这样用，有些人就没法理解。血压都很高了，还用桂枝法，可吃了以后血压却下来了。大家可以思考，为什么会有高血压？不就是血不在"正"上了吗？不就是有滞碍了吗？

以上这些问题，确实太重要了，这个"中正"理解了，我们就知道四逆是一个全法，全体之法，不是一个偏法。所以仲圣起四逆汤这个名字，真是很令我感佩。这个名字实际上把四逆的内涵和盘告诉我们了，只是我们没有去参悟。实际上四逆是一个顺逆之法，也是一个正邪之法。所谓顺逆就是使逆的顺过来，所谓正邪就是使邪的正过来，是这么一个法。保证了阳气刹那刹那的流动，就是保证了机体时刻处于正，使机体不再有逆。什么叫逆？我们读《素问·四气调神大论》篇就知道什么叫逆。"逆春气，则少阳不生，肝气内变。逆夏气，则太阳不长，心气内洞。逆秋气，则太阴不收，肺气焦满。逆冬气，则少阴不藏，肾气独沉。"所以《素问·四气调神大论》篇已然把四逆告诉我们了，什么叫四逆？逆春、夏、秋、冬，逆心、肝、肺、肾，逆太阳、少阳、太阴、少阴，这就是四逆。为什么会有四逆？阳不主事，阳不为主了，就有四逆。阳不为主就没有办法正，那就是邪。所以四逆法实际上就是不逆春、不逆夏、不逆秋、不逆冬，四气不逆，那就是正了，就是正法。所以说四逆法不仅仅是在逆春或者逆夏上用功，而是一个全体之法。之所以能够成为收功的法，一个根本的道理就在这里。那么多的病都能够治疗，道理也在这里。

那么，钦安讲了："仲景一生学问，阴阳攸分，即在四逆、承气二方见之。"这个总结真是太了不起了！只有他老人家才能这样将仲景一生的学问用两个字、两个方来概括，这个真的不容易！仲景一生的学问就在四逆、承气两方当中，虽然是两法，但最后还是一法。为什么呢？这里面有个经权的问题，承气是权法，四逆才是经法。权就是权宜，权宜之计的那个权，古人讲经权之变。所以四逆是经法，悟得四逆方彻根底！

另外，再谈一个问题，就是内外伤辨，这也是钦安卢氏非常重视的问题。内伤主要是伤情志，对这个问题现在已有越来越多的认识。为什么很多肿瘤，手术了或者通过其他的治疗已经好了，但是很多后来又复发或转移了呢？很关键的就是生气的问题没有把控好。生气多的就会复发，就会转移；生气少的，甚至不生气的，就很少复发或转移，这是一个很大的问题，这就是中医所讲的内伤。

外感就是六淫所伤，那么内外伤的缘由是什么呢？心阳不足，君火虚衰，易为七情所动，则多内伤。大家注意，心阳不足，君火虚衰，就是离火虚了，那么就容易被七情所伤，为七情所动。为什么有些人生了气以后不生病，有的人生气了不久就生病，甚至大病呢？《内经》里面讲"大怒则形气绝，而血菀于上，使人薄厥"，有些人大怒以后就完蛋了，有的人大怒之后却好像没事一样，为什么会有这个差别？这就在于离位、君位的阳气是处在什么状况，阳气虚衰了七情就能够动心，心动则五脏六腑皆摇，如果心阳足就没有这个问题。这是内伤的一面，内伤的问题是个大问题，今天不作为重点来讨论。

肾阳虚弱，相火不足，则易为六淫所感。肾与膀胱相表里，太阳膀胱为六经之藩篱，所以实际上肾阳的虚弱，相火的不足，是外感的一个根本；心阳的不足是内伤的一个根本。这里就又统一到一个共同的问题上来了，如果君相的火都不足，也就是上下的火都不足，那么上下二火往来熏化中土的作用就会变弱，中土一弱，化源就没有了。化源受到损伤，反过来就没有能力供养君相，这也叫"不知常，妄作凶"，这样所有的问题都来了。如此南北不能贯通主事，阴阳必至失和，此百病之所由生也。阳气为什么那么重要？阳气一充足，君相一充足，尤其就像师父讲的，"你从极上一立，实际上相足君就足，君相一足，中土就足，这样外感能够杜绝，内伤能够杜绝，化源又充足"，这就进入常道了，进入良性的循环了。

前面说到师母给我寄的小纸条，里面还有一份报纸，这份报纸是《成都晚报》的一位记者写的有关卢师的一篇报道，题目叫《一把"姜桂附"成就"火神"名》。顾名思义，是讲卢师怎么用姜桂附，如何成就了他"火神"的名字。姜、桂、附的药性温热，可以温阳，这是众所皆知的。不过三者之间又有所偏，古人讲桂入心。桂本身是红的，主要居上，当然肉桂也入下，但是从偏重来讲有这样一个习性；姜是黄的，主要是主土，当然上下都可以到达；附子主要是在下面。所以一君一相一中土，姜、桂、附次序井然。

这样，君火壮了，相火足了，中土又旺了，百病由何而生？内伤、外感没有了，"火神"的名为什么不能成就呢？当然就成就了。我们看《扶阳讲记》最后列的病案，还有卢师的两万张处方总结，用姜的占99.7%，桂占98.8%，附子占96.8%。为什么？我们从这里就可以看出，这不是一种偏好，而是完全从根底上面去考虑，他的生命理念与临证完全是一体的。而我们理念是理念，临证归临证，两者是分开的，还没有成为一体，所以有些时候我们会摇摆，我们需要真正下功夫去熏习。

下面这一点也是我很想谈的，可以说也是最重要的一点，是跟师最大的一个收获。如果给我想谈的这一部分列一个题目，可以叫"近道之学"，接近道，但也许还不是道。怎么个近道呢？《大学》里面有这样一句话："物有本末，事有终始，知所先后，则近道矣。"每一个事物都有它的本末，每一件事情都有它的终、它的始。什么时候开始，什么时候结束。"知所先后，则近道矣。"我们经常骂人"不知轻重"。一个人不知道轻重意味着什么？意味着你很难跟他打交道。这里讲到一个很重要的问题，"知所先后"，你知道哪一个先、哪一个后，就近道了。这可以说是跟师3年最大的一个感动。前面我说到，开一张处方就是一种感恩，哪怕今后师父都不教我了，那么这个感动仍然是生生世世的感动。为什么？因为从一个糊涂的状态到今天有一点点清醒，这样一种恩德是难以形容。这样一种清醒，就是来自知道这个先后。卢师经常讲，你不要被病牵着走，你要牵着病走。实际上，牵着病走就是一个先后的问题，一个次第的问题。我们讲道归次第，什么叫道？就是一个次第。先走哪一步？先提左脚还是先提右脚？提错了你就会栽跟头。所有的万事万物都是一个次第，生长收藏就是一个次第，先入种然后再栽秧，这不就是次第吗？倒过来看这不就是道吗？可是我们在医上就不明白，就没有明白这个道理，所以我们治病始终是乱的，始终是被病牵着走的。今天冒出一个问题来，你去应付这个问题，明天又有一个新问题，你又被牵着走了，牵得手忙脚乱。做医生，一点都不潇洒。我看师父做医生是很潇洒的，看病是一种享受，是一种艺术，我们看病恐怕就很辛苦了。卢师很喜欢看足球，看世界杯，为什么？因为治病跟打球的道理是一样的，打球最终的目的是进球，但是还没有进球前，所有的运作都是在为进球做准备。有些时候需要回传，需要左传右传，有的时候还要把球倒回到自己的后场，本来是要进球，你为什么又倒回去呢？治病也是这样，始终你是主动的，这就是一个次第的问题。我们知道阳为主，阳主阴从，如果大胆地说一句我们知道要去扶阳，实际上今天在理念上已经没有问题了，可是我们怎么去扶阳？

　　昨天我在北京中医药大学做一个讲座，学生就递一个条子上来，说四逆汤我们也吃了，有的女生吃了就崩漏，有的男生吃了遗精，为什么呢？四逆汤确实是扶阳，我们说是全体之法，但是为什么你吃了就崩漏？为什么就遗精？这就是没有掌握次第。什么该先什么该后不清楚，而这个次第实际上就在桂枝、四逆二法里，如果搞颠倒了，那就会出各种各样的问题。我举一个《扶阳讲记》里的例子来说明。

　　2006年我陪师父到广东，跟着看了红斑肢痛症这个病。这个病明明是一个阳虚证，一定是要用四逆的，可是为什么前面很多医生用了都不行？甚至出现相反的作用？我刚才说的这个学生也一样，为什么四逆吃了要崩漏、遗精？就是次第没把握好，这个路子没有理顺。我们讲四逆是一个收功的法，是一个纳下的法，是一个阳行阴令的法。那么要能够纳下去是需要条件的，为什么钦安先生说了要用姜来宣导、来涤荡，因为宣导了、涤荡了才能引阳归舍，但是大家都忽略了这些问题。我们讲上中下，是要从上才到中、才到下，这就叫作次第。中路明显还不通，怎么能到下面？就比如说我以前到马来西亚没有直飞，要从广州中转，先到广州才能到马来西亚。现在你还没有直飞的情况下，你不先到广州，你怎么到马来西亚？大家都忽略了这个问题。所以附桂用了要么没效果，要么出现反的作用，这一反就把我们的心动摇了，就觉得不是阳虚，又转过来去用犀角地黄。所以为什么说要有定力呢？当时看到师父开出第一个方子的时候大家都傻眼了，心想这样一个扶阳大家肯定上来就用附子，我们就用了60g，那么卢师可能得用160g，否则怎么镇住大家。可是师父的第一张方完全没有附子，连桂枝都没有。第一个方子就轻描淡写地用了些广藿香、苍术、陈皮、法半夏、砂仁、白蔻仁、生白术、南山楂，就这么几味药，不痛不痒，跟红斑肢痛症是不搭界的，既不在气分上，又不在血分上。卢师当时说，先吃这个方子，等胃口开一些，舒服了，胃不饱胀了，就开始吃第二个方子。第二个方子才用上附子。可是没有料到，第一个方子下去之后，再吃第二个方子的时候，病情就日新月异了，这个病人后来很快就好了。这个病例实际上已经把真机透出来了，这个真机实际就是次第问题。现在我在临床的时候会感觉到不慌不忙，按照次第去用，哪个该先，哪个该后，上面不通，宣导上面，中路不通，去拨通中路，然后慢慢地纳下，一个一个地击破，也就是"观其脉证，知犯何逆，随证治之"。这样就有目的了，不会被病牵着走。虽然我们最终是为了达到收功的目的，但是这个达到是需要条件的，这就需要我们把次第弄明白。希望大家从《扶阳讲记》，从卢师这次讲到的一些问题，反反复复地去体会。

师父这次反复谈到，方子变一味药就会使整个作用发生改变，这一点我亦感受良深。比如说这个方子他就不用甘草，这也是大家这次问到的问题。为什么卢老师用甘草那么少，有些时候甚至很少的甘草都不用，为什么？因为在拨中的时候，往往很多时候都不用甘草，就是一味甘草，就可以起缓中的作用，可能就会对拨中有一些影响。比如说有些时候开一个纳下的方子，四逆都用了，然后还有填精的，纳下填精，这个是师父经常用的，可是这次纳下填精的方子里面，却加了一个麦芽，为什么有的填精方不用麦芽，而这个方用了？其实这还是一个四逆的问题，春夏的时候以生长为主导，用纳下不能妨碍这个主导，所以里面加一个炒麦芽。这样一个细微的调整，就将整个次第与天地连在一起，融合在一起了。所以说是法

扶阳论坛②（第二版）

跟师学习钦安卢氏医学的感悟

相森严。这样的例子很多，就不一一列举了。从这个例子大家可以看到，为什么我们也一直在温阳，我们用四逆就没有效果？或者效果不理想？那我们就要去思考次第的问题，我们之前哪一步没走好？如果我们先后的问题走好了，法的转机就会出现，病的转机就会出现，这是非常重要的。

最后我想谈点附子的道地问题。很多地方都有附子，而我们讲真正道地的附子是在江油，江油附子跟其他地方的附子不同，从优生学的角度看，它是非常优生的，因为只有江油的附子是要移苗，移种的。其他地方的附子，在采收的同时就可以把种子种下去，从遗传学角度看就是近亲繁殖。而江油的是"混血"，就是必须把其他地方的种移到江油来，冬至前后种下去，由这点大家可以看到，它是优生的。不这样，江油的附子就没有办法生，生了也长不好。而其他地方的附子不这样也可以生长，这是一个很大的区别。

由于这样一个天地、种植等各方面的因素，就造就了道地。道指的是天时，地指的是地利，所以实际上也只有江油的附子冬至前后种，夏至时候采收，而其他地方的附子都要晚一些，如汉中的附子、云南的附子，云南的附子晚得更多。所以从"得道"这一点来看，江油的附子都在阳局里面，冬至一阳生，夏至一阴生，就在这个局里面完成生长收藏的过程。附子能直补坎阳，直入坎宫，直补先天，所以它是扶阳第一要药，而这第一要药与它的道地是分不开的。

另外，我想昨天大家已经探讨了附子的炮制过程存在的问题，卢师也谈到这个问题。这个问题很严重，有志于扶阳这个路子的同仁，都应该来关心附子的问题，关心附子的产业，关心怎么来共同解决这个问题。因为现在江油附子的产量一年比一年萎缩。现在的犀角要几十万元甚至将近一百万一公斤，犀角可以救命，可以治病，可以抢救闭证。而更多的脱证是要附子来抢救的，但为什么附子的价格却上不去呢？在经济社会里，经济是杠杆，只有价格上去了，农民才有可能积极地去种它，然后才有可能规规矩矩按照古法去炮制。我们要想办法制出真正好品质的附子，要跟当前市场的这些附子形成鲜明的对比，包括价格。只有这样，其他的附子才能向它看齐，这样才有可能解决当下的附子问题，否则非常困难。以前我都不想吃药，因为附片不好，现在能够弄到一些真正江油的附片，我才开始吃一些药，而实践证明，这个效果真是相差很远。

我举一个最近看的例子，是87岁的一位老太太，因为严重的肺部感染、严重的肺结核，导致整个呼吸衰竭、心力衰竭，西医没办法了，只能放弃抢救。这个时候家属找到了我，因为老太太曾经是我的老病人，我比较熟悉。那时候正好我在看门诊，我就让她把病人弄出院，只要能够保留一条胃管、一条氧气管就行。当时给老人开了一个四逆理中化裁的方子，用的是江油附子，因为当时老人的腹泻很厉害，每天要拉十多次，收不住。这是少阴阳气衰竭的危候，如果不设法马上纠正，后果当然就可想而知了。后来家属告诉我，开的药一吃下去，很快就收住了，随着泻止，人就慢慢活过来了。随后我出差到马来西亚，病人家属又去复诊，找到我的学生续方，复诊的方与原来的药方差不多，可是用的不是江油附子，病人服药后又拉起来了，每天还是十多次。回国以后家属找我，还是用这个方子，只是改成了江油附子，病人又慢慢好起来，现在一天就拉两三次。我这次来京之前，病人的女儿儿子找我，说胃管已经拔掉了，可以吃一个小鸡蛋，人总算救过来了。这个经历很令我触动，我们开的方子再好，如果药的质量不行，就很难达到预期的效果。

所以，我们对附子要有一个清醒的认识，大家都在开附子，但是大多数人对附子的情况一点也不了解。而现在用附子又有另一种令人担忧的局面，大家在附子的量上不断地努力，不断地攀升，需不需要这样呢？我们要慎思！既然说扶阳是一个正脉，可是为什么现在我们要勉为其难地称之为一个学派呢？因为现在的气候就是如此，没有办法。所以我们有共同的责任去呵护它，就像一个初生的婴儿那样去呵护它。我们一定要有全局的意识，这是一个原则。不要逞一己之能，因为出一个问题，一颗老鼠屎就搞坏一锅汤。我上次在李老的学术会议上已经表达了这样一个心意，吴荣祖老师也是这样一个观点。我上半年到美国，听到那边都在说中国的"毒奶"，这个名字多难听！现在我们的食品工业在海外可以说是遭受了灭顶之灾，过去在海外的情况是能不买中国食品就尽量不买，但有的时候还是在买，现在是绝对不买！很痛心啊。而最最糟糕的是什么？是信誉！如果我们没有信誉了，我们再怎么折腾最后都会完蛋。中华民族几千年是诚信为先，是以信立国，要是诚信没有了，不就完蛋了吗？！所以从三鹿奶粉事件我们应该想到，奶粉虽然没有毒，但三聚氰氨有毒，奶粉吃不出结石，可是这个三聚氰氨能吃出结石。现在大家只知道附片煎煮好了就没有毒，可是胆巴是煎煮不好的，胆巴只会越煮越浓。我们知道现在附子里面的胆巴含量是多少吗？附子里的胆巴严重地超标，1000g的附子里有多少胆巴？

对肾的毒性有多大？万一有几个吃附子的被放倒了，大家想想看会是什么结局。现在的医疗市场，我们面临的将会是什么？我们想扶阳，我们想去弘扬这一门学问，我们想做先锋，最后我们起到了一个什么样的作用？所以，我再一次很诚恳地希望大家思考这个问题。我们一定要有全局的思想！当然我们在抢救的时候，如果一定要重剂才能抢救回来，这时应该毫不犹豫，一定要重剂。可是拜托大家，对一般性的疾病，我们不需要那么重也可以治好的时候，我们就不要用那么重，这也是节省资源。卢师把附子提到那么高的高度来看，希望大家也一起来关心这个问题，今后共同去努力。

今天用了一个上午，向师父、师母，向各位老师、各位前辈、各位同道，汇报了我跟师学习的一些感受，当然这些感受离师父的要求还非常远，但是我的资质有限，努力有限，也就是这一点感受，现在已经全部奉献给大家了，若有不对的地方，还请大家多包涵，谢谢！

孙永章： 从大家热烈的掌声可以看到在座各位对刘力红教授报告的认可。我们举办这个扶阳论坛，开始刘力红教授已经提到了，就是希望通过论坛的形式引导大家进入中医之门，深刻思考中医。这几天的报告应该说每一个都非常精彩。昨天李里教授从中国文化的角度，给大家做了一个非常精彩的报告。通过李里教授的介绍，我对中国文化有了一个认识，无论在历史的发展当中，只要延续中国文化的这一派，这个大方向就是正确的。李里教授又分析了西方思想的来源，西方文化是斗争的哲学，印度思想的来源是生死的哲学，那么中国文化的思想是长生和谐的哲学，由此产生了最具代表性的中医文化。所以，我们对中医文化的起信，要从中国的大文化、世界文化来认识。如果我们在座的各位，经过这几天的学习，对中医的五运六气、对中国的易经、对中医的基础理论还没有一个起信的话，我想这一趟论坛你可能就会白来了。我以前也读书，读历史的书、哲学的书、宗教的书、中医的书，但是心里确实没有底，中医的五运六气到底对不对？我们还要不要跟国际接轨？通过李里教授的深刻研究和思考，我觉得中国文化就是为中华民族而设的文化，我们只有按照这个文化思路去研究中医，你才能真正悟入中医之门。

在筹备这个会议的过程中，我接触了研究"火神派"的大家张存悌教授。张教授今年已经60多岁，在几十年的学习和临床过程当中，他出版了十几本书。一个基层的医生有这么高的学术造诣，我是很钦佩的。但是在

181

他60岁要退休的时候，通过接触研究扶阳学派，他有一句使我非常认可的一句话。尽管在以前几十年的临床当中，他认为对一些疑难杂症，心里有了手到病除的这种自信，但是在遇到一些大症的时候，心里还是没有十分的把握。他经过两三年的时间研究扶阳学派，认为自己现在看病可以说进入化境了。所以他认为，通过扶阳学习中医是一个登堂入室的捷径，这就是他几年来研究扶阳的一个深刻体会。从刘力红教授的报告、从张存悌研究扶阳学派的体会，我们对扶阳理论要有这么一个起信，这是我的体会，在这说给大家作为参考。

还有一点，刘力红教授在2006年遇到卢师之前，他一直在中医的路上做内证求道的探求，应该说在遇到卢师之前，他在中国文化方面的功底，以及在内证求道方面已经有了很深的造诣。有了这样一个文化积淀，再遇到卢师的指点，能够拜到卢师的门下，我想这也是中医发展的一个重要方面。今天听到刘教授的讲座，我非常有同感，那么有什么样的同感呢？就是提到对阴阳的理解。我在1982年进入北京中医药大学学习以后，应该说痴迷中医，热爱中医，也是在内证求道的路上不断地探索。曾经在人生的某一个阶段，我跟刘教授刚才讲到的一些道理，完全不谋而合，那就是对阴阳的认识。刚才刘教授提到的扶阳是一个大法，也是卢师昨天在第一天讲座中提到的，就是扶阳抑阴，用阳化阴，最后一条是阴虚就是阳虚。可能大家觉得刚才刘力红教授提到的阴虚就是阳虚这有点胡说八道，但是在我求道的路上，曾经有一段觉得阴就是阳，阳就是阴。如果在座各位，把这些话回去好好琢磨，回去好好深思，你就可以悟到阴虚就是阳虚的深刻内涵。

还有卢师提到的一些大法我也有同样感受，就是在整个卢氏学派当中，钦安学派当中，一直提到的是阴阳合一、阴阳统一、阴阳圆通。所以我们在座的各位，除了怀着一颗求一技之长、来学一招一式的心以外，还要深刻领会扶阳学派最根本的内容是什么。只有这样，才会对你的整个人生，起到一个非常积极的引导作用。

我们这一次扶阳论坛能够在这里成功举办，首先得益于刘力红、卢崇汉等老师的发起和支持，同时也得益于在座的各位专家、大德高人的共同支持。我听说在座的有一位上海的奚九一老中医，已经86岁了。他应该说是这次扶阳论坛当中最高龄的一位。奚九一教授的大名我早有耳闻，在全国也是著名的老中医。这样一位誉满天下的老中医还来参加我们的扶阳论坛，让我想到了一个问题，让我有一个深刻的思考，就是我们学习的态度。我们是来参加这个扶阳论坛的，我想首先是要放下自己原有个人的固有想法，然后你才能把刚才刘教授讲的、卢师讲的一些内容装到你脑袋里面，带回去思考回味。

这一次论坛的举办，在座的各位，有年轻一代的中医，有80多岁的中医名家，有企业家，也有银行家，他们有的是扶阳论坛的常务委员，他们都在默默地支持我们这次论坛。有的企业支持本次会议，还不要挂名，但是我想这些企业家们、这些银行家们能够支持这样一个会议，本身就象征着我们中华民族文化的凝聚力，在此我对支持本次大会的各位专家、企业家、各位大德高人表示衷心的感谢！

跟师学习钦安卢氏医学的感悟

谈谈我的三阴病诊疗思维

庄 严

张存悌：大家看得出来，庄严先生和我们前几位的讲座专家有一个明显的不同，年轻，37岁，副主任医师，师出名门，南京中药大学伤寒名家、我非常钦佩的黄煌教授的弟子，所以我觉得庄先生是"火神派"中的少壮派，下面让我们热烈欢迎庄先生开讲。

庄严：首先，非常感谢张老师为我的讲座做主持，其次非常感谢组委会邀请我来参加这个会议。来参加这个会议我更多的是抱着学习的心态，当然我也很愿意将我的一些认识和临证体验在这里和大家分享。从医十几年，我走过一些弯路，曾经有过不少认识上的误区，所以我希望下面谈到的一些认识和我自己实实在在的临证经验对于在座的同道能有那么一点点的帮助。

今天我的讲座分三个部分：第一，就我对一些医理和我曾经认识上存在的误区谈谈我现在的看法；第二，对我的诊疗思维做一个比较全面的介绍；第三，以医案分析的形式对我的诊疗思维进行说明，让大家有一个直观的、全面的了解。

一、首先以麻黄附子细辛汤证"反发热证"作为切入点

麻黄附子细辛汤证，伤寒名家胡希恕在《经方传真》命名为"少阴病表阴证"，和太阳病表阳证相对应。表和阴是共性，但有阴和阳病位的不同。经言："治寒以热（《素问·至真要大论》）。"我认为太少两感的命名有误。麻黄附子细辛汤证的反发热即破寒之正气、元气、热气，处在量变的累积期，我把它命名为"元气蓄积。"

总之，我的观点发热是在位之相火，是正而非邪，无关太阳病。

二、发热的引申证

我引用几位医家应用麻黄附子细辛汤的指征："余以本方加减，治愈阳

虚外感寒邪之人数人，均以面色苍白，舌淡嫩，恶寒身痛而咽喉不红肿痛，口不渴，尿不黄，脉无热象反呈弱而无力者为辨证依据"（《伤寒论临证应用五十论》）。"主诉发热，但体温不甚高（38℃左右），反近衣被，周身困痛，以腰为甚，头痛以颠顶为明显。虽为外感，脉不浮数，反沉，以尺部为著。自觉口干，但不欲饮，舌质不红，反见淡胖"（张学文经验，摘自《方药传真——全国老中医药专家学术经验精选》）。朱进忠用桂枝去芍药加麻附辛汤治疗疑难重病时，常以苔黄脉数为里热证据，加石膏、知母、茅根等药（《中医临证经验与方法》）。"凡舌质不现明显热象者，便一律合用麻黄附子细辛汤"（余国俊《中医临证思辨方法》）。

上述要么强调脉无数象、热象或舌无热象，要么强调体温不甚高。在我看来，这些存在认识上的误区。何以至此？我认为最根本的原因在于正邪不分。所以下面我谈谈何为正邪。

我引用网名为"行者"的几段医论：

"经云：当其位则正，非其位则邪。一气周流何谓正邪？""何为正邪？不过六气太过不及之象耳。"（《行者医论·正邪》）

"医家所言阳者，即此真阳升达之象；所言阴者，即此真阳敛藏之象。故又有阴阳一体之论。"（《行者医论·管窥阴阳》）

归纳起来，以在位不在位分正邪，以太过不及分正邪，以不同的功能状态、气机变化分正邪、阴阳。请大家注意，"真阳升达"和"真阳敛藏"用了同一个名词：真阳。

一气周流即阴平阳秘，为正圆运动。患病了，圆运动不圆了，就有太过不及，就有正邪。圆运动里面就是一团气。太极图原本就是一个圆、一团气，两极、四象、八卦等都是人为的划分，是为了让后人更好地理解和说明道理。其实只是一个圆、只有一团气、就是一个一。人患病了也是里面的一团气使得圆运动不圆了，治疗也是治疗这一团气，调理也是调理这一团气，盛或衰也仅是这一团气。如果升发太过，我们把它想象成竖的椭圆形，那么是不是就治疗里面这一团气？是，就是恢复成一个圆运动；而虚的话，我们可以想象成这个圆瘪了，我们要强壮它、补它，就是要把这一个圆充胀起来，所以还是个一。这样说是不是更容易理解？

总之，太过者敛之使之正，邪变正；不及者助之使之正，邪也变正，使圆运动复常。医者要善于化敌为友，为我所用，而不是赶尽杀绝。

再一个，邪热不能简单地清、灭。热如为失位之邪，我们要把它理解为元气的过升不降，为功能态而非有形物质，可以直接消灭。

黄连解毒汤、凉膈散、清气化痰汤等都是时方的命名。听到这些名字你们会有什么感觉？要解毒、要凉膈、要把痰化掉，都是要赶尽杀绝、灭之而后快。但是我们仔细回味一下，清气还可以理解为"肺主气"，清为肃降。化痰这个命名就有问题。就因为用了二陈汤、瓜蒌、胆南星，这个痰就必化吗？一切都是元气说了算！只要是能恢复气机的圆运动的都能化痰，是元气的作用，而不是药物的直接作用。药物是促使圆运动复常的一种助力而已。

仲景命名白虎汤、承气汤等，而不是命名为败火、清热、解毒、大泻下汤，是从功能方面着眼：白虎指西方，即肃降；承是承顺之意。我们都要从功能、气机的升降来理解。

承气类方方证辨识准确，患者出现排便或腹泻，同时诸多热象得解。不是大黄这味药让你腹泻、通便，而是失位的热邪得归正位，气机复常，腑气得通的结果，是你自身原有的热量归位使腑得通。这是一个非常重要的概念。没有树立这个概念，你在临证中难免会有误区。阴证失位相火大家都比较熟悉，都懂得引火归原，但你是否想到阳盛也是不在其位呢？你如果能够认识到这一点，许多病证就一目了然。

再来看小柴胡汤："阳明病，胁下硬满，不大便而呕，舌上白苔者，可与小柴胡汤。上焦得通，津液得下，胃气因和，身濈然汗出而解。"仲师用三个词归纳小柴胡汤的作用："上焦得通，津液得下，胃气因和。""胃气因和"归功于参草姜枣和半夏的作用；"上焦得通"主要是柴胡的作用，也离不开黄芩；而"津液得下"主要就是黄芩的作用。我们联系《内经》所说的"地气上为云，天气下为雨"，黄芩的作用就是"天气下为雨。"

而我们的教材是怎么写的呢？黄芩清胆火。既言清泻，相当于直折，即杨士瀛《仁斋直指方》云："柴胡退热，不及黄芩。盖亦知柴胡之退热，乃苦以发之，散火之标也；黄芩之退热，乃寒能胜热，折火之本也。"把你的本源都给折了，这个就是赶尽杀绝的概念。实际上，它是要让上面不降之相火归位。

我的认识是没有真正的热邪可以消灭，不管是阳证还是阴证。我们要看它是处在正面抵抗，还是失位，失位就是不抵抗，或者放弃抵抗。我的老师黄煌教授很擅长应用黄连解毒汤，热象消失了，并不是因为用了黄连解毒汤直接清热的结果，而是使它归于正位了。

郑钦安说过"百病不过一元盈缩",着眼于一元。一可分二,即阴阳,还可分为三(太阳、少阳、阳明,或厥阴、少阴、太阴)、四(四象、四季)、五(行)、六(六气、六经)、八(卦),等等。这些细分都是说理的工具,本质还是一。其大无外,其小无内,"阴阳者,数之可十,推之可百,数之可千,推之可万,万之大不可胜数,然其要一也。"(《素问·阴阳离合论》篇)一生万物,一即元气,即真阳。

所以,从一元着眼,阴阳、五行等都是假名,我们不要被这个名所迷惑。

许多中医师正邪、寒热、阴阳不分的原因,用祝味菊的话来解释是:"寒化火,化乃体力之表现,非是证候事也。若谓证候偏于激进,即是化火,则冻疮嫩红发热,将谓为有火乎?"

"用寒用温之机,一视体气盛衰而施。局部充血有余而全身不足者,吾不清也。清法所以抑制兴奋也,兴奋而有所为者不可清也。体弱而患疮疡者,温托之而已,疏导之而已,温之不暇,何况清乎?"

"伤寒之用清,非限于局部实质之炎热,乃抑制体工之抗力。"

"抗力旺盛,有偏亢之势者,和之以凉。""抗力衰微,而虚怯过甚者,助之以热。"

"伤寒五段,为人体抵抗邪毒之表现,其关键在乎元气,而不在于病邪。"意即元气是发生变化的最根本原因,是内因,起决定作用。

从以上几段论述可看出,祝味菊《伤寒质难》一书的主导思想就是体功、自体疗法,对我最大的启发是体气的盛衰,所以下面谈谈我临证诊疗思维最重要的一环——体气的辨识。

三、体气的辨识

体指天体或大气的升降(包括出生时的运气、发病的节气、就诊当时的天气和节气),体质,体季;气指精气。

先来说大气的升降。

大家要明确天体或大气是最大的一味药。我们常说顺势而为,借势用力,顺水推舟,为医治病也要如此,首先要借用这个最大的势。

秋天为大气的敛降,作用于人体的肺金,对应于酸味药,五味子、生脉饮等;冬天为大气的收藏,作用于人体的肾脏,对应于咸味药,熟地或熟附剂;春天是大气的升发,作用于人体的肝脏,对应于辛味药,桂枝、生姜等；夏天是大气的宣散，作用于人体的心脏，对应于辛温发散药，干姜、生附子等。

前几年我临证遇到最多的是少阴病的寒实证，现在我遇到更多的是厥阴病，包括虚劳病。

厥阴病以精虚为体质或证候特点，是我临证最常见的病。精愈虚愈受大气所左右，大气的升降沉浮最容易在精虚者得到体现。常有患者诉身体反应即为天气预报：明日有雨今尚晴已有关节酸痛；明日欲风起，莫名地出现心情急躁；较常人更早体会到天气转热的变化……此类患者患病不论是起于外感或内伤，最易显现当下大气的缩影。

正因为如此，所以治疗厥阴病，我们要善于利用大气这味药。如何应用这味药呢？我举几个例子：厥阴病发烧患者，昨天开出四逆汤加肉桂、龙、牡，今天气温突升10℃，即使原方有效，考虑大气的药效参与，就要改方为生脉四逆汤或熟附方。同样的人同样是厥阴病发烧，在夏天用理中汤，在秋天就要用当归四逆理中汤，冬天用四逆汤加味。转入秋分后气温骤降，无论慢性病还是急性病在秋分前几天就诊，我不会开出太多剂数，一般会算好服到秋分前，嘱其秋分当天就诊，以便考虑大气药味的改变，我的方子也要做相应的调整。同样的病、同一个人，秋分前用理中汤治疗，秋分后就要转用当归四逆理中汤。如果还按原方，可能药效就有差别了。

对厥阴病来说，效则守方是不适用的。彭子益在《圆运动的古中医学》说过："疏泄当令之病，收敛为药，收敛当令之病，疏泄为药。"可见他也是借大气升降来指导用药。

所以我们每个医生要善于借势，借用好大气这个最大的药。我经常接到电话问诊，有的隔了几百公里，我就要问，你当地的气温怎么样？甚至还问你穿几件衣服？怎么穿衣服？我根据这个来调整我的药和量，有时候就是在干姜和炮姜的选择上反复斟酌。因为对于很虚的人，你用干姜或炮姜是不一样的，干姜多了辛散，泡姜多了一层苦降。现在是秋天，特别是寒露霜降以来，我们当地当归四逆理中汤证一下子就多了起来，这是三七生先生的一个方子。在此之前的夏天，我难得遇到一两个。当归四逆理中汤是我用药最多的方子，11味至13味，量又很小，抓药很麻烦。到这个季节，药房每天给我准备好50几付的当归四逆理中汤，我一开的话，就是3付、5付、8付。这个季节这个方证非常多见，跟大气的升降有关。

我后期的医案，会注明患者的出生年月日，是为了考虑患者出生时的大气运动和节气（我前面提到了大气的升降还包括出生时的运气）。

我把疾病分为心理病、命理病、风水病和身理病四种。药物对于身理病和部分的心理病是有效的，有的疑难杂病、慢性病，仅考虑身理病，用药治疗效果不好。推算其八字，看其五行是否有缺、是否流通、是否有偏旺或偏衰等，调命理后效果才会好。这也是从大气考虑。因为我们人一出生，不，在精子跟卵子结合之前就开始受大气的左右。总之，人的一生都要受大气的左右，医者不能不首先考虑大气。

再来说体质。

体质观和体质辨证得益于我的老师黄煌教授，但我临证进行体质辨识更多的是为了精气的多寡辨识服务的。黄煌老师提及的麻黄体质、阳热体质、柴胡体质等是针对三阳病。从三阴病角度分析，临证常见人参体质、白术体质、参芪体质、黄芪体质、精虚体质或者说熟附体质，且是熟地量大于附子量。精虚体质之所以不命名为熟地体质，就是担心有人误以为是六味地黄丸之类。

体质辨识在《内经》《伤寒杂病论》也有提及，如二十五人，如失精家、尊荣人、湿家、淋家、疮家、强人、羸者等。

再者，张仲景用药也很注意体质的识别。《伤寒论》第29条四逆汤方后注"强人可大附子一枚、干姜三两。"第174条去桂加白术汤方后云："附子三枚恐多也，虚弱家及产妇，宜减服之。"第317条通脉四逆汤，干姜后注"强人可四两"等。这些都是张仲景根据体质（我是理解为根据精气的多寡）以定药量的明证。

"体质"是指适合长期服用某种药物及其类方的人。为了花较少的时间让大家更多地掌握体质的辨识，我借用大家熟知的公众人物脸谱举例说明。

先来说人参体质：

相声大师马三立先生、早年与姜昆说相声的李文华先生，得喉癌人很瘦时；还有李雪健先生得癌症，经放化疗后，刚走入公众视线时；台湾经营之父王永庆先生等，都是比较典型的人参体质脸谱。我是借用他们的脸谱以说明问题，是否断为人参体质还要结合腹诊等。

人参体质的特征有舟状腹，"上腹部扁平而按之硬，且无底力和弹性"（《张仲景五十味药证》），"腹壁较薄，腹主动脉的搏动轻触即得"（《门诊上看到的"人参体质"》）。上述可通过腹诊判断：用你的整个手掌抚按他的心下部，就可以比较明显地感觉到他心下部的搏动。人参体质腹部特征按张仲景的语言叫"心下痞硬"。如大半夏汤证的"治呕者，心下痞硬者"，桂枝人参汤证的"利下不止，心下痞硬，表里不解者"，生姜泻心汤证的"胃中不和，心下痞硬"，旋覆代赭汤证的"心下痞硬，噫气不除者"等。张仲景共同用到"心下痞硬"这四个字，而且都用到了人参这味药。

人参体质还有一个特点是骨瘦如柴，皮肤枯涩，面颊凹陷。当然还有一些胃肠道的症状：如呕吐、食欲不振、面色萎黄、精神萎靡等。中医病机术语是气津两虚，犹如缩了水的茄子。人参体质重在面部的望诊和腹部的切诊。

再下来谈谈白术体质：

奥运会冠军、国家射击运动员王义夫先生，他的身材、面相就是比较典型的白术体质。按仲景的描述，就是湿家、黄肿（越婢加术汤证有"一身面目黄肿"）。我的老师黄煌教授称之为"面有虚浮貌"。王义夫先生1996年参加亚特兰大奥运会射击决赛时，不是得了眩晕症吗？最后一环还是坚持打了，以0.1环之差屈居亚军。比赛结束后是被抬着出赛场的。而眩晕症恰好是白术体质最重要和最常见的一个症状。

头眩我们可以在张仲景的原文中找到答案：苓桂术甘汤的"心下逆满，气上冲胸，起则头眩"；真武汤的"心下悸，头眩，身𥆧动，振振欲擗地"；五苓散的"假令瘦人脐下有悸，吐涎沫而癫眩者，此水也，五苓散主之"；泽泻汤有"心下有支饮，其人苦冒眩"；近效术附汤的"风虚头重眩"。

白术体质常见的第二个症是"重"：头重见于近效术附汤的"风虚头重眩"；四肢重见于真武汤的"四肢沉重疼痛"；腹重见于肾着汤的"腹重如带五千钱"和"身体重"；还有防己黄芪汤的"风湿脉浮，身重恶风汗出者，防己黄芪汤方之"。

这个"重"有比较典型的特征，除了患者自己感觉重以外，医生通过望诊也会明显地感觉到他的步态比较重，动作比较重，脚步比较重，整个身子给人感觉往下压。

第三是大便的异常，即便秘或便溏、下利等。便秘我们从张仲景的条文里面可以找到答案："若大便硬、小便自利者，去桂加白术汤主之"；下利如真武汤的"自下利"，理中丸后的加减法"下多者还加术"。

还有一个是腹证：心下痞闷不适。如五苓散的"心下痞"，枳术丸的"心下坚"。"心下痞闷不适"是白术体质的一个重要特征，从临证观察，许多患者感觉心下部有东西堵住，不舒服，甚至胀、痛，心下部有振水音等。

白术体质的病机特点为脾虚不运，犹如泡了水的豆腐。白术体质重在望诊和问诊。

2007年王义夫先生在广州备战奥运会，有一次报纸上报道他发烧了，诊断为心脏病，在广州某医院吊水，好了。虽然未面诊，不管当时西医诊断王义夫先生是什么病，但我可以肯定如果中医治疗，白术这味药少不了。白术类方最为常用，主要是参考他当时的体质状态。

白术体质是我临证最常见的体质类型，白术是我临证最常用的一味药。在座各位也有白术体质，或者处在白术体质状态者。为什么呢？这几天上课这么长时间，大家"久坐伤肉"；专心听课，用脑，"思伤脾"；而且我看饭菜也偏油腻，这些都容易造成脾虚的白术体质状态。

有白术体质脸谱并不一定就是白术体质、患病时一定要用到白术这味药，但是这类人容易往白术体质方向发展。具有白术体质脸谱的人曾经有过，或现在就有，或者以后肯定会有能吃、会吃、爱吃的经历。能吃就是我们常说的"胃强脾弱。"实际上胃强是果，脾弱是因，是因为脾弱导致阴火客居胃土，造成虚假繁荣。这种人吃饭快，吃饱了肚子会撑，不舒服，而且喜欢吃油腻。在座的各位想一想，你是不是这种类型？而且这种人吃饭快，叫他慢是慢不下来的。如果他有意识地慢，一时会慢下来，但是大部分人是慢不下来的。有的患者我叫他一口饭嚼20下才下咽，对他来说是非常困难的。晚餐你们可以去试一下，一口饭不要说嚼20下才吞下去，嚼10下都困难。会吃是自誉为美食家，好吃是以吃为乐。我们当地有一句话："嘴阔吃四方。"但正因为如此，所谓病从口入，这类病人易患肝胆疾病、胃病。病者在进入白术体质之前，多有大柴胡汤证病史，然后向黄芪体质发展。

接着谈参芪体质：

我更愿意命名为参芪体气状态。为什么呢？因为相对于体质，体气状态是一种短时间可以得到明显改善的病证。注意休息，不用药，身体也会处理好。我认为，参芪体质不适合长期服用参芪类方。因黄芪偏升，现在的病大多是病过升少敛，而非过敛不升。大家想想现在的天气越来越热，越来越不容易冷，是一样的道理。

参芪体质是我发现和提出的。在这里涉及其他医家提及的，我都会说明，一是对老师和前辈表示尊重，二是说明我的临证诊疗思维的形成与他们的观点，不论是从其师还是私淑都有很大的关系。

扶阳论坛 ②（第二版）

谈谈我的三阴病诊疗思维

191

我归纳的参芪体质的特征是：无欲貌，形体较瘦，面色白或萎黄，肌肉松软，精神疲倦，懒动喜卧，唇淡，目光少神，眼球转动欠灵活甚则呆滞；少气懒言，语速较慢，声调不高，反应不快、不积极，甚则迟钝，由家属代陈述；动作迟缓，肢体语言不多；腹部平、软、松，缺乏底力；脉弱、微或浮、大无力。

参芪体质有很明显的望诊特点。我形容为泄了气的皮球，身体自觉软。这要在医院的住院病区才能看得到，多是大病初愈后、放化疗或手术后的病人。

怎么让大家有个感性认识呢？想象一下眩晕症发作时病人的体态、面相，这类病人可以作为参芪体质的模特。这类病人来找你看病时，走路很缓慢，一看到凳子马上就坐下来，而且坐姿是比较随意的，是他认为比较舒服的姿势，一般就是靠着桌椅诊病或用手支住头，甚至趴在诊桌上，由家属代为陈述病情，所以非常典型。

当然最关键的指征一定要听他的声音，因为有的属于姜附体质但在欲寐状态也是表现为类似情形，但是一开口说话，中气还是比较足，马上就可以辨别出来。所以说参芪体质重在望诊和闻诊。参芪体质为泄了气的皮球，你想象一下泄了气的皮球应该怎么样？我们要给他充气。在用方的时候要注意，参芪合用是往上升，这类病人底气不足，肾虚、精不足，所以你不能过用、不能久用、不能重用黄芪。有时候还要加补肾的药，防止"提脱"。"提脱"是李可老中医在他书里面提到的。

李东垣说："内伤饮食劳役者，心肺之气先损，为热所伤，热既伤气，四肢无力以动，故口鼻中皆短气少气，上喘懒语，人有所问，十不欲对其一，纵勉强答之，其气亦怯，其声亦低，是其气短少不足之验也。明白如此，虽妇人女子亦能辨之，岂有医者反不能辨之乎？"（《内外伤辨惑论·辨气少气盛》）

《内经》说："望而知之谓之神。"医生的眼睛是很厉害的，一眼望过去，就知道什么体质类型，然后根据某个体质类型来套、来问他的症状。白术体质，你就问他会不会经常头眩、心下部有没有难受、大便是不是不好排、是不是浑身觉得重，往往都很准。前几天我在李里先生的房间里，看到个白术体质我就这样说，他听着直点头。

再下来，谈谈黄芪体质：

在矢数道明著的《汉方治疗百话摘编》中录有日本经方家大塚敬节对

防己黄芪汤证的描述。大塚敬节是和岳美中同时代的汉方家。第一次读到，那段话就给我留下了很深的感性印象，久久不忘：

"防己黄芪汤证，妇女比男子多，特别是所谓的贵妇人最为常见，一般皆呈皮肤白嫩的虚胖状。这些人大都希望再瘦一点。她们身体沉重，动作迟钝，浑身倦懒，连扫地做饭都懒得干，外出也是坐汽车，长期不活动身体，于是便越来越肥胖；饭量也很小，即使有一次两次不吃饭也没关系；多数人好喝茶；大便基本上每天一次，很少便秘；亦有月经量少不调者；因为胖，大都好出汗，夏季则汗流浃背；这类妇女一超过50岁，便有相当多的人诉关节痛；到晚上双足肿胀，自觉鞋袜紧箍；尿检查亦不见蛋白；腹部整体柔软而膨满，但无抵抗压痛。"

黄煌老师提出黄芪腹，即腹如棉花，腹如豆腐花，并形容为沼泽地，以多水多湿为特点。中医病机术语是气虚表不固，故多汗易汗必见。

在夏天，在各个城市你们注意观察，有些上了年纪的老头、老太太，手里拿着一把扇子，体态比较臃肿，三角肌的肌肉会抖，一动就抖，满脸是赘肉。白术体质的肌肉是松软，但是不一定赘。黄芪体质就是赘肉，实际上黄芪体质是白术体质进一步发展。

沈殿霞就是比较典型的黄芪体质。沈殿霞当主持人的时候，可能因为是主持人衣着打扮能够掩盖身材缺点的关系，我们还没有明显感觉到。有一年她参加中央电视台的春节联欢晚会，表演一个小品，穿着紧身衣，在舞台上又舞又跳，明显可以看出她全身的肉在抖，这就是黄芪体质一个重要的特点。在座的可能也有一些人是黄芪体质。但是我说明一下，不是说你是黄芪体质就可以大剂量的黄芪长期服用，黄芪偏升，过升往往又会引起你下面虚。黄芪体质重在望诊和切诊，就是看你的脸和切诊腹部、肌肉。

最后谈精虚体质：

这是非常重要的、比较常见的体质类型。在谈这个体质之前，我要提到一个话题——猝死。我时常在想，为什么我们生活水平提高了，但是猝死的人越来越多？猝死为什么会发生在武术家的身上？比如李小龙。猝死为什么会发生奥运会冠军的身上？比如说美国女子短跑100米奥运冠军乔伊娜。为什么猝死会发生健美运动员身上？比如世界健美冠军门采尔，暴亡的时候只有31岁。包括现在的一些企业家、老总也很多猝死，如北京同仁堂的老总张喻生、均瑶集团的老总王均瑶、青岛啤酒的老总彭作义等，都是猝死。相声艺术家侯耀文先生的猝死，大家想必都知晓，我们从中医的角度，来分析一下原因：

电视报道对侯先生的死因是这么说的："侯耀文身体看起来比较结实，除了血脂偏高外，身体并没有什么不适，心脏并没有什么状况。平时工作除了参加各种演出外，还要筹备、培养相声人才，工作到凌晨四时才睡觉。平时喜欢蒙着头睡觉，有时甚至要用枕头捂住嘴才能睡着。"凌晨四时为肺经当令，得天之助本是收降之时，也是一般人睡得最香甜的时候，小偷都晓得在三点至五点偷东西。身体好的人这个时候睡觉是雷打不动的，你在旁边怎么摇他、打雷、放鞭炮他都醒不过来。但侯耀文一直没有遵循中医养生之道，往往凌晨四时才休息。我们平时形容一个人日理万机、夜以继日、废寝忘食等褒义词，这些都是养生、健康的大敌，最暗耗精气。睡不着、蒙头和枕头捂住嘴，说明人体即使是在大气收降之时，仍然得借助外力才使得气机潜降。这显然是精虚证的特点：即肝气疏泄太过，肺气敛降不及。

他的弟子郭德纲在其博客上撰文说师父常与其彻夜长谈。大家知道彻夜长谈，就是通宵，那种年纪还通宵。通宵是什么概念？通宵身体是什么感受？在座肯定都有体会。"我才知道，看似很强硬的师父，内心有那么多的悲苦甚至是委屈。他自尊心极强，人前撑着绷着，不露分毫，人后又无从袒露，这一生太不易了。"我们把这些描述翻译成中医术语，即悲苦伤肺，委屈伤肝。自尊心极强为肝气太旺，强硬，人前撑着绷着为过张不敛，不露分毫和人后又无从袒露为过刚，也说明了肝气疏泄太过，肺气敛降不及。过张不收，过刚易折。

网上报道说他工作压力太大、睡眠少，工作压力大和睡眠少有多少人？为什么别人不猝死？就单单这些人猝死？这个都有内在的根本原因。内因是问题发生的根本原因，起决定作用，这些人是精虚体质。只升不降，即《内经》讲"若春无秋"。

寒盖在上面升发不起来，这个得用大剂量的姜附，可以用比较长的时间。升在上面降不下来，你再用大剂量姜附剂，就会加剧原本就过升的气机了，应先把它降下来，让它回归本位。

精虚体质是外强中干、强人硬汉的形象。你看电视上侯耀文的形象，虽是说相声，给我们带来了很多笑声和欢乐，但我脑海中他的形象，不是笑，而是皱着眉头，愤世嫉俗。他的纪念网站首页左下角有他一张笑着的相片，嘴是在笑，但眉头没有展开。是否为开心的笑，不是看嘴角是否往上翘，而是看额眉是否舒张。纯真孩子的笑那才是发自内心的笑，成年人很难得看到。还有高秀敏也是猝死，她的小品形象，也是眉头皱着的。总之，精虚体质的人给我的印象是紧、绷。精虚体质的人走路是昂首挺胸的，身体绷得很直，风风火火。与之相反的白术体质、黄芪体质，相对是弯腰，走路比较慢，性子相对也是慢性子。二者的形象，一为绷紧，一为松弛。前面提及的沈殿霞多病缠身，倒是撑了好几年。

我临证碰到一位病人，他告诉我说他身体很好，整天打门球、太极拳，爬楼梯两三个台阶可以一步走。精虚体质的脉象特点不是弦，不是紧，是硬，重按则空，当然也有的表现为弱等。他就是很典型的浮硬空脉象，以小便灼热疼痛就诊，予大衍方治疗，仅服一剂就疲软思睡，症状也缓解。软下来了，这是好的现象。但他不高兴，所以遇到这种病人你要事先跟他说清楚。

平常在跟朋友聊天时，或者在诊病时，有的人会说他身体很好，从来不感冒。我看了一眼跟他说，你夏天怕热，没有空调没有办法生活，而且你脾气很急躁。他说是啊，你怎么知道？精虚体质的面貌特点就是"张"。前一段时间周围的一个人猝死，40几岁，死后他一个牌友提及，夏天打牌的时候空调调到18℃，不觉得凉快，还赤膊上阵。他也是刚做过体检，没问题。猝死在哪里？厕所。马季先生也是在厕所里面心脏病突发猝死。大家想一想，为什么很多人在厕所猝死？这个可以从中医理论得出结论，大家去想一想。

所以呢，这些人都是紧、绷。我形容为过张的弦，或橡皮筋拉得太直了。用橡皮筋来比喻更形象一些，橡皮筋可缩可张就相当于肝，肝木可以曲可以直。精虚体质就是过张了，张到一定的程度断了，断了就会猝死。

还有一个人在跟我聊天的时候说，他胃口很好，能够吃很多饭。我看了一眼对他说，你非肉不饱，狼吞虎咽，而且中午喜欢吃油腻，一吃完就昏昏欲睡。大家想一想，在座的可能也有这个感觉，中午一吃完饭，就想找个枕头倒头就睡。这种就是虚，要么精虚，要么气虚。

还有的患者在就诊时，向我夸耀，说他性功能如何好，一周可以几次，一个晚上可以几次。我一看，心里嘀咕，你这是寅食卯粮，透支精气。性功能的好与不好不是以数量来决定的，取决于质量。你质量肯定不行，要么阳强，要么早泄，再下去就是阳痿。就这个月，我接诊了一位患者，30岁出头，已经连续两个月天天晚上打牌至下半夜两点。近半年来，两到三天一次性生活，超过 3 天不过性生活，就要做春梦遗精。就诊时以外阴温热为主诉。因为前一段时间我刚刚看了几个也是外阴温热的患者，都是用大衍方取效。当时那个患者我也认为是精虚证，但是一按脉，不硬，变软了，变软我认为转为气虚了。马上问他，肚子容易饿吗？他说容易饿。我再问一饿是不是没吃很难受？是啊，一饿没吃就要冒虚汗、疲软。他就诊时，已是精虚向气虚转化了。我很肯定地对他说，现在阳痿了吧，当时能过性生活时，早泄吧。我心里在想：还好，没有猝死。如果没转化为气虚的话，继续夜夜寻欢就可能猝死。

所以身体好不好，不是你说就行的，脉象会说话。精虚体质重在望诊和脉诊。

我知道在座的有很多高人，大家认为自己修炼得怎么样呢？你身体好不好，请先按按你的寸脉。寸脉这时候按道理大部分人都是浮在上面，这几天我们坐在这边听课，用脑很多，寸脉应该浮在上面。为什么浮在上面？是底下收不住，用脑太多了。秋天已经到了，寸脉还浮着，我们不说沉到底下，至少应该稍微敛一点，秋毛冬石嘛。我们用脑太多、欲望太多、功利心太多，底下储备的精气太少，就会飘在上面，无法降下来。

精虚证太多了。精虚体质是不能贸然用姜附剂的，辛温剂都要慎用，要用酸甘温或平或凉剂，要用熟地、山茱萸之类的药，收敛一下。

我把说的这些体质类型复习一下：人参体质，你就记住是缩了水的茄子；白术体质是泡了水的豆腐；参芪体质是瘪了气的气球；黄芪体质你就记住沼泽地、注满水的皮球；精虚体质是过张或绷紧的橡皮筋，马上就要拉断的那种。你就记住这几句话就可以。

我所说的这些体质类型都是精气虚，大多断为虚劳病，不适合长时间、大剂量用姜附剂。请注意，是长时间应用不适合，大剂量不合适，不是禁用。外感病有是证用是药，姜附剂不是不能用。

第三点是体季。

体季就是身体的春夏秋冬，春夏秋冬对应于婴幼儿、青少年、中年、老年。常言说"好汉不提当年勇"，不提当年勇是因为今非昔比。第一天卢崇汉老师提到他治疗肾萎缩的患者，13 岁或 15 岁，经过他的治疗整个肾都好了，跟病人的体季有关系。如果是度过春夏体季，你要再让他整个肾脏恢复至正常会困难些，治疗时间也会长一些。所以说，我们临证一定要强调体季。

体质、体季的辨识最终是要落实到精气强弱多少的辨别上，以指导病位、病性、方、药、量、一次开出剂数、预后等的确定。

急性病重当下脉证，重四诊合参；慢性病重体质的辨别。我前面提及的几种体质类型，不是不能用姜附剂，可以用，但是量和剂数要斟酌。这类患者不能一下子开出 5 剂、10 剂，有时只能开 1 剂，吃完，明天再来看可能就要转方，有的甚则仅服一煎就要转方，因为精气太虚，根基不牢。这我在下面的医案分析中会说明。

所以，我认为医案一定要有体质证的描述，如出生年月日，就诊年月日时，年龄，形体胖瘦，肌肉厚薄、坚紧或松软，腹硬或软，面色明晦，有助于判断体质、元气多寡的病史，肢体语言和患者特有的自我感觉主诉症等，重在望诊。

四、顺应元气位势

下面谈谈我临证思维的另一特点：顺应元气位势。《姜附剂临证经验谈》中是讲顺应元气之势，现在我把它改为顺应元气位势。

现在很多家长和医生存在着"恐热症"。他把孩子交给你治疗，凭什么发烧 3 天不退还会找你？凭什么发烧至 40℃对你还有信心？如果你没有进行细化，没辨识准确，你自己有把握吗？只有进行细化你才会知道元气在哪里，要到哪里去，气机怎样变化，下一步怎么走，全盘在你的掌控之内，你才会信心十足，而且你才能够把这个信心传递给患者，相互配合，最后才会胜利。

我治疗过发高烧 10 天的患者，每天都在 39℃以上，整整 10 天。如果你没有这个信心，没这个把握，没进行细化的辨识并作为顺应元气位势的基础，你怎么达到？可能治疗到四五天，心里先慌了，说你去吊瓶吧，前功尽弃，而且人们对中医不信任，西医凭吊瓶烧就退了，把中医的治疗全部否定。当然中医正确治疗的前提是元气，本意就需要 10 天烧才退，但不包括误治失治导致的治疗周期延长。

位实际上包括三个方面：三阳病、三阴病的辨识是阴阳的辨别；太阴病、少阴病、厥阴病、表或里或表里相兼是病位的辨识；还有相火失位或在位，而且你要分失位或在位的相火是在表还是在腑、在脏，或者既在表，又在腑和脏。

第二是势，是过升少敛还是过敛少升或呈守势等、在位相火的抵抗行进路线和失位相火的侵占路线。势决定了病性是寒实证、寒水证（少阴病），或虚寒证、精虚证、气虚证（厥阴病）等，是对少阴病或厥阴病病性的进一步细分。

寒实证可以用大剂四逆汤，或者是中小剂量，增加服药次数，连续服用，可以一次性开5剂、10剂。体气相对较实，脉象重按有力，必有较为剧烈的排病反应。寒水症为术附类方证、真武汤证、附子理中汤证等。

虚寒证、精虚证、气虚证为厥阴病。寒实证的实，是指体实；虚寒证的虚，是指体虚，一切都要从体气、元气入手来判断。虚寒证，即相火失位成为主要矛盾。厥阴病的特点是以相火失位为主要矛盾，这时候往往没有明显的寒象。如果放在5年前，告诉我这个我也不容易理解，这些都是我从临证实践中体验来的。

下面，我引用《内经》一段话："凡阴阳之要，阳密乃固，两者不和，若春无秋，若冬无夏，因而和之，是谓圣度。故阳强不能密，阴气乃绝；阴平阳秘，精神乃治；阴阳离决，精气乃绝。"（《素问·生气通天论》篇）

"若春无秋"，意即只有升发，没有收敛，应该说，升华太过，收敛不及，这个就是厥阴病的证候特点。"若冬无夏"，意即升发不及，收敛过度，这是少阴病的特点，少阴病就像北方的冰积得很厚，下面有温泉流淌。这个时候可以用大剂量的辛热剂，因为它下面是温泉是水，有足够的精气供你激发。附子是激发人体的精气，是本身的能量，不是附子给你的能量，它只是起到传媒的作用，不要认为是附子给你的能量。

"因而和之"，这个"和"可以组词和平、和谐、和顺、和事佬、平和等，"因而"是在知其位势的前提才能因而，是有前提的。"和之"就是顺着它，它要升，我们助之升；它要收，我们助之收等。我理解为顺应元气位势，"是谓圣度"，刘力红老师也提到，就是"最高境界、最高原则"。怎么来顺应它呢？我们不要把它抽象化，你就把它想象成一个人：他要往前面跑的时候，你帮助他一下；他后退的时候，你不要挡住他；他要吃饭的时候，你给他递上一双筷子；他准备睡觉的时候，你给他铺好一张床；他要喝水的时候，你递给他一杯水；他想跑步的时候，你不要让他走路；他要在10分钟跑完一千米，你不要要求他3分钟跑完……这就是顺着他。顺着他才能够和谐共处，才能够按照六气、春夏秋冬运行，一步一步往前走，你才会知道他是否在你的掌控之内。

大家治病不要有用药物代替人体本身能力的想法。任何治疗都是人体的亲力亲为，你的药物是助它一臂之力，只是让它从偏离正轨的轨迹回到正轨上来，还是要靠它自己往前走。不要认为医生的作用有多大，医生的作用有时候还不到三分。所谓的效果，都是你帮它一下、轻轻地推它一把，真正的工作是它自己完成的。这是我的认识。

所以我认为，每个人身上都有一个高明的医生——元气，《内经》中是名为神灵，"生而神灵"。累了想睡觉，饿了想吃饭，小腿碰了青紫一块它会给你修复好，不需要你用药修复。用药我们是要告诉它到哪里去，引导它过去，至于怎么做，全部是靠它自己。这个等会儿我们用医案来说明，会更直接明了。

五、少（厥）阴病表阴证与脏寒证元气蓄积的不同

我讲课的题目是"谈谈我的三阴病诊疗思维"，但为什么在这里我没有提到太阴病呢？

我的解释是，《伤寒论》太阴病篇为什么条文最少？这个大家有没有想过？在《姜附剂临证经验谈》中我是这么写的："太阴病篇条文最少却少论述。是否可以这样认为，太阴的重要性使得元气不虚至没有足够的能力输送元气给太阴以维持暂时的和平状态前，太阴的病态表现是不足以让患者引起重视而就诊的，也无太阴方面的明显痛苦病证（事实上早有为医者可显见的四诊）。而在表现为太阴之病态时，又不仅仅是在太阴病，此时往往就兼少阴病或厥阴病了。"我们平时常常见到的附子理中汤证属于少阴病，常常碰到的理中汤证属于厥阴病。真正的太阴病，如未经误治，你不治完全可以自愈，我在临证是有体会的。我的一个朋友吃不好了，肚子胀，来找我，诊为太阴病，叫他晚上不要吃饭，回去泡个热水脚睡觉，第二天早上好了，这就是太阴病。这种太阴病很少会遇见，你不要以为理中汤、附子理中汤都是太阴病方。很多人是有太阴病，但来找你看的时候很少，往往都是自己先吃点药，谁肚子有点痛或胀会跑去医院先找医生看呢？都是先跑到药店买点药吃，是不是？等到肚子痛或胀缓解不了，胃痛了，再来找你看，这时往往已变化为少阴病或厥阴病。所以这里我只提少阴病和厥阴病。

少（厥）阴病表阴证，就是"热以胜寒"。少阴病表阴证为麻黄附子细辛汤证或麻黄附子甘草汤证，厥阴病表阴证为当归四逆汤证。少（厥）阴病脏寒证就是"燥以胜湿"。一个是热，一个是燥，同是元气的不同表述，

是一不是二。

在讲到这个问题时，我们复习一下：燥为大肠腑本气，为阳明胃腑子气；湿为太阴脾脏本气，为太阴肺脏子气。脾湿与胃燥，脾胃为一家，子气不敌本气，故太阴每胜，阳明每负。这在黄元御的《四圣心源》里有论述："病则太阴每胜而阳明每负。""子气不敌本气之旺。故阴盛之家，胃土恒湿。""己土之湿为本气，戊土之燥为子气。故胃家之燥不敌脾家之湿。病则土燥者少而土湿者多也。"

少阴病脏寒的元气蓄积证就是燥（热）气量的累积过程。

现在的医师，特别是外科医生，一碰到便秘就是麻子仁丸，包括患者便秘也是自己买麻子仁丸治疗。实际上麻子仁丸证属于燥气太过的阳明病。我们平常碰到的那些便秘，大多属于少阴病、厥阴病，由于燥气还比较足，还能够在大肠腑位抵抗，才能够表现为便秘。你吃了麻子仁丸后，便通了，但变成拉肚子了，往往元气就不能在大肠腑位抵抗，转到脾脏、肺脏位放弃抵抗了，这时候大便不成形或前面硬、后面软。虽然所谓的便秘"好了"，但是病深入了，少阴病转入厥阴病，甚至由精虚证变为气虚证。

我们再来看张仲景《伤寒论》有这么两段话："阳明之为病，胃家实是也"。"胃家实"是作为病理名词。还有一段在太阴病篇："至七八日，虽暴烦下利日十余行，必自止。以脾家实，腐秽当去故也。"这里"脾家实"是作为生理名词，就是元气在正面抵抗。可想而知，张仲景也是在明明白白地告诉我们，人体之常为燥不敌湿，太过为邪。这也可以解释为什么"火神派"会盛行，为什么刚才提到白术是我临证最常用的一味药，为什么我说在座的很多人可能为白术体质，或者处于白术体质状态了。

正因为燥不敌湿为常，所以我认为成年人都存在太阴不开证。这一点可能大家不好理解。所谓的太阴不开就是燥不敌湿，你不要认为症状不是吐就是拉，或是痛、痰多等。比如说，夜寐打呼噜；午饭后昏昏欲睡；平时老是觉得咽喉有痰、咳不净、夜寐咽堵；食油腻或甜食或喝点啤酒痰多；鼻炎反复不愈、额头痛；大便虽成形，但一日二三次，或二三日一行、仅排便时间较长或排便费劲或黏滞不爽等。

真正身体比较好的人，他的大便应该是这样子，我说个标准大家可以自己比较一下：早上五时至七时阳明大肠经当令时，腹中鸣响或矢气，这是排便的前奏；然后上厕所，20秒钟之内解决问题，手纸只用一张就够了，而且上面没什么东西；大便是黄的、顺畅的、很光滑的，较粗，而且不臭。

按这个标准衡量有几个人能达到？这样的情况很少见，也很少人会经常出现。只要用的手纸一多，就说明你湿气重，燥不敌湿。所以我们过了青春期，都出现了燥不敌湿。年轻人可能大便会臭，这实际上是相火失位。所以说为什么我们要提倡素食，素食以后，你消耗的能源就少，那你大便就不会臭；你吃荤食你的大便就很臭，甚至是恶臭。

这几年我是没有遇到真正燥气太过的阳明病，但是有时我会用到小柴胡汤加生石膏、大柴胡汤加生石膏。这些往往都是精气虚，受大气升降的左右，在夏天，在二之气、三之气，少阴君火主气、少阳相火主气时，受大气的影响。仅用二三剂，证一变就要改用理中汤、四君子汤等。

《伤寒论》有一句话："阳明居中属土，万物所归，无所复传。"我的理解是：从死证分析，要么阳明燥化太过，承气汤证失下；要么阳明燥化不及，也为邪，少阴病失温或厥阴病失敛降。受运气所左右和不良的饮食生活习惯导致现代人是病燥气不及而非燥气太过。厥阴病发展至最后是气虚证，气虚证病位在中土、在脾胃，会在那里长期停留。

燥气的强弱有量的差别。慢性便秘和慢性腹泻如果同样属于厥阴病，你们看哪一个比较好治疗呢？便秘说明燥气还有一些，他还能够在阳明腑位抵抗，治疗往往效果比较好，可以短时间起效。如果是当归四逆理中汤证，服药八天可以把几十年的便秘治好。而慢性腹泻，如为燥气不足，元气已经放弃了阳明腑位的抵抗，跑到太阴脏位进行勉为其难的抵抗或完全放弃抵抗，正不压邪了，这时候你治疗时间要比便秘长得多。这是量的差别，也就是刚才所说的元气抵抗路线，它在什么位置，在哪里抵抗或放弃抵抗。

上半部分我主要强调要有根深蒂固元气一的概念。临证时，可以二，可以三，可以细化，进一步细化是具体的操作。再一个我提到我的诊疗思维，第一是体气的辨识，是为了精气多少的辨识服务，可以让我们从大局把握患者体气状态如何，为我们处方下药做指导；第二我提到顺应元气位势，一个是位，一个是势，知道它在什么地方，在干什么，需要我们什么帮助。这个都要把病人的症状翻译为我们需要的信息，然后我们再反馈在药里面，通过药物的组成、药量的变化，才能尽量与元气的位势丝丝入扣，紧密地联系在一起。这样你用药效果会很好，你的自信心也会提高。

对元气的认识实际上我是受到北京王正龙先生的启发。我与王正龙先生素未谋面，但是第一次听到他的讲座，就有种相见恨晚的感觉。大家也

谈谈我的三阴病诊疗思维

可以听一听，如果你们也有这种感觉的话，那么说明您跟中医有缘。再一个我还要特别感谢三七生先生，"民间中医网"和"三七养生网"是他创办的。在他的医案和医论里我获得了不少启发，我用的不少方子是他创制的。三七生先生就在座，我非常感谢他。大家可以看看他"复泰草堂"的一些医案。

六、医案分析

下面我就借医案来说说我的临证诊疗思维。我准备了6个案例，都是有针对性的，就是针对前面提到的体气辨识、元气位势等，有成功，也有失败。考虑到时间关系，6个案例没办法全部讲完。我就将最重要的一个医案拿出来讲。大家不一定记，你们就专心地听，明白几个概念，然后回去再慢慢琢磨。

这是一个发烧的案例：

许某，男，79岁。（处在冬之生理体季，精不足为常态。在当今的运气、生活和医疗环境中，精较足是例外。这是体季的识别）

1929年正月初八出生。（因为他是急性病来就诊的，所以出生年月日不予考虑）

以发烧1天为主诉，于2007年4月18日下午就诊。（谷雨节气，二之气，少阴君火主气，大气处在升浮之时。用药要考虑大气这味药：春天是大气的升发，作用于人体的肝脏，对应于辛味药如桂枝、生姜等。如天气过热或过冷，不当其时而有其气，在医案中注明当天气温，相对于此节气是偏凉或偏温等。还有一种非其时之气，是人为制造的，如久居空调房致冬行春令、夏行秋令等）

形体中等，面色苍白。（发烧而面色苍白，矛盾证群，高度怀疑阴证。因为还有可能是相火不降柴胡类方证等，所以是高度怀疑而不是肯定。应四诊合参）

肌肉松软。（也是元气虚、脾虚的一个指征，再加上已经79岁了，这个就等于告诉你他的元气比较虚）

既往患病全是西药治疗，此次要求输液，经解释同意用纯中药治疗。（西药不是抗生素就是激素、维生素，压制症状，释邪攻正。治疗史可解释患者的平素症状和内必有压制的陈寒和药寒。我常给患者解释说，错误的治疗就相当于水沟臭了，用土来填埋，暂时不臭了仅是假象。过了一段时

间，一有风吹草动，水沟又臭了，而且更臭，更不容易清理）

刻下症：体温 38.9℃。（本案全部指腋温）

困倦思睡，两眼乏神欲闭，夜间浅睡易醒，入睡难。（是"但欲寐"证的另一种表述。"夜间浅睡易醒入睡难"说明什么呢？说明君火不静，是因为有失位相火侵扰。我诊桌上有一台电脑，患者的陈述，我马上把他的语言打进去。所以你看我的医案，有的是一些口头语，就是当时完全按照患者的陈述照搬进去的，没有经过任何修饰，这样最能代表元气要表达的意思。过后整理时有的才换成书面语）

咽不痛，轻咳，无痰，鼻塞流清涕。（肺位症状，是元气正面抵抗还是放弃抵抗，或相火失位？正面抵抗必有元气蓄积证，放弃抵抗必有元气不能固守的虚象，相火失位必有被格拒的局部热象，可在脉象上得到对应。单单靠这几个症状我们还无法分辨，应脉证合参。我们接着往下看）

口不干，自认为感冒要多喝水，所以大量饮水。（他说口不干又大量饮水，什么原因呢？你要追问他，患者不会主动告诉你。医者事先一定要对常人错误认识有个了解，这对证的真假辨识有帮助。问诊辨别真假，在医案中说明，并纠正患者的错误观念。告知口不干多喝水，反消耗身体的能源，用到不该用的地方去。同时提示君火不明）

浑身拘紧不适，无畏寒恶风。（我医案的每个"无"，相当于我们写西医病历，每一个"无"代表一个鉴别诊断，以排除什么病。"无畏寒恶风"说明无表证，"浑身拘紧不适"，但无表证；有经表症状，但无太阳病表阳证、少阴病表阴证。这属于太阳不开证。即使有恶寒证也不一定是太阳病表阳证或少阴病表阴证，你要看这个恶寒证是属表还是属里、属脏，从脉象来定夺。辨证要细到这个程度，你才有办法料事如神，就像一个大将在指挥作战，才能稳操胜券，不然你是没办法接手这样的患者的。《伤寒论》第 92 条云："发热、头痛，脉反沉，若不差，身体疼痛，当救其里，宜四逆汤。"胡希恕是将此条文的"身体疼痛"命名为血气外郁证，即太阳不开证，但不是太阳病。太阴不开，太阳也不开。少阴病脏寒证元气是正面抵抗，处在少阴枢时段；少阴病寒水证，元气是抵抗不力，处在太阴不开时段；厥阴病脏病是元气无法正面抵抗，反被格拒，处在厥阴不合时段）

手足身灼热。（医者必须要亲自切诊患者的额、颈、手心、手背、背、腹部、足趾、足背、足心和足踝等，判断他们之间热温凉寒及温差，以了解在位或失位相火所处的位、势。手足身灼热，说明手足身的温度一样。

请注意我用了"灼热"这个词以表示切诊热的程度）

常年口臭。（相火在前，必是失位相火，但何因所致，或者说病性为何，应结合体气、脉、证合参）

平素大便日二行，溏，臭味重。（大便色会如何？）

纳可。（过后分析）

舌质淡暗而胖，苔薄白。（阴舌，水湿之象）

脉浮促涩，稍重按则空。[阴脉。重按沉取是判断脉之阴阳的重要手段。无弦紧象，说明元气未处在正面抵抗的少阴枢时段或（兼）太阴不开时段，而是厥阴不合时段。以此断为厥阴病，元气是要先引失位相火归位破寒，而非先破寒使得失位相火自行回纳本位。脉可定性，由此可见一斑]

归纳一下：

望诊得阴象，再脉诊得阴脉，首先考虑三阴证。

其次，"平素大便日二行，溏，臭味重。常年口臭"，与口不干、面色苍白和38.9℃为矛盾证群也支持了阴证的判断。这是阴阳的辨识。

口臭、便溏、臭味重为失位相火客居阳明胃腑位和大肠腑位；手足身灼热和下午升高的体温也是失位相火，在肌表位；纳可说明无易饥纳旺的相火入侵脾脏位证；手足身灼热而非额热手温足凉，前者为里寒外热，后者为上热下寒。陈嘉璓《医家秘奥》言："盖真阳之火如灯中之焰，油愈多而焰愈小，又如炉中之炭，灰愈厚而火愈藏。灰也，油也，乃人身之真阴，故必真阴充足，而后此火不炽。"从相火失位证显且重，说明为精虚体气。这是体气的辨识。

一般来说，失位相火首先侵入表上，表就是肌表，即《伤寒论》所言"里寒外热""身反不恶寒"；上是头面五官，表现为两颧潮红、面颊红烫、唇干喜舔、口干喜饮水等；接着侵入阳明胃腑位，表现为恶心欲呕、呕吐、吐血、胃脘灼热等；侵入阳明大肠腑位，表现为肛门灼热、里急后重等；侵入肺脏位，表现为剧烈的咳嗽、黄痰等；侵入脾脏位，表现为易饥，饥时不及时进食就会出现低血糖的症状。所以我注明"纳可"，是为了说明失位相火还没有入侵到太阴脾脏位，是在阳明腑位往太阴肺脏位的路上。

浑身拘紧不适为太阳经血气外郁证，不可误为太阳病证，予桂枝等辛散走表药，反加剧相火失位。

我们回过头来看，前面提到的那些症状：轻咳无痰、鼻塞、流清涕，这是正面抵抗还是放弃抵抗？这是放弃抵抗：鼻塞流清涕为"真阳衰于上，不能统摄在上之津液"。这是元气放弃抵抗的表虚证，予"四逆汤力能扶坎中真阳，阳旺自能统纳，故治之能愈"(《医理圆通》)。

本乎阳者亲上，所以失位相火总是先往上走，一般最先出现头胀脑热等表上位的病证。我们现在整天听课，用脑时间一长，有的会觉得脑袋发胀，面颊红烫等；还有人一激动就脸红，这都是失位相火往上走的表现，所以相火总是趋最高位。患者反是面色苍白，说明精虚失位相火无法飘浮在上，而是一患病就入里居于肌表和腑位。上无相火失位显证，反现虚象，进一步说明精虚。

失位相火现在已在阳明大肠腑往太阴肺脏的路上，是不是很明显？寒象不显。而少阴病寒实证寒象是很明显的，少阴病如有相火失位一般是客居表上位，也可侵入阳明胃腑，但少见。白通汤证"利不止，厥逆无脉，干呕烦者"，"干呕"为阳明胃腑的相火失位证。精虚证、虚寒证寒象不显，失位相火成为矛盾的主要方面。显然为厥阴病而非少阴病，这是病位的辨识。

肌肉松软也是元气虚的一种表现。常年相火失位，而肌肉松软和脉象说明不是精虚证的外强中干，也不是弦绷得很紧、易断的那种。厥阴病以精不足为病机特点，但现在患者是表现为虚寒证。这是病性的辨识，是在定为厥阴病后的进一步细化，因此不用熟附类方。

阴阳的辨识，病位的辨识，病性的辨识，相火失位还是在位，正面抵抗或放弃抵抗及其路线，通过之前的分析全部可以得出结论。

少阴病脏寒证的相火失位不是矛盾的主要方面，而是次要方面，先把寒破了，失位的相火自然会回归本位。而厥阴病的虚寒证或精虚证，是先把外面的失位相火收回来破寒，这两个是截然相反的，一个是先升，一个是先降。这是得正治后病证的演变得以正确预料的前提。

说到这里，大家想一想，应该用什么药？我提示一下，以体气的辨识为指南，因为他常年口臭，经常大便臭，相火失位是长时间存在的。

实际上我们在座的很多人都存在相火失位。你们不要以为相火失位是多么危重的症状，太普遍了，相火失位无处不在。举个例，冬天我们长时间坐着打电脑、写文章，在那儿很专注，连续几个小时后，会头脑发热，面发烫，脚冰冷，这个就是收不住、相火失位。所以满面红光不是好事。现在难得遇见几个人身体真正好，特别是这个季节还满面红光，你去按他的脉搏，多多少少会有一些硬象。

处方：炙甘草 10g，干姜 5g，黑附子 6g，肉桂 6g，生龙牡各 4g。2 剂。（四逆汤加生龙牡为祝味菊的温潜法。为何要加肉桂？肉桂是近树干下部的皮，应象于由外往里收，由上往下收，即引失位相火归位。肉桂不加效果是否会有出入？姜附量是太大还是过小？这个药开两剂是有道理的，为什么开两剂？开完药你要给患者做怎样的交代？来自何方，去往何处？你心里要十分清楚。尤其是厥阴病，有没有经过厥阴病表证？患者有经过表证，因为他有浑身酸痛，然后再进入厥阴病脏位，表现为虚寒证。来的是这样，去往何处呢？如果通过正确的治疗去往何处？如果再经误治他又会去往何处？我们这个是正确的治疗，服药后会出现什么症状？大家想一下）

隔 3 小时服药 1 次，下半夜安睡不必服药。嘱服药后体温会明显下降，但会有反复。（为什么说隔 3 个小时呢？为什么强调下半夜安睡不必服药？升高的体温绝大部分为失位相火，元气已经通过身体语言告诉你要先降才升，所以我告诉他服完药体温肯定会下降，但是之后会有反复，反复是为了破寒。而且相火归位以后，就没有失位相火扰心君，所以睡眠肯定会改善。那为什么要交代下半夜安睡不必服药呢？因为老年人求愈心切，他就为了快点好有时候下半夜会挣扎爬起来服药，医者对患者的心理要有一个清醒的认识，事先料到可能出现的情况，交代清楚）出现流涕加重为排病反应。（我为什么只强调流涕加重，不强调其他？没说腹泻等胃肠道反应？书上不是说要出现胃肠道反应吗？为什么只强调这个？）

4 月 19 日上午复诊：诉昨晚 5 时、8 时、10 时各服 1 次药。服药后半小时各测 1 次体温，分别为 38.4℃、38℃和 37.6℃。（肌表失位相火分次分批收归入里。这就是为什么要求患者隔三小时服一次药，也是顺应元气位势的具体体现）

昨晚纳呆，今早觉饥，纳复常。下半夜矢气频频，今早大便成形。（得正治后大肠腑失位相火收归胃，故"昨晚纳呆，今早觉饥，纳复常"；大肠腑位邪退正居：则"下半夜矢气频频，今早大便成形"。所谓的邪是不在其位，退往何处？阳明胃腑位；所谓的正是得居正位，是指肌表失位相火收之入内之大肠腑位，继则正破寒除：4 月 20 日上午"排一次稀水样便，量不多，味臭，色黄。"胃腑失位相火收归经表位："浑身拘紧好转"。经表位的失位相火收归脾脏，但元气自度能量有限，无法破除需要有更多能量才有完胜把握的脾脏位陈寒，所以未在脾脏位停留，直接入肺脏位破寒："喷嚏连连"，至 4 月 20 日下午四诊时仍"频频打喷嚏和流清涕，见风则咳"。

二者示太阴开，太阳也开。初诊时是放弃抵抗，此时是正面抵抗，我这边没用二，没用三，都是用一来解释）

7时服1次药，体温37.4℃。（上午体温不高，说明相火失位已退居次要矛盾。说明此次战役没有破陈寒的迹象）

未出现畏寒汗出症状。（我强调此症是为了说明什么？这种患者有没有可能经过一天的治疗出现破陈寒迹象？有没有可能出现恶寒、汗出？我书上提到汗出是地气的上升，是破陈寒的前奏。这种患者是不可能的，他只能够把现有的新寒破除，正邪相安无事）

刻下症：浑身拘紧好转。（如果是在座的同道看病，你仅得知此症，会推导出什么结论？太阴得开，太阳也得开。潜台词是元气已顺利度过厥阴阖和太阴开，处在少阴枢的正面抵抗阶段。太阴未顺利开启，太阳必不开，这是规律。见有不管是表证，还是表症，不要仅想着辛散解表，体气不足要先从里治起，里太阴得开，表太阳自开。

我读医案，不是把医案仅从医的角度读，有时是当作敌我战争来分析。我是把元气当作一个实实在在的人、一支部队在跟敌人战斗，跟寒气抗争，这样更好理解；或是当作破案来找头绪。医家所谓的验案，往往我并不认定他的治疗就是最好的方法、最佳的方药，我有我自己的判断，并分析出道理。

再一个，患者的陈述是元气语言。古代医家很讲究修道、内证。现在我做不到，那么患者在患病状态时，病情的发展，不论正治或误治的过程，他的身心感受都是一个很好的元气语言，这对医者把握元气、顺应元气位势具有很好的参考价值。

六气开阖枢，简单地说就是十指相交成一十字形。比如说两个相对的扇面，一个是太阳，一个是太阴，这两个相互关联。这边一打开来，那边也打开了，所以太阴开，太阳也开，太阴开、太阳开是相伴而行的。相火收藏归位以后，厥阴阖就是太阴开，太阴开，太阳也会开，此开就是彼开，此阖就是彼阖，六气还是一气。

从这个来理解，开阖枢就是这么简单，所以你一看这句话马上知道相火完全归位了，已经进入正面抵抗了。

太阴如果未开，则太阳不开，太阴如果不开，则厥阴不阖，因为太阴是心肾相交的通道。我反复强调太阴的重要性，太阴即胃肠道，是人体最大的管道，首先要把它疏通开，生也太阴，死也太阴。太阴就相当于京珠高速公路，今年发生雪灾，京珠高速公路一拥堵，影响了大半个中国的生活和生产。所以首先要疏通这条生命要道，没有打通，影响一大片。如果谁告诉我，经过治疗病好了，但胃口不开了，大便拉不出来了，这绝对是误治，你不要看表面征象。另一方面，虽然体温还高，或还在拼命咳嗽，但能吃会睡，这个不要担心。这个你心中有底，处在正面抵抗。在正常的轨道上前进，完全在你把握的范围内，不要紧张）

口不干。（为何交代此句？是担心阳复太过，也是当时的问诊内容）

鼻塞流涕轻咳仍有，无痰。（相火归位破寒之象，这是正面抵抗。但正面抵抗力量有限，还无法进入大规模的抵抗，只是前奏，不是正曲，不是进入真正的全面交战）

舌象同前，脉有弦象。（弦说明正面抵抗，当然大部分还是原来的脉象，但是已经有弦意了。大家想想下面该如何处方下药？怎么下医嘱？）

继服前方。（当然除了交代这个，还要求他下午复诊）

4月19日下午三诊，午后3时体温38℃，喷嚏连连。（失位相火收归入肺脏位破寒征象，这是正曲了）

口不干。（当时的问诊内容，口不干有特定含义。因为精虚的体质，如果用辛热剂，要担心阳复太过，怕损精。精气不足，怕它往精虚证发展，虚寒证的进一步发展就是精虚证。所以说你要想好退路，想好怎么前进，进退都要考虑清楚。特别是在治疗急危重症的时候，要做好进退几步的思想准备，并事先备好药。祝味菊在《伤寒质难》厥阴病篇里提到厥阴伤寒逆转的五条去路："厥阴伤寒逆转太阳者，不药而自愈；逆转阳明者，得凉则安，失凉则死；逆转太阳者，得助则生，失助则死；逆而不转者死；既转则治疗不当者亦死。"实际上我临证体会厥阴病还有转出少阴、太阴病者。所以你事先料见它可能会往哪一条路走，做最坏的打算。是不是五条去路都有可能在患者身上出现呢？你要看他的体质。像这种患者，如果姜附剂用过的话，就有可能往精虚证方向发展，就是肝气疏泄太过，肺气敛降不足。当下的运气和患者的体气决定了不可能逆转至阳明病。这时候我们准备好熟附剂，准备好退路。如口干示阳复稍过，是停药、转方或太过为邪的指征，后者医者要反省方、药、量的不足之处）

中午食欲好。（厥阴得阖，相火归位，太阴得开，得正治太阴开是第一步。归位的相火一定是先开太阴。由纳复常至食欲好，说明归位元气量由少至多）

午睡香。（太阴为心肾相交要冲，太阴开，心肾马上得以相交，故午睡香。身体是非常聪明的。我用到"香"这个词，也是患者自己的语言。我们这种年龄要睡觉香甜都很难。醒来你要神清气爽，要有深度睡眠，那种雷打不动的深度睡眠才可能出现。他是一个上70岁的人，主动说午睡香，说明已很长时间没有尝到过睡觉香的滋味了。因为长期相火外越，心肾不交，失位相火扰心，可想而知在平时睡觉质量肯定差）

手足热。（与之前的"手足灼热"不同，为在位相火致"手足热"，并处在少阴枢阶段。前面是用"手足身灼热"，现在是"手足热"，这不仅有质的不同，还有量的差别。没说他身，因为躯干体温已降了。二者的"手足热"意义一样吗？前面的手足灼热如果说大部分为失位相火，那么此时手足热就是在位相火的成分更多，不排除有失位相火，但是失位相火很少了，因为脾主四肢嘛。他的体质常年处在相火失位的状态，所以手足热的话不一定是好事。有时候跟人家握手，人家会说你这个手怎么这么冰啊，你血脉不通，很虚啊。叫我说实际上你手太烫也不见得是好事）

舌象同前，脉弦，重按力度增。（脉象说明失位相火归位进入正面抵抗，与处在少阴枢阶段相应。少阴枢就是正面抵抗）

处方：炙甘草20g，干姜15g，黑附子10g，生龙牡各4g。2剂。

嘱隔3小时服一煎，下半夜寐香不必服药。（再次给患者强调得以安睡不必服药。我为什么要加大药量？患者心急啊，平时吊瓶一天就好，到我这儿看了两天病还未全好，他心急。他急就影响到我了，我想让他尝尝中医的疗效，领略中医的神奇。但是他心急，我就认为加大剂量效果会快些。那我们看是不是快，是你听元气的，还是元气听你的。然后才好理解我所说的"顺应元气位势"的"顺"字）

如汗出及时更衣。（为什么要强调这个？如不更衣会如何？如何交代？汗出是热汗还是冷汗？这是从细处入手，我书上有提及。患者服药后如果预见会出汗，我会交代：汗由多转少、由热转凉，这时候要及时更衣，说明阳气开始后撤，没有抵抗，或者说停止进攻了。如果太早更衣，可能会影响到阳气的正面抵抗，这个我自己包括患者都会有体会。如果刚流点汗，你起来换衣服、上个厕所，汗就收回去了。这时候你应静静地躺在那儿，你会体会到汗慢慢地冒出来，等到汗快要收、你觉得身上有点凉了，这时起来换衣服才恰到好处。太迟可能会受凉，特别是背上湿湿的，很容易重新着凉，寒邪湿气因此再入。更衣太早、太迟都不行）

如腹泻热退暂停药。（交代此句的意义是：经过阳明阖，进入太阳开，表示六气轮回的结束，考虑为少阴负趺阳之机的出现，要更方或停药。如本应更方或停药但继用原方有过耗精气之弊。"伤寒论坛网"有位网名为"中医武将"的会员有一句话："想让真邪分流易，莫让阴精暗耗难。"治病你要退烧、止咳，大家都有这个本事，关键你要做到：花最少的钱、最少的能源达到最佳的效果，能耗比最高。跑100公里，花相同的时间，好的车用10公升汽油，差的车用15公升汽油。我们医生也是这样，要有最好的疗效，又要用最少的消耗。这就要求我们步步为营、前瞻后顾）

4月20日下午四诊：患者求愈心切，诉昨晚6时、9时、11时、下半夜2时、今早6时各服一煎药。（我已经强调下半夜不要服药，他还挣扎着起来服药，他想当然地认为已经治疗三天烧也该退了。这种情况还是君火不明，不明是精虚决定的）

服药后立即可以入睡，寐香。无汗出，无畏寒。（再次交代，说明此次元气无破陈寒的任务，元气见好就要收）

今早体温37.5℃，排一次稀水样便，量不多，味臭，色黄。（阳明阖，为能量的宣泄，之前为元气的蓄积。黄是土色，他没有排黑便，说明不是排陈寒或底寒，排陈寒会出现黑或褐色的大便。这时味臭跟相火失位的臭一样吗？这是元气正面抵抗的身影，只要抵抗总要消灭一些寒邪，总要付出代价，所以这个味臭跟前面的味臭意义不一样，为能量的宣泄。之前有元气的蓄积，这个元气蓄积的时间长吗？不长。程度重吗？不重。这也是在告诉你无法排陈寒。但大便量不多，说明仅是前奏，还会有正曲，可料见还要再排一次溏便）

刻下症：体温37.1℃。（指腋温，上午体温37.5℃，下午37.1℃。体温下午比上午还低说明了什么？这也说明阳气在后撤，没有继续调集兵力正面抵抗）

频频打喷嚏和流清涕，见风则咳。（元气在太阴肺脏破寒之象。体温是当下的体温，而具体症状是患者陈述既往的病情）

口不干，有津液上承。（这是问诊问出来的，患者不会主动告诉你。说明了什么？津液上承是甜甜的，若有若无，有人会比较多。我自己有体会，有时候吃点附子理中丸，口中的津液上承。人体就是一个很好的水源啊。我们如果到风景名胜看一下，高山上为什么还有水？水你给它取出来它会再冒出来，保持一定的量，不溢不枯，真正健康的人体也是这样。津液上

承说明什么？说明肾水活啊，心肾能够相交，脾气能够转输）

手足热。（再次强调手足热，手足热说明相火还在继续抵抗，虽然已经开始后撤了。由手足身灼热至手足热，不仅是质的不同，而且有量的不同。质是相火失位或在位，量是位居肌表相火的多与少。同时，我们可以思考一下对于精不足为常态的冬之体季和常年的相火失位患者，是否会出现手足身灼热的在位相火破寒证象？由此来领悟体气辨识的意义）

舌脉同前。（这时间你们想一下，要开什么方。不要以为我开的方就是对的，就都是最好的。我从来不认为我的方案是最佳方案）

处方：炙甘草20g，干姜15g，黑附子10g，生龙牡各4g。2剂。

4月21日上午五诊：诉昨晚5时、7时和10时各服药1次。

寐香，口中持续有津液上承。（肾水活，水火既济之象）

手足温。（由手足热至手足温，没有质的不同，但有元气量的差异，说明元气开始退防。这时候元气有没有发出求助的信息呢？）

食欲佳。（太阴得开，且是始终处在开启的状态，这是原则，是由脾胃的重要性决定的。如之后食欲有变化，医者要考虑是否有用药失误的因素。从开始的排溏便，再下来纳香、食欲好，再至食欲佳，并不是说太阴开你就是以食欲启作为指征。有的时候太阴虽开但他不想吃饭，不想吃饭的时候，他一定想睡觉，且睡得很香。元气认为这时候脾胃功能还是比较弱，要让他休息一下，赶紧去睡觉，以储备精气）

精神好。（正占上风之象，是停药、转方的指征。停药是人体自我疗能发挥作用，转方是还需药物助人体一臂之力）

轻咳，痰多，色白质稀。（肺脏的破寒行为，但这是脏腑功能恢复的亲力亲为，而非肾中激发元气的作用，与"手足热""精神好"相呼应）

今早排便1次，稀溏量多，色黄，味臭减。（大便由上次的量少至此次的量多，为正曲。味臭减，色黄说明元气已露退防的迹象，或者说元气将余下的任务，即处理肺脏寒邪的任务交给脏腑处理。正因为没有破陈寒的任务，所以战局不长，战况不剧，与患者体气相应。由此可再次看出体气辨识的重要性，在体气辨识准确的前提下，你才能够料事如神，料到他病程大概有几天等。我说的那个发烧治疗病程达10天的7岁的小姑娘，因为她体气较壮实，第一次就诊时，发烧40℃还很精神，眼神灵活，对答如流，自己走进来，不要家人抱着。当时望诊就断体气实，存在破陈寒可能）

早7时体温37.1℃，舌象同前，脉弦，重按有力。（我当时是这样考虑

211

的：认为患者的基础体温应该低于36.5℃，为什么？我临证接诊很多三阴病患者的基础体温，即腋温很少超过36.5℃，有的才35℃。我自己的基础体温是36℃多一点。你们可以自己量一量，你们的基础体温是否能够达到37℃。大部分人达不到。因此我认为他的基础体温应该是低于36.5℃，现在他还高于这个温度，说明还要继续用药。因为身体已经告诉你——口中津液上承，我了解此为退兵信息，所以我嘱服药次数减少，1天只服3次。但没有准确判断出还有转方的信号，所以嘱继服四逆汤。

实际上这个时候就应该转方了。我今天告诉你我的用方是错误的，我没有听从元气的指挥，想当然地去用药了。

这个涉及很大的诊疗技巧：如何转方，什么时候转方。《伤寒论》厥阴病篇里有这么一句话："少阴负趺阳者，为顺也。"三阴病则水来侮土，治则土能制水或固水或克水。这也就是李可老师所说："三阴统于太阴"，也就是我强调太阴首先要处在开启状态的原因。《四圣心源》有一段话："但土虽克水，而百病之作，率由土湿。湿则不能克水，而反被水侮。土能克水者，唯阳明承气一症。其余则寒水侮土者十九不止。土溃则火败，故少阴一病，必寒水泛滥而火土俱负，其势然也。"我是将此句理解为病位、病性和方证变更的证机识别要点。我归纳了这么一段话：失治或误治，趺阳负少阴，由一次又一次的量变促成质变，导致少阴病与厥阴病病位、病性或方证的更迭；得正治六气的每一轮回均是土能克水量变的累积，发生质变后为方证的位移；继则小的质变累积成大的质变为病性或六经病位的变更。在出现每一六气轮回经阳明阖的太阳开后，医者都要注意是否有方证的更迭，从而及时更方、加减药物或做剂量的调整。排陈寒者可以据便味臭减、便色由黑或褐转黄渐成形为指征，更多厥阴病无法排陈寒者，关键指征是口中津液上承或口干转不干或口淡变口干等，而非拘泥于溏便、呕吐、纳欲启等显证，同时要避免尚未出现真正意义的阳明阖而误断，随意更方导致治疗的曲折）

继服四逆汤，1日1剂，日服3次。（仍予大剂量姜附剂，一过；仍在用四逆汤，二过。你们想一下，应该用什么方？继续用原方会出现什么样的变证？他要往何方去？）

4月22日上午六诊：诉昨晚体温37.1℃。夜寐不安。（从"寐香"到"夜寐不安"，什么原因呢？和初诊的"夜寐浅睡易醒"是否一样呢？不一样，这是属于相火不降扰心不宁之证，初诊是相火失位）

咳嗽频，痰不多，色白。（不降相火致肺气不敛之证。这个咳嗽跟前面的咳嗽一样吗？前面咳嗽是排病反应，这个是吗？）

口干明显，饮水稍多。（这是相火不降，全部是相火不降的表现即燥。燥可以分温燥和凉燥。所谓温燥，你就想一下桑拿房的干木条，热气蒸得很脆了；所谓凉燥就是刚从冰箱里拿出来的食物很干，但是温度升了，一下子回潮变软、变湿了）

喝水则咳嗽减轻。（相火不降是因为肺气不敛，可以联系到我前面所说的小柴胡汤黄芩的作用。身体已经告诉你需要水了，所以你要判别一下是凉燥还是温燥，是燥气不及还是燥气太过？身体是非常聪明的，他都会告诉你，有自己的语言。喝水则咳嗽减轻，说明肺金敛降不及，属于温燥。水可助肺金敛降，即"天气下为雨"的功能体现，但作用有限，所以仅是减轻）

汗出少。（点出此证是为了说明什么呢？如汗出多还要考虑是否转为精虚证，要易以大衍方）

今早排1次稀溏便，量不多，色黄，臭味不著。（由之前的"味臭减"至"臭味不著"，量由多至不多，元气再次提醒破寒任务已完成，不可再予姜附剂）

既往有鼻窦炎，一天到晚鼻涕似水龙头流不停，现已明显减轻。（元气告诉你已经停止破陈寒的任务，没有正面抵抗了）

体温36.7℃，不疲软，食欲可，无畏寒，手足不温。（元气第3次发出退防的信息。虽然有相火不降，虽然有夜寐不安，但是不疲软，说明这不是三阴病，而是什么？大家想一下）

头晕，爬楼梯时胸闷。（相火不降，上焦不通，对应于《伤寒论》原文的什么症状？大家再想一下）

舌质转淡胖嫩，苔白腻。脉浮弦，重按空。（应该说我当时对他的脉象不是十分注意。实际上患者的陈述和不适症状已有提示，这时候我应该去关注脉象是左大于右，还是右大于左，三部脉象如何？但我当时没注意这些，当时一根筋地认为患者的基础体温应在36.5℃以下）

处方：炙甘草10g，干姜5g，黑附子6g，麦冬4g，五味子2g，生龙牡各4g。1剂。（这个方子你们认为对不对？如果是错的，那正确的方应该是什么呢？）

学员：麻黄附子细辛汤。

213

庄严：不是。我提醒一下，头晕、爬楼梯时胸闷，还有夜寐不安。这时候应该用什么方？身体很聪明，他会告诉你，只不过我们不能准确判断而已，包括我自己也有误断的时候。

4月23日下午七诊：诉夜寐易醒，醒后不易再入睡已2天，昨晚下半夜2时醒来无法再入睡，今天中午也无法入睡。（相火不降扰心君，君火不安。用错了药，相火不降，比前面是不是加重呢？此时我们要引申出什么症状？烦！再联想到小柴胡汤的"心烦"，柴胡桂枝干姜汤的"心烦"："胸胁满微结，小便不利，渴而不呕，但头汗出，往来寒热，心烦者。"前面的"头晕"为"少阳之为病，口苦，咽干，目眩也"之"目眩"的引申证；"爬楼梯时胸闷"为"胸胁苦满"或"胸胁满微结"的引申证）

不疲软。（这是我问诊问出来的。"不疲软"要告诉我们什么信息？如果是属于少阴病或厥阴病的相火不位，这个时候应该是疲软，应该"但欲寐"或有"但欲寐"外观，而不是仅有睡眠不好的症状。再联系之前的"精神好"。说明此时为不降相火的柴胡类方证而非相火失位少阴病、厥阴病的四逆类方证）

夜间口干，白天口涎多。（白天口涎多是什么病机？这个很容易理解——脾虚；夜间口干为相火不降，实际上还有另一层意义——精虚。我们可以联想一下，张锡纯在他的《医学衷中参西录》里提到用枸杞治疗夜间口干。他自己晚上睡觉口很干，旁边都要泡着枸杞水，起来喝一点。枸杞大家都懂，是作用于肾，补肾精，阴中有阳。容易或经常表现为柴胡类方证的患者都是因为精虚体质。我临证碰到不少患者，一患病，就表现为柴胡类方证，予柴胡类方1～3剂就好，甚则一煎就有显效。他自己也很清楚，家中常备柴胡桂枝干姜汤。但他的本质、体质特点是精虚。症状缓解了，我们要从补精、调理脾胃入手，助他精气生长才是根本。所以"夜间口干"的潜台词是精虚，跟他前面的体质特点就联系在一起了）

衣服减则咳嗽。（这是什么证？翻译成张仲景的语言就是"恶风"，患者不会明确地告诉你他"恶风"。他会通过其他的语言间接提醒我们有恶风证。医者要善于触类旁通，明确恶风的引申证）

喷嚏哈欠连连。（这是什么证？也是恶风证、太阳不开证。跟前面的喷嚏是一样吗？前面的喷嚏是正面抵抗，这个是正面抵抗吗？这是太阴虚，跟前面的口涎多是一样的道理。这就把太阴不开、太阳不开联系在一起了。所以同样一个症状，在不同的时间，意义不一样。同一个症状可能包含几

个因素共同作用的结果）

原有左肋骨部疼痛，现稍缓。（与之前的"爬楼梯时胸闷"同为柴胡桂枝干姜汤证的"胸胁满微结"，即柴胡证，说明此前就应转用柴胡类方。当时没有考虑到柴胡类方证，就没有主动问患者。已经痛两天了，说明也误治了两天，按理脉象应该有提示）

刻下症：体温 36.7℃。流鼻涕明显减少。（在位相火抵抗渐少。因药误，逆元气位势，元气对误用药能应答而转变为不降之相火。可见，正邪无非是元气的在位或失位之别。在位相火停止抵抗了，因药误转变为不降之相火。外感、内伤都是本气治病。彭子益的《圆运动的古中医学》一书给我最大的启发就是"本气治病"。祝味菊在《伤寒质难》也有相同的提法："六淫为刺激因素，既病而六淫不复存在。六淫造病，有如媒妁然，及其既婚，媒者休矣。"说到底也是强调本气自病。误用了相同的药不是说一定表现为柴胡类方证，还是由体气决定的）

食无味，但食量可。（这个你们联想到什么症状？我们翻译成张仲景的语言，即"默默不欲饮食"证，少阳病。与"食不下"和"饥而不欲食"不同："默默不欲饮食"是神情淡漠，不想吃饭，如强吃还是能吃得下，这是少阳病；"食不下"，不排除主观上不想吃饭，但更主要的是指腹部不适，容不下食物，强吃而不能吃，这是太阴病；"饥而不欲食"是指有饥饿感，但腹中空空如也，却不想吃，这是厥阴病。"食量可"结合之后的分析为脾虚阴火证所致）

夜间醒时口苦，白天无，口臭扑面。（这时候口臭和前面的口臭意义也不一样了，这时候的口臭是相火不降而非相火失位）

大便溏，手足凉。（从手足灼热到手足热、手足温，最后手足凉。"手足凉""大便溏"与之前的"喷嚏哈欠连连"为组合证群，为脾虚证。手足凉还有部分是柴胡证。大家可以想一下，这个时候大便会臭吗？颜色怎么样？量如何？你们可以推导出来）

手心温。（手心温为脾虚不能伏火的阴火证，也可能是胃阴不足，但如是胃阴不足，用了麦味应会缓解，所以予排除）

舌象同前，脉取在中部弦，重按空。（这个时候要如何处方？）

处方：柴胡 9g，桂枝 8g，干姜 5g，菟丝子 6g，炙甘草 5g，黄芩 4g，牡蛎 3g，天花粉 4g，开水泡服，早七时，下午四时，晚睡前各服一杯，2剂。（柴胡桂枝干姜汤加菟丝子，这是三七生先生的常用方，量也一样。但

215

是我告诉你，这不是最佳方案。这方有效，方、药都没错，加菟丝子也没错，因为他精不足，但是量有问题。要考虑处在少阴君火主气，大气处在升浮之时，药量还可精益求精，柴胡用4g，桂枝用3g。桂枝针对"衣服减则咳嗽"的太阳不开证，并加党参5g，生白术5g兼顾脾虚以伏火。柴胡和桂枝量过大，而且他精不足是常态，要考虑可能因此加剧相火不降和脾虚阴火证）

4月25日上午八诊：诉睡眠改善，夜寐醒来三四次，过半小时能再入睡。咳嗽不剧，痰少，在家或添衣咳嗽少，吹风咳嗽加剧。（说明太阳部分开启，我们马上要想到太阳能够开，太阴也要开，这两个是互相关联的。他这个时候只是部分开，说明太阴没有完全开启，说明脾虚的症状还没有完全改善，所以六气还是一气）

喷嚏连连，涕减少，口苦口干，饮水稍多。（这个口干的意义是什么？是脾虚津不上承）

口臭减轻，大便较前成形，日3次。（成形的大便与姜草温脾用药有关，更主要的是因为我们用了黄芩、柴胡，把在上面的不降相火降到脾胃来。我们的身体上的能源都是有用的，不要随便浪费。你用药准确，身体会给你处理得很好。此时咳嗽，仍然有气虚的因素，因为太阴未完全开启，太阳也未完全开启，所以仍然"吹风咳嗽加剧"）

纳可，手足凉，午后手心发烫。（凡属于柴胡桂枝干姜汤证都明显减轻，如睡眠、喷嚏、口臭、大便、食欲；非此方证的"手心发烫"证依旧，仍有咳嗽，说明还有脾虚和阴火的因素。说明当下脾虚为主要矛盾，也证明之前应合用理中汤）

既往的诸多不适，如痛则欲便、凌晨四时溏便、口臭、清涕直流等症状明显改善，特别是大便味臭明显减轻，手足常温转为手足凉；昨天上午体温仍为36.7℃，下午37.1℃。舌象同前，脉弦。（这说明元气要收归中土、停止作战去休养了。为什么我们用柴胡、桂枝的量偏大，却基本上达到我们预期的效果呢？这就是身体的聪明性。用药虽然不能与元气位势一一吻合，但是它能够朝着它应该走的方向走。所以说你们认为处方开得如何好，有时候没有完全跟元气的位势丝丝入扣，只不过身体的聪明性来帮助你纠正了你药方的不足）

处方：党参5g，炒白术5g，干姜5g，炙甘草5g，麦冬4g，五味子2g（杵）。2剂，开水泡，三餐前服，1日1剂。（用理中汤大家应该都无异议。

你们可以想一下，我为什么加麦冬、五味子？麦冬、五味子是因为考虑到节气，这时候大气升浮，我们帮他收降一下。因为春天是辛温发散，对这种精不足的人太过了。如果是夏天可以用生脉四君子汤或四君子汤、大衍方，如果是秋天可仅用理中汤）

7月16日遇到患者，诉服最后两剂药后，诸症全解。现今口臭明显好转，睡眠改善许多，一夜醒来两次，隔10分钟可再入睡，较之前一夜醒来过三四小时再入睡有天壤之别。大便虽仍溏，但以往的恶臭明显减轻，手足常年灼热也减轻许多。（患者如果复诊，再用药，体质还会好转。因为到了这个年龄没有欲望了，无所求了，就像小孩子，治疗的效果会很好。不像我们这些人欲望多、需求多、功利心重，所以治疗的效果不好。如果继续用药，使中土得以伏火、生精；之后经过秋冬的收藏，到第二年的春天，体质会有很大的改善）

通过这个医案我想说明：体气辨识的重要性；元气位势辨识的重要性；"本气自病"概念的树立；失位相火得正治的路线，包括失位相火的演变路线；过用姜附剂之弊；相火不降与相火失位的区别等。当然这个医案如果你再深入研究，还可以学到很多东西。

实际上我今天这堂课就是为了说明我的一个诊疗思维。我的辨证分五个层次：阴阳的辨识，病位的辨识，病性的辨识，方证的辨识，药物加减、数量、剂量的辨识。要细到这个程度，才有办法掌控全局、效如桴鼓，并提高患者的顺从性。好，我今天的课就讲到这里，谢谢大家！

谈谈我的三阴病诊疗思维

火神派与伤寒派"方证相对"

冯世纶 刘观涛

无数中医学习者、临床者都会发出这样的感慨：对于《伤寒论》，所阅之书既多，则反滋困惑而茫然不解，乃至临床水平难以提高，"效如桴鼓"的境界堪称"遥不可及"！

这样的困惑，很多当代经方临床家也曾有过，但是通过反复研读《伤寒论》，并向历代经方大师诸如徐大椿、曹颖甫、恽铁樵、胡希恕、刘渡舟、范中林等潜心学习，他们终于走出像大家一样的迷茫、彷徨甚至失望，最终临证思路清晰明了，亲身验证经方效如桴鼓之妙！

而对于现代中医临床家而言，"火神派"大家范中林、"伤寒派"大家胡希恕等临床名家的辨证论治，给我们的就是这种魅力！

我们先看被誉为中医"火神派"代表人物之一范中林的一则六经辨证医案
冉某，女，72岁，成都市居民。

第一步：中医辨证
1975年4月，感冒后鼻内出血。就近至某医院请中医治疗，诊为肺热。连服清热解表剂，病势不减。家人急用云南白药塞鼻内，用三四瓶后，血仍渗出不止。延至第六日，到某医院五官科诊治，无效，遂来就诊。

鼻衄已10日，鼻腔出血仍阵阵外渗，血色暗红，面色苍白；饮食难下，四肢逆冷，恶寒身痛，微咳；舌质暗淡，苔白滑，根部微黄腻。

第二步：辨证分析
恶寒身痛，表证。
舌质暗淡，面色苍白，四肢逆冷，血色暗红，阴证。
苔白滑，根部微黄腻，微咳，水饮。

第三步：综合分析
证属寒中少阴，外连太阳，属太阳少阴证。
阳虚之人，外感寒邪，正气虚弱，血失统摄，阳气被遏，脉络瘀滞，血不循常道而外溢，发为鼻衄。

第四步：方证相对

治以表里双解，佐以温经摄血。

法宜助阳解表，温经摄血，以麻黄附子细辛汤加味主之。

第五步：药证相对

方中重用附子，温少阴之经，解表而不伤阳气；麻黄不配桂枝，并重用炙甘草以制之，则不发汗而祛邪。

处方：麻黄 10g，制附片 60g（久煎），辽细辛 3g，炮姜 30g，荷叶（醋炒）10g，炙甘草 20g。2 剂。上方服 1 剂，出血减；2 剂后，血全止。

再来对比伤寒派大家胡希恕先生的一则伤寒医案

唐某，女性，40 岁，1980 年 1 月 19 日初诊。

第一步：中医辨证

1979 年 3 月出现哮喘，经中西药治疗不缓解。

前医以三阳合病用大柴胡汤合葛根汤加生石膏加减，服 38 剂不效。西医诊断为支气管哮喘。

近症：白天无咳喘，但有鼻塞流涕、头痛、背恶寒、但欲寐，晚上胸闷喘息，喉中痰鸣，吐少量白痰，口干不思饮，大便干，脉沉弦细，苔白根腻。

第二步：辨证分析

背恶寒，头痛、鼻塞流涕，表证。

脉弦细，但欲寐，表阴证（即少阴病）。

脉沉、苔白根腻、晚上胸闷、喘息、喉中痰鸣、吐少量白痰，里有痰饮证。

口干不思饮、大便干，津虚寒结。

第三步：综合分析

少阴表证夹饮。

第四步：方证相对

第五步：药证相对

治以温阳解表、祛寒化饮。

予麻黄附子细辛汤：麻黄 6g，细辛 6g，炮附子 6g。

结果：上药服 3 剂，鼻塞明显好转，头痛减，增加附子用量，经服 2 个多月，喘平。经追访 3 年未见复发。

作者注： 胡希恕先生运用经方大多采用原方原量，故临床时常将"方证相对"和"药证相对"合二为一。

在召开此次"扶阳论坛"大会之前，笔者曾向学员做出调查，发现他们最为困惑的是："火神派"的疗效卓著，但感觉最困难的却是在临床中进行具体应用。笔者对"火神派"代表人物范中林非常敬仰和推崇，发现胡希恕先生等提出的"方证相对法"，可以作为破解临床应用难题的一把金钥匙。中医名家任应秋教授认为："我看到过一些有经验的老先生，使用经方的疗效都非常好，其关键还是'方证相合'。"伤寒大家刘渡舟先生认为："认识疾病在于证，治疗疾病则在于方，方与证乃是伤寒学的关键。"南京中医药大学黄煌教授讲道："对经方派中医来说，'方证相应'永远是临证始终追求的最高境界。"

我们认为：历代运用经方或时方的名医，虽然学术体系各异，但都能应用其方药治好疾病，最关键的原因在于暗合"方证相对"。

首先，简单提一下胡希恕先生。伤寒名家刘渡舟高度赞赏胡希恕先生的伤寒临床水平：群贤会诊，高手如云，唯先生能独排众议，立方遣药，效果非凡！中医大家任应秋教授则评价胡希恕先生"临床善用经方，出神入化"。当代名医任继学教授也曾在与谢海洲教授的谈话中追忆胡希恕先生的经方疗效，称赞不已。而身为伤寒大家的陈慎吾先生，在其母亲高龄患病之时，数次邀请好友胡希恕先生诊治，胡老运用经方，药到病除，传为美谈。和很多常见的经方应用体系不同的是：胡希恕先生在应用经方时，舍弃了"脏腑经络辨证"，走出了另一条经方之路。

胡希恕先生认为：经方医学的核心，是"六经辨证和辨方证"。

具体来说："八纲"是指表、里、寒、热、虚、实、阴、阳。其中，病位主要在于八纲中的表里。胡希恕先生提出：其实表、里的中间还应有个"半表半里"。

病情主要在于八纲中的阴、阳（具体包括寒、热、虚、实）。那么，胡希恕先生认为：上述病位（表、里、半表半里）和病情（阴阳）的结合，则构成了"万病的总纲"——六经。

病情 \ 病位	表	里	半表半里
阳	表阳／太阳	里阳／阳明	半阳／少阳
阴	表阴／少阴	里阴／太阴	半阴／厥阴

胡希恕先生认为："其实六经即来自八纲，乃万病的提纲。"所以，胡老不赞同"六经源自经络"的观点，认为六经与经络、脏腑、气化无对应关系，只与八纲密切相关。从更深的理论层面来看，胡老提出了振聋发聩的观点：《伤寒论》六经并非《内经》经络概念，《伤寒杂病论》并非依据《黄帝内经》撰著，而是张仲景主要依据《汤液经法》《神农本草经》撰成。有些人临床上运用经方不能得心应手，可能是其把《伤寒论》《内经》硬要"结合"在一起的缘故。因为《伤寒论》《内经》作为最为优秀的中医经典之一，分属于两个不同的体系而各有所长，犹如火车和飞机各司其职，很难"有机结合"。除非是博学卓见的临床大家，能够"兼收并蓄、触类旁通"，融众家所长于一炉。而普通的中医学习者往往会因为"有机结合"而降低临床的疗效。

那么，胡希恕先生能取得众口皆碑的临床卓效，有什么独家特色呢？

胡希恕先生这样告诉我们：六经八纲虽然是辨证的基础，但在实际应用上还远远不够。例如表阳证 / 太阳病，依法当发汗，但发汗的方剂为数很多，是否任取一种发汗药即可用之有效呢？我们的答复是不行，绝对不行。

必须具体落实到某方，如桂枝汤，或麻黄汤，或桂枝加桂汤等才可以。而这就要从"六经八纲"继续辨证，直到辨到具体方药，即"方证对应"。

从"六经多纲"到"方证（药证）相对"

"执简驭繁，以应无穷之变。"这句中医名言是祝味菊先生在其代表作《伤寒质难》中所说的，一直是笔者最喜欢的医学名言。

对于经方的辨证论治，我们希望能够寻找到"纲举目张"的有效方法。面对"繁杂的脉证、多类之辨证、百千种方药"，能够做到"执简驭繁、一通百通"。

具体到《伤寒论》而言，"脉证"有上百个基本元素（如脉数，寒热、汗否、饮食、小便……基本元素排列组合起来则有成千上万种脉证）；"方药"则是 113 方、91 味药；而"辨证"则是"多纲、六经"。

经方治病效如桴鼓的奥秘，在于"脉证 – 辨证 – 方药"三者的统一。这三者就像一个大哑铃，在"脉证 – 辨证 – 方药"体系中，脉证的数量最繁杂，方药为其次，最精简、易掌握的是"辨证"部分，所以，最为简洁的"辨证"（六经多纲）则可以作为伤寒临床"纲举目张"的关键。

首先，分析"六经多纲"的每项元素（如表里、寒热、虚实、水证、血证……太阳病……）分别对应着哪些"脉证"，就可以对成百上千的脉证组合有着"执简驭繁"的简捷把握。

其次，分析113方分别对应着何种"六经多纲"，以方（药）测证，就能够把不全面的"六经八纲"（遗漏掉水证、血证等基本辨证元素），扩充为全面完整的"多纲六经"，使得辨证无漏，病无遁形。

在这里特别值得一提的是，对于"以方（药）测脉证"，虽然历代伤寒家都非常重视，但较少形成全面、精细的文字记录。汤本求真在《日医应用汉方释义》中所作的"以方（药）测脉证"（见下表），值得更多的当代伤寒医家去做。不但要把伤寒113方、91味药物全部进行"以方（药）测脉证"，还要阐释推导的原理、方法，知其然，更知其所以然。

脉症　　　方名	小柴胡汤	柴胡桂枝干姜汤	大柴胡汤	四逆散	……
脉	浮细	最弱	实而有力	中等	……
舌苔	白苔	灰白、粗、燥	黄苔	稍有	……
寒热	有发热	有发热，亦有寒状	有发热	稍有发热	……
汗	盗汗不定	有盗汗	无盗汗	无盗汗	……
便	便通不定	便通不定	便闭	便通不定	……
……	……	……	……	……	……

如果通过数代人的艰辛努力，能够把上述工作完成的话，则可以基本上形成比较完整对应的"脉证－辨证－方药"体系，解决"有证无脉，有方无症"等学习《伤寒论》的常见困惑，更解决"有症无方，脉症冲突"等临床常见的困惑。这样，未来的学子能够以"辨证（六经多纲等）"为突破口，走上"纲举目张，一通百通"的伤寒临床捷径。

举例来说，对于《伤寒论》中经常在临床用到的"麻黄细辛附子汤"，《伤寒论》中只告诉了你使用面非常狭窄的一种脉证情况："少阴病，始得之，反发热，脉沉者，麻黄细辛附子汤主之。"

从表面文字来看，"少阴病（始得之）+脉沉+发热=麻黄细辛附子汤"。那么，麻黄细辛附子汤的应用范围，是不是就是这区区简单的三个条件（脉沉、发热、少阴病）呢？

这时候，就需要我们溯本求源，首先找到麻黄细辛附子汤的"辨证（六经多纲）。"

麻黄细辛附子汤=少阴病（始得之）+脉沉+发热。

首先，根据"无热恶寒者，发于（少）阴也"可以推测，麻黄附子细辛汤方证，应该"无热、恶寒"，但是，现在却出现"发热"症状，是因合并里饮，饮郁化热所致。

其次，麻黄附子细辛汤作为少阴病，应该是"脉浮微细（但欲寐）"，然而，此处条文中竟然是"脉沉"。这是怎么回事呢？可以分析：脉沉主水、主里，"脉浮微细＋脉沉＝脉沉"，麻黄附子细辛汤应该是"少阴病／表阴证＋水饮在里"。这才是麻黄附子细辛汤的"六经多纲。"

推导出麻黄附子细辛汤的"六经多纲"，才能推导其更多的临床适用脉证。有专家经过大量资料的搜集统计，披露了麻黄附子细辛汤的无数种应用条件，如下。

藤平健认为，即使在麻黄附子细辛汤证的脉也不一定都是沉，而是可见浮、浮数稍紧等。

大冢敬节认为麻黄附子细辛汤是"去除表邪"；矢数道明认为是"发散在表之热和水。"

山田光胤认为麻黄附子细辛汤证不仅见面色苍白，而且有身冷恶寒、手足逆冷等寒性症状。

大冢敬节认为有头痛、四逆。

藤平健则认为有鼻塞、流涕、喷嚏、恶寒、头痛、身痛，并根据少阴篇屡屡提到咽痛，因此认为该方证可见到咽痛，而且多次用麻黄附子细辛汤治疗咽喉刺痛的感冒，皆取良效。

王经邦、藤平健不但用于治疗感冒，而且用其加减治疗外寒内饮的"气分证"、腰痛、闪腰痛、四肢痛等。

还有的用于治疗嗜睡、咽痛、失音、周身无汗等。还有治疗自发性气胸、病毒性心肌炎等的报道。

我们最后总结，虽然麻黄附子细辛汤的应用，远远超出"少阴病（始得之）＋脉沉＋发热"的应用范围。然而，纵有千种万种临床应用，也离不开"表阴证＋水饮"的"六经多纲"。

临床中实际碰到的病情，往往和《伤寒论》所叙述的条文不能严格对应。这就需要从"脉证"进行"辨证（六经多纲）"，然后根据六经多纲的组合情况，选择严格对应的"方药"。如此一来，尽管病情千变万化，却都不会逃离"六经多纲"的组合，更不会脱离由"六经多纲"的部分常见组合而产生的 113 方（91 味药）了！

"火神派"范中林医案和伤寒派胡希恕、刘渡舟医案赏析

作者最喜欢的现代伤寒三大名家分别是：伤寒"火神派"代表人物范中林（近代还有郑钦安）、伤寒"原方派"代表胡希恕（近代的还有曹颖甫）、伤寒"通变派"代表人物刘渡舟（近代还有张锡纯）。

范中林先生，善用热药并突破常规重用附子。范老以伤寒"六经"为辨证纲领，善用经方，通治百病，其代表作《范中林六经辨证医案选》是辨证最详、影响最深的"火神派"医案。

胡希恕先生临床处方总是用《伤寒论》上原方、原剂量，很少加减。他提出："方证是辨证的尖端。中医治病有无疗效，其主要关键就是在于方证是否辨得正确。"

刘渡舟教授是中国《伤寒论》研究的学术带头人。刘老推崇经方，然而知守善变不落窠臼，不薄时方，兼通诸家，并撷其长，在用方时常有加减或与后世方合方，谓之"古今接轨"。刘老在晚年推崇"方证相对"，提出"要想穿过《伤寒论》这堵墙，必须从方证的大门而入"。

为了更清晰的解读、学习伤寒大师们的精彩医案，笔者特从三位伤寒大师的数百个医案中，精选出使用最具代表性的方剂的部分医案，在保留原医案内容的基础上，进行"步骤更清晰、逻辑更分明"的重新解读。

范中林麻黄汤、桂枝汤医案

郭某，女，24岁。北京某医院医务人员。

第一步：中医辨证

近3年来，常间歇性低热。1976年3月，感冒发烧，曾服用感冒冲剂、四环素等药。其后经常自觉畏寒发热，常患扁桃体炎和关节痛。腋温一般在37.4～38℃，偶尔在38℃以上。曾查血沉25mm/h，其他如白细胞和基础代谢均正常。注射卡那霉素后，热可暂退，但始终呈间歇性发作。自1978年初以后，每日皆发热两次，体温在37.5℃上下。虽经治疗，未愈。1979年3月来诊。

3月1日初诊：今晨自觉畏寒发热，测体温37.4℃，畏寒发热，身无汗，两膝关节疼痛，面色正常，唇淡红，舌质淡红而润、微紫暗，苔黄夹白较腻，脉浮紧。

第二步：病机分析

脉浮紧，畏寒发热、身无汗，太阳病伤寒，麻黄汤证。脉浮，病在表；脉紧则为寒；舌质淡红润，苔白为有寒象，这种舌质再加淡黄色苔，参之

舌微现紫暗，为陈寒郁滞已久之征；畏寒，营卫阻滞，失正常之卫外机能故也；发热，寒邪外束，身之阳气不得宣散故也；虽发热而不甚，虽间歇性发热，非潮热可比，此非阳明实热；身无汗，寒主闭藏，使皮毛闭故也；骨节疼痛，寒邪郁于经脉之间，阳气不舒故也。

第三步：综合分析

《伤寒论》云："太阳病，头痛发热，身疼腰痛，骨节疼痛，恶风，无汗而喘者，麻黄汤主之。"此为太阳伤寒之主证。柯韵伯曾指出："麻黄八证……重在发热身疼，无汗而喘。"本例患者未致肺气郁闭，故无喘证，其余麻黄汤之主证皆备。

第四步：方证相对

第五步：药证相对

此病之初，原为外感风寒之邪，虽迁延三载，但始终缠绵未解，并未传经。转来初诊时，病仍属太阳伤寒表实证，麻黄证具，故不拘其日，仍当发其汗；法宜开腠发汗，安中攘外，以麻黄汤主之。

处方：麻黄10g，桂枝6g，甘草18g，杏仁15g。2剂。

3月3日二诊：

第一步：中医辨证

服药后，身觉微汗出，恶寒减，舌紫暗渐退，苔白滑根部微黄，脉细微缓，尚有轻微发热。

第二步：病机分析

第三步：综合分析

脉细微缓，恶寒（轻）、发热（轻），微汗出，太阳病中风，桂枝汤证。

第四步：方证相对

第五步：药证相对

病仍在太阳，为营卫失和之象。法宜通阳解表，调和营卫，以桂枝汤加味主之。

处方：桂枝10g，白芍10g，炙甘草6g，生姜6g，大枣10枚，白薇12g。3剂。

3月8日三诊：上方服3剂后热退。两日来未再低热，测体温36.7℃。膝关节偶尔有短瞬疼痛，微觉头昏，梦多，此外身无明显不适，舌脉均转正常。

再少进调和营卫之剂，巩固疗效，并嘱其注意饮食起居，避免病情反复。

7月17日随访，患者诉自第二诊服药后低热退，至今未再复发，自觉一直良好。

感悟录： 从中医学看，发热的原因，可归纳为外感和内伤两类。在外感热病即伤寒病中，发热为主要见证之一。如太阳病多恶寒发热；阳明病多蒸蒸发热或潮热；少阳病为往来寒热；少阴病发热则有寒化热化之别，还有兼证及阳气渐复发热之异；厥阴病发热主要表现在阴阳胜复过程中，有正胜于邪及阳复太过发热等不同；唯太阴为至阴，所谓"两阴相合，无热可发"。上述诸发热证，虽性质各不相同，并且不论高热低热，均有一定规律性，皆可按六经辨证施治。

本例患者间歇性低热反复发作，已3年之久，但未传经。这样长的时间，始终属太阳表证，似乎不好理解。实际上，后世《伤寒论》注家，对此已有阐发，认为太阳病传变与否，应凭脉证，计日传经之说，不可拘泥。

不过，此证虽未犯他经，却在太阳经内变化，所谓表虚表实，常可相互转化。因此，关键在于严格掌握六经及其传变规律。

本例辨证准确，抓住太阳病恶寒发热这一基本特征，灵活使用麻黄汤和桂枝汤，先后有别，分寸恰当，故使3年缠绵之疾，数日内迎刃而解。

胡希恕桂枝汤加附子汤医案

任某，女，33岁，首都机场门诊患者，初诊日期：1966年3月25日。

第一步：中医辨证

因腰背疼在积水潭医院、北京中医学院附属医院检查均诊断为"脊椎骨质增生"。近来头晕、头痛、目胀，下肢关节胀疼，手麻，乏力，四肢逆冷，易汗出，恶寒，舌苔白，舌质淡，脉沉细。

第二步：病机分析

恶寒、易汗出、头痛，中风证；下肢关节胀疼、手麻、脉沉细、舌苔白、舌质淡、四肢逆冷、乏力，阴虚寒证；头晕、目胀，表不解，气上冲证。

第三步：综合分析

证属在表之阴证，少阴病中风证。

第四步：方证相对

第五步：药证相对

为桂枝加附子汤方证。

处方：桂枝 10g，白芍 10g，炙甘草 10g，生姜 10g，大枣 4 枚，制附片 10g。

结果：上药服 3 剂，痛减，四肢逆冷好转。服 1 个月后，全身症状好转。

范中林麻黄附子甘草汤医案

叶某，男，68 岁，成都市居民，盲人。

第一步：中医辨证

患者早年双目失明，生活艰苦无人照顾，以致沉疾迁延，病情日益复杂。患慢性气管炎 10 余年，经常头昏头痛，咳喘痰多，不能平卧。其后，二便失禁五六载，每日大、小便 20 余次，每解小便，大便即出，时稀时秘。成都某医院曾诊断为慢性支气管炎并发感染、慢性肠炎、尿道萎缩。经常服用氨茶碱及多种抗生素等，病情未见改善，自觉全身发凉，四肢乏力，恶心呕吐不已。1975 年转某院就诊，服清热中药及抗生素后，至深夜，忽感心烦，四肢冰冷，大小便顿失控制，昏迷，约半小时方苏醒，数日后又出现口眼歪斜，诊断为"面神经麻痹"。经针灸治疗，口眼歪斜有好转，余症如故。长期病魔缠身，痛苦不可言状。1975 年 12 月来诊。

时腹痛，每日大便频繁，常呈灰白黏液，间有秘结，如筷头状，临厕努挣，憋胀难忍；小便淋沥不尽，量少刺痛，欲解而不畅；咳嗽，痰多，稀白；心累喘急，只能半卧；头昏、头痛，恶寒，乏力，四肢清冷；面色苍白，体虚胖；舌质淡，微紫暗，前半部无苔，舌根部白腻夹黄而厚，脉沉微。

第二步：病机分析

恶寒、头痛，舌质淡润而苔白夹黄，乃太阳外感表实之邪；脉沉微，恶寒，肢冷，舌质偏淡微现紫暗，苔白厚腻，面苍白，心累、乏力，显系心肾阳衰、气血不足，应属阴、寒、里、虚，病入少阴之证；腹胀，时痛时止，时利时秘，恶寒无热，口不渴，舌质淡，前半部无苔，舌根部白滑而腻，显然，此为阴盛腹痛胀满之象。腹胀痛之证虽非阴证虚寒所独有，但阳证实热则与此又不同。多年来时溏时秘，常有便意；秘而并不坚硬，溏而排泄不尽。解小便时，大便憋胀欲行；解大便时，小便复觉淋沥不尽。由此可知，此证当属少阴寒化，下焦失固之二便失禁无疑。二便失其约制，又与热迫大肠或热结旁流而下利者不同。病入少阴，必损及心肾与膀胱诸脏腑。

以本例而言，其根本首在肾阳虚衰，此乃患者多年以来，诸证蜂起，相互缠绵，迁延不愈之病根。二便排泄失调，是因久病之后，肾气日衰，开阖失司故也；腹胀满，肾累及脾，脾失健运故也；大便色白，脾湿盛故也；咳嗽痰多，上泛为痰，阻塞气机故也；不能平卧，肾之元阳衰微，必影响肺气之肃降，加重气机之不畅故也。

第三步：综合分析

此为太阳寒实郁久，阴邪深结于脏，肺失肃降，肾气内伤，下焦不固，以致二便失常。此乃少阴寒化，兼太阳表实证，当按太阳少阴同病论治。

第四步：方证相对

单解表则里证不去，单治里则表实不解。为此，投以麻黄附子甘草汤，兼顾阴阳表里；法宜内护元阳而散寒，外开腠理而固中。

第五步：药证相对

附子与麻黄并用，寒气散而不伤元阳，救其里而及其表；且以甘草缓之，微发其汗也。此与单纯治疗少阴虚寒里证，或病仅属太阳表实，脉阴阳俱紧而发汗者，大相径庭也。

处方：麻黄10g，制附片30g（久煎），甘草15g。4剂。

上方服4剂，恶寒、咳嗽、头痛等减轻，太阳表寒初解，腹胀、便难等稍有好转。

感悟录：本例上、中、下三焦，肺、脾、肾、胃、大小肠、膀胱等多脏腑皆已受病，互相连累和交织。病之症结在于肾阳虚衰，致使下焦失固，咳喘缠绵。病邪传变之趋向，为寒湿侵入太阳，日久失治，阳消阴长，邪进正衰；病传少阴，则寒化益深，机体抗病力更弱，以致缠绵数载，变证蜂起。病情虽然如此复杂，由于紧紧抓住六经辨证的基本线索，故其特征、本质和各个阶段之主要症结清晰可见，从而为临床施治提供了可靠的依据。

胡希恕大承气汤医案

胡希恕先生之好友、同为经方大家的陈慎吾先生，其母高龄患病，陈慎吾先生邀胡老诊治。

第一步：中医辨证

陈母病痢疾，2月不愈，里急后重感强烈，发热谵语，苔干而黄。胡老请陈老触其母腹部，则痛而叫苦不迭。

第二步：病机分析

苔干而黄，发热谵语，阳明病；腹部痛，里实。

第三步：综合分析

第四步：方证相对

第五步：药证相对

断其为大承气汤证。处大承气汤原方。1剂之后，解下燥屎数枚，落于盆中当当有声，病遂愈。

刘渡舟瓜蒂散医案

刘渡舟先生在给研究生讲课时，讲了这么一段真实的趣事：现在是汗法、下法比较常用，吐法不大敢用了，有的大夫一辈子一次吐法都没用过。要记住，正气虚、身体不好的，有肺病、结核、心脏病用这个药可就要注意了。

那时候中医学院有个老师，他的老婆病了。那天他就来找我，说："刘老师，这个瓜蒂散怎么个用法？"我也不知道他为什么问，我就给他简要说了说。

好，他回去就给老婆用了。他老婆有点儿像神经官能症，就吐了。

过了挺长时间，这个老师对我说："这个瓜蒂散太厉害了。"我说："你怎么知道厉害？"他说："我给家里的吃了，还真吐了，半个多月没缓过来。"

刘渡舟白虎汤医案

吕某，男，48岁，农民。

第一步：中医辨证

初秋患外感，发烧不止，体温高达39.8℃，到本村医务室注射"安基比林"等退烧剂，旋退旋升。四五日后，发热增至40℃，大渴引饮，时有汗出，而手足却反厥冷，舌绛苔黄，脉滑而大。

第二步：病机分析

脉滑而大，舌绛苔黄，发烧、发热，大渴引饮，时有汗出乃热证；手足厥冷乃寒证。

第三步：综合分析

虽发热却手足厥冷，此乃阳明热盛于内，格阴于外，阴阳不相顺接的"热厥"之证。如果阳热内盛而格阴于外，以致阴阳之气不相顺接，就会形成"热厥"证，且阳热愈盛，阴阳格拒之势越重，则手足厥冷也就愈深，乃张仲景所谓"热深者，厥亦深；热微者，厥亦微"。热厥的辨证特点是发热在前，手足厥冷在后。

第四步：方证相对

本案厥冷、发热、口渴，脉滑大为阳热郁遏于气分，阳气不能外达。正如《伤寒论》所说："伤寒脉滑而厥者，里有热，白虎汤主之。"治当辛寒清热，生津止渴，以使阴阳之气互相顺接而不发生格拒。白虎汤大辛大寒，善于清解气分之热，无论伤寒还是温病，凡邪热不解，口渴、脉洪大，或阳热内盛格阴于外、手足厥冷等症，皆可使用。

第五步：药证相对

值得提醒人们注意的是：方中的主药石膏应因证、因时而增损。临床辨证凡属大热弥漫全身，阳明经腑皆热，汗出、口渴者方可放胆使用；对"伤寒脉浮，发热无汗，其表不解者"则不可使用。否则，易使外邪冰伏不解，变生诸端，则祸不旋踵。

急处白虎汤：生石膏 30g，知母 9g，炙甘草 6g，粳米一大撮。

仅服 2 剂，即热退厥回而病愈。

胡希恕四逆汤医案

孙某，男性，38 岁，1964 年 4 月 6 日初诊。

第一步：中医辨证

1961 年患无黄疸型肝炎，以后肝功正常，但长期四肢冰冷，时有腹胀，右胁及胃脘疼。先找西医治疗无效，后求中医多方治疗，效也不明显，审其方药多为疏肝理气之类。近来症状为：腹胀，饭后明显，时胃脘及胁痛，四肢逆冷，晚上常用热水袋焐脚，但半夜常因冷而醒。检查：肝大一指，质中硬，轻微压痛，心下有振水声，舌淡苔白，脉沉细。

第二步：病机分析

胃脘及胁痛，四肢逆冷，晚上常用热水袋焐脚，但半夜常因冷而醒，里虚寒甚；脉沉细，舌淡苔白，心下有振水声，里寒饮停。

第三步：综合分析

此属里虚寒甚，太阴病。

第四步：方证相对

为四逆汤方证。

第五步：药证相对

处方：炙甘草 10g，干姜 8g，制附片 15g。

结果：上药服 3 剂，四肢冷大减，已不用热水袋焐脚，仍腹胀。

上方加枳壳、陈皮、党参。

随症加减，服 3 个月腹胀消。

范中林小柴胡汤医案

杨某，男，54 岁，成都市居民。

第一步：中医辨证

1960 年 10 月来诊。近两年来，每日早餐后发热，体温 38℃左右，汗出较多，持续约两小时，热退汗止，即觉畏寒。每日如此。头晕眩，口苦咽干，胸胁满，心中烦躁，舌质红，苔白微黄腻，脉弦数。经某医院检查，发热原因不明，治疗未见好转。

第二步：病机分析

脉弦，往来寒热，口苦咽干，头晕眩，胸胁苦满，心烦，少阳脉证十分明显。

第三步：综合分析

此为少阳证发热，法宜和解少阳。

第四步：方证相对

以小柴胡汤加减主之。病虽迁延两年，正如《伤寒论》所称："柴胡证仍在者，先与小柴胡汤。"

第五步：药证相对

发热、汗出、口渴、舌红为兼有郁热之象，故去姜、枣，加知母、石膏以清之；胸胁苦满较甚，夹有湿邪，加牡蛎、陈皮、茯苓，以渗湿、化滞、散结。

处方：柴胡 24g，黄芩 10g，法半夏 15g，沙参 15g，甘草 10g，知母 15g，石膏 30g，牡蛎 24g，陈皮 9g，茯苓 12g。1 剂。

上方服 1 剂，热退，诸症悉减。嘱其停药，调养数日而愈。其后，患者与范老常来往，知其病未复发。

范中林乌梅丸医案

江某，男，39 岁，成都市金牛区营门口乡，农民。

第一步：中医辨证

1977 年 8 月下旬，在田间劳动，忽感全身难受，四肢发凉，头冒冷汗，腹痛肠鸣。旋即昼夜腹泻，下利频繁，夹脓带血。9 月 2 日急来求诊。

每日下利十余次，便稀带黏冻状，色黄赤，伴有腹痛，里急后重；兼见干呕、心烦、口渴、肢冷；舌质暗淡，尖部稍红，苔黄腻而厚。

第二步：病机分析

干呕、心烦、恶心、舌尖较红，皆为上热；肢体厥冷，小腹冷痛，下利清稀，间夹乌白冷冻，其下寒诸证尤为明显。本例上热下寒之证十分明显。厥阴为风木之气，偏盛则风邪上窜。

《素问·太阴阳明论》篇云："贼风虚邪者，阳受之；食饮不节，起居不时者，阴受之。阳受之，则入六腑；阴受之，则入五脏……入五脏则腹满闭塞，下为飧泄，久为肠澼。"可见肠澼往往与阴阳乖和有关，并现寒热混淆诸证。归根结底，其病机在于阴阳之气不能相互贯通。是以上为阳，阳自阳而为热；下属阴，阴自阴而为寒，亦即"厥阴之胜"所致之肠澼。

第三步：综合分析

此为寒热错杂证之肠澼，病在厥阴。法宜祛邪扶正，寒热并用，以乌梅丸主之。

第四步：方证相对

第五步：药证相对

处方：乌梅30g，辽细辛6g，干姜30g，黄连12g，当归10g，制附片60g（久煎），蜀椒6g，桂枝10g，党参12g，黄柏10g。2剂，忌食油荤、生冷。

上方连进2剂，肠澼痊愈。1979年6月随访，患者说1年前病愈后，至今未再复发。

感悟录：乌梅丸"又主久利"，本例并非久痢，为何投此方？

一般而论，厥阴之证非厥即痢。久利多属寒热错杂之病，则宜寒温并用之法，力求寒热夹杂之方。本例虽非久痢，因证属厥阴，寒热互见，乌梅丸恰为寒热温补并用、辛酸甘苦兼备之方，正与本例对证，故移用原方而获效。

实际上，古今医家曾将乌梅丸移治多种杂证，尤其对下利之治疗更有不断扩展。《千金方》仿仲景"又主久利"之意，用乌梅、黄连治热痢，配附子、干姜等治虚寒性久痢；《圣济总录》以乌梅丸治产后冷热痢久不止；《证治准绳》用本方治胃腑发咳，呕出长虫；日人雉间焕说"反胃之证，世医难其治，此方速治之，实奇剂也"（《论伤寒论初稿》）；任应秋认为：乌梅丸有强壮胃肠机能和消炎杀虫作用，所以对慢性腹泻病亦有效（《伤寒论语译》）；不久前，曾有用本方治愈迁延15年结肠炎之报道。可见，乌梅丸之应用范围并不局限于蛔厥与久痢，在实践中已有不断发展。

胡希恕半夏泻心汤医案

程某，女，33岁，1967年3月7日初诊。

第一步：中医辨证

原有肝炎，近1个月来恶心纳差，心下痞满，腹鸣便溏，舌糜且痛，苔黄，脉细弱。

第二步：病机分析

脉细弱、心下痞满、腹鸣、纳差、便溏乃下寒；舌糜且痛、苔黄、恶心乃上热。

第三步：综合分析

证属上热下寒，厥阴病。

第四步：方证相对

治以苦辛开降，予半夏泻心汤。

第五步：药证相对

上热明显，加生石膏。

处方：半夏 12g，党参 10g，黄芩 10g，黄连 6g，干姜 10g，大枣 4 枚，炙甘草 6g，生石膏 45g。

结果：服药 3 剂症愈。

刘渡舟桃核承气汤医案

刘某，男，83 岁，1993 年 11 月 1 日初诊。

第一步：中医辨证

有冠心病及心房纤颤病史。两月前不慎跌倒，CT 检查诊为脑梗死，伴脑积水，脑萎缩。刻下行路蹒跚，步履维艰，跌仆频频；患者性情急躁，夜寐不安，少腹胀满，小便频数量少，大便干燥，数日一行；舌质紫暗，边有瘀斑，脉大而结，按之不衰。

第二步：病机分析

患者原有心脑血管疾病，见少腹胀满，性情急躁，夜寐不安，大便干结，舌有瘀斑，脉结等症，符合热与血结的特点。

第三步：综合分析

第四步：方证相对

辨为瘀热与血互结之桃核承气汤证，故用桃核承气汤以泻下焦之瘀热。

桃核承气汤是张仲景为"太阳蓄血"之轻证而设，其证候特点是："少腹急结，其人如狂。"病机特点是瘀热结于下焦。所谓"如狂"，成无己解释说："为未至于狂，但不宁耳。"指烦躁不宁、夜寐不安的一类证候。

第五步：药证相对

本方有两味药最有特色，不可不讲。一是大黄一味，不仅长于泻气分之实热，也善于泻血分之瘀热，与桃仁相伍，活血逐瘀，相得益彰。二是桂枝一味，既能温通血脉，增强祛瘀之力；又能通太阳之经气，这样不仅有利于药力直达太阳之腑，而且有利于气血荣卫疏通解散，一举而数得。

本方对于血热互结的经闭、子宫肌瘤、产后恶露不下，以及跌打损伤所致的瘀血等症，都有较好的疗效。

服用本方时还须注意，因本证为蓄血结于下焦，故宜空腹服药，以利药力直捣病巢，攻逐瘀热。张仲景方后注所说"先食温服"，即为此意。

处方：桃仁 14g，桂枝 10g，炙甘草 6g，芒硝 3g（后下），大黄 3g。3剂，饭前空腹服。

二诊：服药后泻下如猪肝色粪便，少腹胀满顿消，纳食增加，夜寐安然，舌仍有瘀斑，脉有结象，又见手足不温而凉。

此为血瘀气滞不相顺接所致，转方用四逆散加桃仁、红花、丹参以理气解郁，活血化瘀。服 5 剂，手足转温，舌脉如常，跌仆未发。

范中林五苓散医案

何某，男，6 个月，成都某局职工之子。

第一步：中医辨证

1960 年 8 月，患儿连日来哭啼不休，饮食大减，面青黄，体消瘦，父母不知何故。某日突然发现小儿阴囊肿胀，如鸡子大，似水晶重坠，少腹按之有水声，急来求诊。

第二步：病机分析

小儿阴囊肿胀，少腹按之有水声，为水证。

第三步：综合分析

本例小儿水疝主要为寒湿凝滞阴器，膀胱气化失常，气之所积，久而不散，水液停聚，致阴囊肿痛。此为寒湿凝聚，经脉不通，气滞于下，水湿浸渍于阴囊。

第四步：方证相对

第五步：药证相对

法宜化气行水，温肾散寒，以五苓散加味主之。

处方：猪苓 6g，茯苓 6g，泽泻 6g，白术 6g，桂枝 6g，肉桂 3g。上方服 1 剂，肿胀消，疼痛止。

感悟录：疝病之名，始于《内经》，但与今日西医所谓之疝气，含义不尽相同。后世医家对疝病的命名更加繁多，但对其发病尤侧重于厥阴肝经，故有"诸疝皆归肝经"之说，治法多以温肝疏木为主。但对于具体案例，还要进行具体分析。如本例疝病属于太阳蓄水证之疝，以五苓散主之。不仅小儿或男子水疝可用，妇女类似之病变亦可移用。

如一青年妇女，小腹凉麻，下阴重坠，阵阵抽引疼痛。范老从手足太阳同时入手，以五苓散加重二桂于利水之中，大宣阳气，药服两剂亦愈。

范中林大陷胸汤医案

钟某，男，45岁，成都市某厂工人。

第一步：中医辨证

有胃痛病史。月余前曾感受风寒，自觉身不适。面部及全身浮肿，皮肤明显变黄，胃脘及胸胁胀痛，大便秘结。曾按胃痛治疗，病势不减。1960年10月来诊。

胸胁及胃脘疼痛，胸脘之间触之微硬而痛甚，胸部如塞，呼吸不利，口渴不欲多饮，大便已三日未行，舌质红，苔白黄腻。

第二步：病机分析

胸胁及胃脘疼痛，呼吸不利，感受风寒，太阳证；舌质红，苔白黄腻，口渴，大便秘结，阳明证；胸脘之间，触之微硬而痛甚，水热结胸证。

第三步：综合分析

此为太阳阳明结胸证。

第四步：方证相对

第五步：药证相对

法宜泄热逐水，破结通腑，以大陷胸汤主之。

处方：大黄3g，芒硝3g，甘遂3g（冲服）。1剂，日分3服，得快利，止后服。

二诊：服2次，得微利；3次后，得快利，胸胁及胃脘胀痛顿减，浮肿及余症明显好转。

遂停服上方，少进清热、化湿之品，以善其后。

约半月病愈。半年后追访，身体已康复。

刘渡舟茵陈蒿汤医案

刘某，男，14岁。

第一步：中医辨证

春节期间过食肥甘，又感受时邪，因而发病。症见周身疲乏无力，心中懊恼，不欲饮食，并且时时泛恶，小便短黄，大便尚可。此病延至两日，则身目发黄，到某医院急诊，认为是"急性黄疸型肝炎"，给中药6剂，嘱

火神派与伤寒派「方证相对」

每日服 1 剂，服至 4 剂，症状略有减轻，而黄疸仍然不退，乃邀刘老诊治。

此时，患童体疲殊甚，亦不能起立活动，右胁疼痛，饮食甚少，频频呕吐，舌苔黄腻，脉弦滑数。

第二步：病机分析

脉弦滑数，舌苔黄腻，心中懊恼，不欲饮食，并且时时泛恶，频频呕吐，小便短黄，身目发黄，右胁疼痛，辨为肝胆湿热蕴郁不解之证；疲乏无力，体疲殊甚，看之似虚，实为湿毒所伤之甚。

第三步：综合分析

凡湿热郁蒸，热大于湿而发黄者，均可用"茵陈蒿汤"治疗。

第四步：方证相对

湿热相蒸发生黄疸，在治疗上有汗、清、下之别。

本案发黄湿热并重而兼里有结滞，故选用茵陈蒿汤治疗。

由于湿热黏腻，胶结难解，治疗时还可用一味茵陈蒿煎汤代茶，时时呷服，更为理想。本证如出现周身乏力，切不可认为体虚而误用补益气血之品，湿热一退，肝能疏泄条达，则体力自可恢复。

第五步：药证相对

因有右胁疼痛，频频呕吐，涉及肝胆气机不利，故又加柴胡、黄芩、半夏、生姜以疏利肝胆，和胃止呕。

必须注意的是：茵陈蒿宜先煎；大黄、栀子则后下，以发挥其退黄作用。

病家揽方而问刘老：病人虚弱已甚，应开补药为是，而用大黄何耶？

刘老答曰：本非虚证，而体疲乏力者，为湿热所困，乃"大实有赢状"之候，待湿热一去，则诸症自减。如果误用补药，则必助邪为虐，后果将不堪设想。

处方：柴胡 12g，黄芩 9g，半夏 10g，生姜 10g，大黄 6g，茵陈 30g（先煎），生山栀 10g。

上方服 3 剂，即病愈大半，又服 3 剂。后改用茵陈五苓散利湿解毒，乃逐渐痊愈。

范中林桂枝附子汤医案

杨某，女，60 岁，四川省温江县永宁乡，农民。

第一步：中医辨证

既往有风湿痛史。1974 年 8 月初，身觉不适，畏寒，头昏，身痛。某

扶阳论坛②（第二版）

火神派与伤寒派『方证相对』

日正弯腰时，忽感腰部剧烈疼痛，不能伸直，头上直冒冷汗，遂倒床不起。邀范老诊治。

第二步：病机分析

腰痛如割，不能转侧，身觉阵阵畏寒发热，手脚麻木，面色青暗，唇乌，舌质微红，苔白滑腻，触双手背微凉，脉浮虚，此为太阳证，风湿相搏，卫阳已虚。

第三步：综合分析

太阳证风湿，法宜温经散寒，祛风除湿。

第四步：方证相对

以桂枝附子汤主之。

《伤寒论》指出："伤寒八九日，风湿相搏，身体疼烦，不能自转侧，不呕不渴，脉浮虚而涩者，桂枝附子汤主之。"本例诸症与上条基本吻合，故按原方投之，仅药量斟酌变化。

第五步：药证相对

加重桂枝，发散在表之风寒，通阳化气；配以生姜，使风邪从皮毛而出；加重附子用量，温经逐寒止痛，助肾阳，而立卫阳之基；佐以草、枣，益中州、和营卫，则三气除而痛自解。

处方：桂枝15g，制附片60g（久煎一个半小时），生姜30g，炙甘草10g，红枣30g。4剂。

上方连服4剂后，诸证悉减。再服4剂，基本痊愈。从此行走、劳动如常。1979年6月追访，患者谈及5年前病愈以后，未再复发。

胡希恕栀子豉汤医案

此案为胡希恕老先生曾经向弟子讲述的医案。

第一步：中医辨证

昔时邻居老工人尹某，一日来告。谓经过钡餐造影检查，确诊为食道憩室，请我治疗。

因笑答曰：食道憩室我未曾见过，请告所苦。

据述只觉食道阻塞，心烦不宁。

第二步：病机分析

食道阻塞，为里实；心烦不宁，里热上扰。

第三步：综合分析

为阳明里热上扰心神，宜清热除烦。

第四步：方证相对

为栀子豉汤方证。

第五步：药证相对

因与栀子豉汤3剂后，症大减，但食时尚觉不适。续服20余剂，症全消失。后再进行钡剂造影检查，未再见憩室形成。

范中林小建中汤医案

郝某，女，22岁，重庆市某厂管理员。

第一步：中医辨证

1959年7月，因高热昏迷，送往某医院急诊。经用退热药，高烧不减，再以物理降温，仍无效，未明确诊断。遂出院，请中医治疗，当日服药2剂热退，渐清醒。但次日晚又陷入昏迷，送某医院抢救，当即下病危通知，亦未能确诊。

急邀某老中医会诊，服中药后，病情又逐渐好转。老中医认为，脑中有瘀滞。转某医学院检查拍片，果然发现颅内确有瘀血，遂手术脱险。1月后，手足抽搐，下半身发凉；出院用中药医治，断续有五六年之久，其效不显。1965年专程来蓉求诊。

右半身手足抽掣，发作时口眼歪斜。每月约五六次，抽搐前有预兆，先觉右侧身麻。近几年来，特别畏寒，六月炎暑，身穿毛衣，四肢仍厥冷；月经不定期，色暗淡；视力减退，恍惚不清，记忆与反应力均显著减弱、迟钝，神疲，纳呆；舌淡，少苔而灰白，脉沉细。

第二步：病机分析

脉沉细，舌淡，畏寒，四肢厥冷，神疲，半身及手足抽引，辨证应属太阴、少阴脾肾阳虚；手足抽掣，口眼歪斜，辨病应属痉病。此为大病之后，气血亏损而致痉。气血皆虚，筋脉抽动拘急，发为痉病。正如《素问·至真要大论》篇云："诸寒收引，皆属于肾。"《灵枢·经筋第十三》云："足少阴之筋，其病……主痫瘛及痉。"

第三步：综合分析

太阴、少阴气血虚，其中以太阴气血虚为主。

第四步：方证相对

第五步：药证相对

宜先温中健脾，调和气血，以小建中汤主之。

处方：桂枝12g，炙甘草6g，白芍15g，生姜30g，红枣15g，饴糖60g（兑服）。6剂。

服上方 6 剂，10 日来，手足抽搐只发作过 1 次，发作前身麻减轻，精神和食欲均有好转。

胡希恕炙甘草汤医案

张某，女，32 岁，1965 年 3 月 12 日初诊。

第一步：中医辨证

心悸气短 5 年多，在哈尔滨市诊断为"风湿性心脏病"。住院治疗 5 个月，关节疼痛缓解，但仍心慌惊悸，多梦，稍劳即喘，二便如常，两颧红，苔白，舌有瘀点，脉沉细结代。

第二步：病机分析

多梦，少劳即喘，二便如常，两颧红，苔白，舌有瘀点，表里俱虚，津血虚而夹瘀；脉沉细结代，心慌惊悸，津血虚。

第三步：综合分析

证属表里俱虚，久致津血虚，血不养心。

第四步：方证相对

治以调和营卫，补津生血，与炙甘草汤。

第五步：药证相对

养心安神，加龙牡。

处方：生地 30g，麦冬 12g，火麻仁 10g，炙甘草 10g，党参 10g，桂枝 6g，生姜 10g，大枣 8 枚，生龙牡各 15g，阿胶 10g（烊化）。

结果：上药服用两个月，心慌心悸好转，走五六里地不感气喘，来信告之已参加工作。

胡希恕葛根黄芩黄连汤医案

彭某，女性，30 岁，1965 年 8 月 26 日初诊。

第一步：中医辨证

前天中午吃葡萄，晚上又受凉，今早感无力，腿酸口渴，喝了 4 杯热茶，即觉身热恶寒。下午心烦汗出，腹痛腹泻 3 次，于是来门诊，苔白腻，脉滑数寸浮。

第二步：病机分析

脉滑数寸浮，恶寒，汗出，表阳；身热，口渴，心烦，腹痛腹泻，属阳明；苔白腻，无力，腿酸，为汗出、利下伤津。

第三步：综合分析

证属太阳阳明合病。

第四步：方证相对

为葛根芩连汤的适应证。

第五步：药证相对

处方：葛根 24g，黄芩 10g，黄连 6g，炙甘草 6g。

结果：上药服 1 剂后，腹痛腹泻减，2 剂后症已。

作者按：笔者把伤寒辨证论治的方法和过程，归结为"五步"，绝非标新立异之举，只不过是痛恨多数医案习惯于"列举完脉证之后，就立刻辨证为某证"，唯独将最为关键的"辨证论治过程和细节"语焉不详。中国中医科学院方药中先生曾经针对于此弊端，提出针对"时方派"的"辨证论治七步"，得到了很好的反响。笔者不过是希望"经方派"的医案写作，能够按照实际临床的推导辨证过程来进行撰写，杜绝"先辨证为某某，用何药物，最后，用按语的方式，进行解释"（比如，恶寒，身痛，舌质暗淡，苔白滑，根部微黄腻，面色苍白，四肢逆冷，血色暗红，微咳，证属寒中少阴，外连太阳；法宜助阳解表，温经摄血，以麻黄附子细辛汤加味主之），而是一开始就按照临床思路来写。更重要的是：由"脉证"推导"辨证"的过程，要清晰、详尽而具体，比如：恶寒，身痛，表证；舌质暗淡，面色苍白，四肢逆冷，血色暗红，阴证；苔白滑，根部微黄腻，微咳，水饮。对每个病机都要逐项列举，逐一进行辨证。

其实，对于伤寒辨证论治的步骤到底分几步，怎么分？没有必要做出规定。我们提出的"伤寒辨证论治五步"，只不过是抛砖引玉，希望中医学界注重"辨证论治过程和细节"的表达，如此而已。"知我说法，如筏喻者，法尚应舍，何况非法。"

经方体系:"本经派伤寒"还是"内经派伤寒"

——我对《伤寒论》渊源及其理论体系形成的认识

冯世纶

经方是指以《神农本草经》(简称《本经》)、《汤液经法》(又称《伊尹汤液经》,简称《汤液》)、《伤寒杂病论》(简称《伤寒》)为代表的中医药学体系,在我国医药学界有着深远影响,其魅力所在,不仅是其方药及方证,更关键在其特有的理论体系。但由于种种历史原因,后世不能正确理解其理论,认为"中医的理论来源皆来自《内经》",更因《伤寒》序有"撰用《素问》"之言,则认为《伤寒》的理论来源于《内经》,因而把经方理论与《内经》、岐黄混同。要继承和弘扬经方医学,必须先明了其理论体系,因此,对经方的理论来源及理论体系,有必要进行深入探讨。

一、《本经》标志了经方的起源

《本经》的成书年代和作者是谁,至今仍不清楚,但一致公认是我国现存最古、最早的医药学著作,代表了我国医药的起源,如徐灵胎于《本草古今论》谓"本草之始,昉于神农"。其实其与《伤寒》一样,不是一个人、一个朝代所完成的,它是我们先人祖祖辈辈养生保健、防病治病的经验总结,它起始于神农时代也是历史事实。

《本经》之所以依托神农之名,一是确与神农有关;二是因在神农时代虽没有文字,但已积累了不少防病治病知识,后世记载其内容权当属于神农。中国社会科学院历史研究所研究员王震中说:"神农时代大约距今一万年前到五千年前",即在黄帝之前。我国考古工作者于 1979 年至 1984 年对河北省蔚县的多处遗址进行了考古发掘工作,发掘出 6 处房屋,形制基本相同,房屋都是坐北朝南、半地穴式建筑。这些房屋,都是在生土层上向下挖约 50 厘米,四壁和居住面都用草拌泥进行抹平,然后用火焙烤,居住面平整而又坚硬,火堂位于屋子的中央。同时又发现许多石器、陶器等,属仰韶文化。又于 1995 年在河北省阳原县姜家梁遗址考证,恰好与考古学上的仰韶文化所处的时代相吻合，也与史书中记载的神农氏时代相对应。

这些考古资料证实了，我们的祖先在神农时代，生活于大自然环境中，逐渐适应环境、认识大自然，体悟了"人法地，地法天，天法道，道法自然"之理。天（自然环境）有白天、黑夜、寒、热、温、凉的阴阳变化，人体亦有相应变化。为了防寒、防止生病则盖窝棚、房屋而居，为了进一步防寒，则于屋中央修建火堂取暖、门向南开；为了夏天防暑，把房屋建成半地穴式，显然从生活上认识到"寒者，热之；热者，寒之"的寒热阴阳之理。同时生活中难免疲劳受寒，引起头痛、恶寒、发热等症状，用火烤感到舒服，熏烤或热熨皮肤，使汗出而解；或服碗热汤、热粥同时盖上棉被汗出而解；或用草药煎汤熏洗而解；或用生姜、葱、大枣等煎汤热服及加盖棉被取汗而解（也因之经方又称"汤液"）；或用大黄、芒硝可以解除便秘之苦……

当时虽没有文字，但积累的经验流传于后世，当有文字后便记载下来。《本经》所记载："麻黄，味苦，温。主中风、伤寒头痛"；"柴胡，味苦，平。主心腹肠胃中结气，饮食积聚，寒热邪气，推陈致新"；"大黄，味苦，寒。下瘀血……荡涤肠胃，推陈致新，通利水谷"……365味药，显示了神农时代的用药总结。《伤寒》中多处记载"若被火者"、"若火熏之"、以粥治病、以麻黄汤发汗、以大承气通腑实等治法，标明了汉代对神农时代的继承、批判和弘扬。因这些医药知识产生于神农时代，称之为《神农本草经》当非徒有虚名。有关《本经》成书的时代，章太炎认为："神农无文字，其始作本草者，当在商周间，代有增益，至汉遂以所出郡县附之耳。"钱超尘教授据《周易》有"无妄之疾，勿药有喜"；《国语·楚语》有"若药弗瞑眩，厥疾弗瘳"；《论语》有"季康子馈药"等关于药物知识记载，认为"先秦时代人们对药性药效已有所认识，并载于古书。《本经》形成于先秦乃至周初，增补于汉代，《汉书·艺文志》所以无其名者，或与《汤液》32卷合为一书亦未可知。"说明《本经》不是一朝一代一人所著成，但其起源确是始于神农而早于岐黄。

《本经》中"治寒以热药，治热以寒药"的论述，根据症状反应用相对应的药物治疗，反映了经方科学的起源，是根据人患病后出现的症状，以八纲辨证，以八纲辨药，开创了以八纲辨证的经方医学体系。书中更详细记述了365味药物，以四气五味适用于人体患病后表现出寒、热、虚、实、阴、阳的症状论述，显示了单味药防治疾病的经验。其述证主用寒、热、虚、实、表、里、阴、阳，即八纲理论，标志了经方基础理论的起源。

二、《汤液》标志了经方理论的发展

《本经》反映了古人根据人患病后出现的症状用对应的药物治疗，先是积累了单味药治病的经验。以后逐渐认识到，有些病需要二味、三味……组成方剂治疗，这样逐渐积累了用什么方，治疗什么证，即方证经验，《汤液》即是经方方药、方证的代表著作。在《汉书·艺文志·方技略》有"《汤液经法》32卷"的记载，证明汉前确有此书，并简述了经方医学特点："经方者，本草石之寒温，量疾病之浅深，假药味之滋，因气感之宜，辨五苦六辛，致水火之齐，以通闭解结，反之于平；及失其宜者，以热益热，以寒增寒，精气内伤，不见于外，是所独失也。"即说明经方的复方也是用药物的寒热温凉，治疗疾病的寒热虚实，并根据疾病症状反应在表还是在里的不同，采用不同的治法，使人体阴阳平衡。这里的基本理论即用八纲，是与《本经》一脉相承的。不过对该书的著成、年代、作者，至今亦无定论，但章太炎的考证有着重要价值："神农无文字，其始作本草者，当在商周间。皇甫谧谓：'伊尹始作《汤液》'，或非诬也。""夫商周间既以药治病，则必先区其品为本草，后和其剂为经方。"是说《汤液》的成书在《本经》后，但相差无几，有人认为《汤液》或即是《本草》一书，此论有待考证。

经方方证积累有着很长的历史过程，丰富的方证积累，影响着医药学发展，亦影响到政治、文化等，"方法"一词的出现与之也不无关系。这种以八纲指导的方证相应治病，对后世影响很深，甚者作为"秘方""对病真方"保存、相传。后世虽因以《内经》释《伤寒》致六经实质不清，但有不少人因熟记了各方剂的适应证，也能用几个经方治病，这样不用通晓经方理论亦称为"经方家"；而吉益东洞称不用阴阳五行，只强调"方证对应"也为经方一派，称著于日本。不过应当指出的是，吉益东洞所称的"方证对应"中，不用五行是事实，但并未离八纲，他所讲解的"药征"亦未离八纲，更未离阴阳。说明方证的积累，是用八纲治病的经验总结，它孕育着六经辨证论治体系的形成。

20世纪30年代，杨绍伊更以文字功夫考证，认为《伤寒》的原文大部出自《汤液》。他以"张仲景论广汤液为十数卷"为据，认为《汤液》出自殷商，原文在东汉岿然独存，张仲景据此论广，故原文一字无遗存在于《伤寒》中。又分析《伤寒》条文，据"与商书商颂形貌即相近，其方质廉

扶阳论坛②（第二版）

经方体系："本经派伤寒"还是"内经派伤寒"

243

厉之气比东汉之逸靡、西京之宏肆、秦书之谯谯、周书之谔谔",分辨出《汤液》原文、张仲景论广条文及遗论。这种考证且不论是否确切,但明确提示了:第一,《汤液》确实存在于汉前,商周已有积累,众多方证皆以八纲为理论,病位分表里,病性分阴阳。应当说明的是,与《本经》一样,不是一朝、一代、一个人所完成,托名《伊尹汤液经》只是标志时代背景而已。第二,《伤寒》主要内容来自《汤液》,张仲景是"论广",而不是据"当时流行传染病、伤寒病,家族多患伤寒而死",于是"渴而掘井,斗而铸锥",一个人由无到有而写成。故确切地说,他是传经大师。第三,从张仲景论广条文中,看到了张仲景对经方的发展和长成。

三、《伤寒》标志着经方理论体系的长成

杨绍伊所著《伊尹汤液经》一书为我们提供了研究经方理论的思路。可叹的是,杨绍伊把《伤寒》原文分为《汤液》原文、张仲景论广条文、仲景遗论(弟子补入)条文三类,所据是文辞特点,其方法有待内行考证,其内容多有待分析。这里仅就两个方面分析,来洞观仲景对经方理论发展的贡献。

1. 分析六经提纲

杨绍伊在所著《伊尹汤液经》中认为《伤寒》中的太阳病、阳明病、少阳病、太阴病、少阴病、厥阴病(后世简称为六经或三阴三阳)名称,在《汤液》已出现,且有不少有关每经病证的论述,列为《汤液》原文,但无"××之为病"主体词,即后世所称之提纲,只在太阳病开头有"太阳病,其脉浮"(注意仅见于《金匮玉函经》《唐本伤寒论》版本)。作为六经提纲的条文,皆列为既不是《汤液》原文,也不是仲景论广,而是仲景遗论,由其弟子加入,特别在厥阴病提纲前有"师曰"两字。其意是在说:六经名早已出现,但在《伤寒》才出现提纲,其提纲在仲景生前还未出现,而是其弟子后来加入。这里应特别关注的是,提纲的出现标明了六经含义,提纲是八纲概念,为病位、病性概念,标明了六经实质,是解读六经的关键。胡希恕先生正是据此并仔细分析各经病有关条文后辨明了六经实质:即太阳病实为表阳证,少阴病实为表阴证,阳明病实为里阳证,太阴病实为里阴证,少阳病实为半表半里阳证,厥阴病实为半表半里阴证,标明六经实质为八纲概念,不是经络概念。

2. 分析《伤寒》第148条（赵开美本原文序号）

按杨绍伊的分类，《汤液》无148条原文，被列为是仲景论广加入，附于第230条（"阳明病，胁下坚满，不大便而呕，舌上胎者，可与小柴胡汤，上焦得通，津液得下，胃气因和，身濈然汗出而解"）之后（杨绍伊认为是《汤液》原文）。148条原文为："伤寒五六日，头汗出、微恶寒、手足冷、心下满、口不欲食、大便硬、脉细者，此为阳微结，必有表，复有里也；脉沉亦在里也，汗出为阳微。假令纯阴结，不得复有外证，悉入在里，此为半在里半在外也；脉虽沉紧，不得为少阴病，所以然者，阴不得有汗，今头汗出，故知非少阴也。可与小柴胡汤，若不了了者，得屎而解。"对本条的研究，胡希恕先生特着笔墨，从诸多笔记中可以看到探讨良久、修改再三，而最终指明了两点：一者，该条病证特点是，病位不在表，不在里，而在半表半里；二者，治疗应改小柴胡汤为柴胡桂枝干姜汤（这里当然要参考有关小柴胡汤的论述，参见第96、第95条）。在这里具体指明本条属半表半里阴证，并能指出治用小柴胡汤是柴胡桂枝干姜汤之误，这是难得的、来之不易的珍贵的研究。胡希恕先生正是以反复研讨《伤寒》条文为主，"并始终理会"，得出了《伤寒》的六经来自八纲。由此可知，经方发展至东汉，意识到病位除有表有里外，尚有半表半里，而半表半里又分阴阳，也就是说，是张仲景在继方证分类有表里之别，又认识到有半表半里病位，使六经辨证理论体系至臻完善。

当然，理解这一概念，还要对比《伤寒》以前的经方著作特点，即《本经》《汤液》理论特点。由《汉书·艺文志》可知，《汤液》有关病位论述，只有"浅深""内外"，即表和里，治疗是用汗、吐、下。再看《伤寒》全文，大多内容是讲：在表用汗法，在里用吐、下法，以及汗后、吐后、下后出现的变证及治疗，这些多属《汤液》原文。显然张仲景及其弟子们，是继承了汉前的经方治法、经验教训，同时还加入了《汤液》没有的内容。而突出之点是，在少阳病篇特别强调了不可吐下（第264条）、不可发汗（第265条），这就标明了只能用以小柴胡汤为代表的和法。这样再结合第148条的分析，可明显看出，《伤寒》在病位概念上，与汉前的《汤液》有了明显不同，即除了有表里外，还有半表半里概念。这样经方辨证，原只用八纲，辨证时只有"抽象"，而加入半表半里理念，"乃具实形"，从而形成了完善的六经辨证理论体系。这里应该特别注意的是，由经方的发展史可知，六经辨证的形成，是辨方证的规律总结，是八纲辨证理论的升

扶阳论坛 ② （第二版）

经方体系："本经派伤寒"还是"内经派伤寒"

245

华，有了六经辨证更能指导正确辨方证。刘渡舟老师评价胡希恕先生："每当在病房会诊，群贤齐集，高手如云，唯先生能独排众议，不但辨证准确无误，而且立方遣药，虽寥寥几味，看之无奇，但效果非凡，常出人意料，此得力于仲景之学也。"这里是赞扬了胡希恕先生医术高明，而实际更赞扬的是六经辨证的科学性。

以上通过分析六经提纲，明确了六经提纲出现于《伤寒》并由仲景弟子加入，说明了六经之名远在商周已出现，为何用其名以及其原始名义都有待探讨。但提纲出现于东汉，并赋予了实质内容。通过分析第148条，可知汉前经方只用八纲辨证，病位理念只有表、里；虽有六经名，但未形成六经辨证理论体系。而张仲景及其弟子意识到了其间尚有半表半里的理念，由八纲抽象，变"乃具实形"而成六经辨证的理论体系。因此，亦可知经方六经辨证论治理论，是在古代方证积累的基础上，由方证积累，进而进行分类而形成的。其理论是基于八纲，是张仲景及其弟子认识到表里之间尚有半表半里病位，才使八纲辨证变成六经辨证。这也说明了，汉以前虽有六经名，但六经辨证论治理论体系实质上是至东汉才得以形成的。

必须说明的是，《伤寒》书中还涉及外邪（又称六淫）、气血营卫、津液、瘀血、痰饮、食毒、脏腑等理论，还有更独特的理念，如"阳气（阳）"也是《内经》及其他中医著作中所没有的独特理念。这些理论在经方辨六经、辨方证时起着一定作用，有时起着关键作用，是经方辨证论治中的重要组成部分，但经方的主导理论体系还是辨六经和辨方证。

四、认识经方再思考

由上可知，经方辨证论治理论体系，即含于《伤寒》中。那么后世为何不能认识其理论实质呢？主要是认知方法存在问题，而且关键是在于对《伤寒》的成书和解读的认知。

1. 关于《伤寒》成书

后世普遍褒扬王叔和对传承《伤寒》的功绩，却又贬责其对《伤寒》序"作伪"，桎梏后世千余年，误导后世认为张仲景据《内经》撰成《伤寒》。不过历代不乏慧眼者，如章太炎、恽铁樵、喜多村之宽等，皆认为《伤寒》的六经不同于《内经》的六经，更不同于十二经络。刘渡舟老师于20世纪90年代提出："我从'仲景本伊尹之法、伊尹本神农之经'两个'本'字悟出了中医是有学派之分的，张仲景乃是神农学派的传人。"胡希恕先生更明确提出："仲景书本与《内经》无关。""《伤寒论》的六经来自八纲。"不过他们得出这一结论，真是来之不易，是付出一生艰辛才摆脱桎梏，通过反复考证、临床体验、潜心研究才逐渐体会而得。近有钱超尘教授考证："赵开美《仲景全书》所收《伤寒论》，对该书作者题曰'汉张仲景述'；南宋赵希弁《郡斋读书后志》卷二沿其说'仲景伤寒论十卷，汉张仲景述'；明著名藏书家及刻书家毛氏《汲古阁毛氏藏书目录》亦云'仲景伤寒论十卷，汉张仲景述'。"这都说明《伤寒》的主要内容，在张仲景前多已存在，并不是一人由无到有而撰成。皇甫谧谓"论广汤液"是张仲景撰成《伤寒》的主要方式、方法。由以上分析可知，《伤寒》的祖祢为神农，其撰成的基本素材是古代积累的方证，基础理论是八纲，是由神农时代的单方积累，到复方方证积累，至汉代方证经验更丰富，并意识到病位不但有表有里，还有半表半里，形成了六经辨证论治理论体系。张仲景及其弟子，正是补充、完善、总结了经方的学术经验，由八纲辨证上升为六经辨证而集成了《伤寒》。

2. 关于解读《伤寒》

这一条与前一问题密切相关，即入眼功夫很重要。所谓入眼功夫，即认清学术渊源及传承。以上考证说明，《伤寒》的祖祢是神农，从学术发展史上说早于岐黄。但王叔和等仅从《伤寒》出现时间推算，即《伤寒》在《内经》后，而误认为《伤寒》的祖祢是《内经》，是在学术传承上颠倒了历史。当然认清学术特点，主要看书中的内容。因此，读书方法也很重要。如柯韵伯、章太炎、恽铁樵等，虽未辨"撰用《素问》"之伪，却明确指出《伤寒》的六经不同于《内经》之十二经脉之含义，不用五行，并批判王叔和强引《内经》一日传一经之说，把主要功夫用在攻读《伤寒》原文、分析全书内容而得出："仲景并无是言。"胡希恕先生更重视读原文，并"始终理会"《伤寒》全篇，解读了六经实质和书中诸多疑难问题，尤其明确指出《伤寒》中的"阳气""阳"是指津液，是经方独有的特殊理念。他们不但细读《伤寒》全篇，而且又仔细研读了《内经》等书，分析对照而得出了结论。如果只是潦潦草草读一遍《伤寒》原文，又不结合临床，是很难理解经方理论体系的。如只是强引"名人""权威人士"之言就更难认识经方。

必须指出，《伤寒》是经典之作，学习起来本不容易，没有端正的学习方法、不下苦功夫，想一蹴而就是学不好的。所谓端正的学习方法，不光是刻苦读原文，还必须吃透原文、前后联系分析，并密切结合临床，才能渐渐理解原文。必须指出的是，解读《伤寒》，长期临床和长期读原文两者缺一不可。一代经方大师曹颖甫，熟谙经方方证，临床疗效卓著，名噪一时，但未明《伤寒论》第264条、第265条"不可吐下""不可发汗"实指和法，却认为小柴胡汤为发汗剂，更遗憾死于日寇刀下，未能继续研讨经方，亦未能进一步理解六经实质；杨绍伊考证贡献功莫大矣，但临床实践太少，最终亦未跳出王叔和、成无己藩篱，受其影响，认为伤寒是"伤于寒"，为里病，中风是"中于风"，为表病，亦因此认为《伤寒》的病位概念只有表和里，把小柴胡汤列于可发汗篇中，当然也就更难理解六经实质了。这里应当说明的是，一个人的生命是短暂的，对经方存在的诸多探讨毕竟有限。对《伤寒》中的一条、一个问题，需要几年、几十年反复研读，需要在临床反复体验。如胡希恕老师直至晚年才认识到：《伤寒论》第315条白通加猪胆汁汤，为通脉四逆加猪胆汁汤之误；第148条的小柴胡汤为柴胡桂枝干姜汤之误。胡希恕老师从攻读原文入手，为我们明确了六经实质，指明六经来自八纲，病位有半表半里，并分阴阳。但不无遗憾的是，尚留少阳及厥阴的方证未能一一明确提出。解读经方诚是有待几代人的不断努力。

由以上可知，经方理论特点是把外邪与人体正气相争，以及气血营卫、瘀血、痰饮、食毒、脏腑等对疾病的影响、所反映出的症状，用八纲分类辨清六经所属，再进一步根据古人总结的方证经验辨方证，用相对应的方药治疗，这便是经方临床治病的全过程。也就是说，经方医学是以六经辨证和辨方证为特点的理论体系，它起源于神农时代，发展于殷商，成熟于东汉，是总结以八纲用药、八纲辨方证，发展为六经辨证的理论体系，其代表著作是《伤寒杂病论》。

经方在我国已出现发展了几千年，但对经方理论体系这一瑰宝的认识，还是远远不够的。以上通过有限的考证和微薄的临床体验，试图阐明《伤寒》经方理论体系的形成、概念及特点，尚属己见、管见，妥否，有待同道共识。

火神派的理论要点和现实意义

张存悌

主持人：我们今天邀请到张存悌教授来做最后的压轴戏。张教授应该说是一位治病、治学两方面都有造诣的专家，20年来可以说是"勤求古训，博采众方"，在中医学术上颇有造诣。近几年深入"火神派"以后，通过系统的研究，医术大有改观，临床上患者口碑甚佳。今天要和大家分享的是他自己的切身体会。下面我们欢迎张存悌教授演讲。

张存悌：感谢会议邀请我参加这次交流，更感谢在座的各位专家学者前来听课。我学中医没有家传，我也认识到跟从名师的重要性，只是一直无缘讨教。但我也不像李可先生那样完全是自学。我是1977级中医学院的本科生，毕业到现在20多年了，应该说也还算用功，但是遇到疑难病还是拿捏不准，心里没底，一直想找一个突破口，使自己提高一个层次，但多年探求未果。一个偶然的机会使我接受了"火神派"，很简单，就是2003年2月17号《中国中医药报》发表已故名医何绍奇先生的一篇文章《火神郑钦安》，当时看了以后觉得"火神派"用附子似乎很有玄机，因此按照何先生提供的线索，收集资料进行研究，满打满算已经5年了。5年来我出了两本书：《中医火神派探讨》《火神派医案全解》。香港一位中医同道唐先生读了《中医火神派探讨》之后，给我来电话，说这本书写得好。他说他10年前就看郑钦安的著作，似乎没看出什么来，看了我的著作以后，才明白"火神派"的实质，所以他很感谢我。几年来我一直想把"火神派"写得更明白一些，更系统一些，最好是归纳那么几条，吴佩衡先生所谓"真传一张纸"，在一张纸的篇幅上就能把"火神派"的精神实质揭示出来。我知道离这个目标差得还远，但是我愿意继续努力。

今天想跟大家汇报一下我对"火神派"理论要点的体会，以及这些理论对我们今天的临床究竟有什么现实意义，或者说有什么价值。我想分五个方面探讨：第一，"火神派"最基本的学术观点是什么？第二，"火神派"的理论核心是什么？第三，"火神派"的精华在何处？第四，我要谈谈"火神派"的疾病观，确切点说是病势观，就是"火神派"对当前疾病大趋势的认识，因为这决定了它这个学说的基点。第五，我想谈谈"火神派"特别是经典"火神派"的用药特点、用药法度。

一、以阴阳为纲，判分万病是"火神派"最基本的学术观点

郑钦安以《易经》《内经》《伤寒论》为宗，"沉潜于斯二十余载，始知人身阴阳合一之道"（《医理真传·郑序》）。"思之日久，偶悟得天地一阴阳耳，分之为亿万阴阳，合之为一阴阳。于是以病参究，一病有一病之虚实，一病有一病之阴阳，知此始明仲景之六经还是一经，人身之五气还是一气，三焦还是一焦，万病总是在阴阳之中。"

"一病有一病之阴阳"，"万病总是在阴阳之中"，突出阴阳作为总纲的地位，这就是郑氏临床辨证最基本的学术思想，他称这一观点为"阴阳至理"。由此，临床上"认证只分阴阳"，"功夫全在阴阳上打算"，套用一句《内经》的话说，就是"谨熟阴阳，无与众谋"。

"病有千端，漫云易为窥测，苟能识得阴阳两字，而万变万化之机，亦可由此而推也。""学者苟能于阴阳上探求至理，便可入仲景之门也。"本人体会，我艰苦摸索 20 余年，于今方有登堂入室之感，上了"一个境界"，明白了阴阳至理，才真正会看病了。这是学习"火神派"的首要收获，其意义不亚于掌握附子的运用方法。

"火神派"最基本的学术观点就是阴阳为纲，判分万病，这一点十分重要。《内经》说"善诊者，察色按脉，先别阴阳"，我们耳熟能详，但是真正把它落实到临床上，真不是一个简单的事。但它确实很重要，远比你掌握运用附子重要。

认症只分阴阳，功夫全在阴阳上打算，而不是像讲义上说的分型辨证、脏腑辨证，使我们辨证提高到一个新境界。我用阴阳至理解决的第一个病例，至今记得很清楚，我的书里就有这个病例。患者是我一个邻居，50 多岁，男性，头痛十来年，发作性头痛，每年都要犯几次，秋冬两季常犯。沈阳各大医院他都走遍了，西医的强止痛药，他吃了受不了，副作用太大。找到我，开始用分型辨证的方法治疗也不是没效，但是不巩固，好了又犯。我曾经研制一种专门治疗头痛的丸药，无非是祛风散寒、通络止痛，用了些蜈蚣、全虫之类的虫类药，效果也确实不错。因为他老发病，不耐烦老吃汤药，我就给他这个丸药。因为我自己研制的，他来了我就给他一袋。

他说确实好用，吃上头就不痛了。他说：你这药要推广开来那太厉害了，那就发财了。但他还是老复发，你说这能算治好吗？2005年秋天，他头痛复发又来找我，这时候我已经接受阴阳至理了。我说这样好不好？我跟别人学了一招，你能不能先吃点汤药，吃好了你我都高兴，吃不好我这丸药照旧给你。他说行，我就给他开了"潜阳丹"加味。5天后他回来，说这个药好，从来没觉得像这个药吃完头脑清楚，不疼了。我说你再吃5付。这是3年前的事，至今再也没犯。因为我认出了这是一个阴证，不再从风寒入络、瘀血阻滞认识，这个就是阴气上僭，你就从阴证论治，用四逆汤也可，我习惯用潜阳丹。这个病例使我初次尝到甜头，后来用此法治疗慢性头痛，很少失手，由此更增加了对"火神派"的信心。

　　学了"火神派"才觉得有登堂入室之感，我确实是这么说的。一定要先分阴阳，其他的不必细究，只不过要用一点相关的经络用药。我确实觉得"火神派"是中医登堂入室之道，我完全同意刘力红教授说"火神派"是中医正脉的说法。它不但是一个流派，它应该是中医的正脉，当然作为一个学术流派的特征，它是很突出的。

　　这是我本人学习"火神派"的首要收获，我觉得远胜于郑钦安说的"徒记几个汤头，几味药品，不求至理，不探玄奥"，不要在几个药物上打转，不从理论高度认识问题是没用的。但是分辨阴阳，你要会分，你要知道什么是阴证，什么是阳证？这一点郑钦安给了我们两把尺子，我通常称之为阴阳两把尺子。郑钦安关于阴证阳证的论述很多，我认为最重要的那句话，是在《医理真传》中"钦安用药金针"里这段："予考究多年，用药有一点真机与众不同。无论一切上中下诸病，不论男女老幼，但见舌青，满口津液，脉息无神，其人安静，唇口淡白，口不渴，即渴而喜热饮，二便自利者，即外现大热，身疼头痛，目肿，口疮，一切诸症，一概不究，用药专在这先天立极真种子上治之，百发百中。若见舌苔干黄，津液枯槁，口渴饮冷，脉息有神，其人烦躁，即身冷如冰，一概不究，专在这先天立极之元阴上求之，百发百中。"这就是郑钦安为我们提供的衡量阴证和阳证的两把尺子，判断阴虚、阳虚的"秘诀"，郑钦安称之为"阴阳辨诀"或"阴阳实据"，作为辨认阴证阳证的标准。

　　这么说似乎乱一点，为了便于记忆，我把它们归纳一下，按照舌、脉、神、色、口气、二便这几项为纲来理一理。郑钦安的原文一概保留，只不过为了记忆，使它更有条理。

舌——舌青滑或淡白，满口津液。

脉——脉息无神，浮空或细微无力。

神——其人安静，目瞑倦卧，声低息短，少气懒言。

色——面色唇口淡白。

口气——口不渴，即渴而喜热饮。

便——二便自利。

这样应该更清晰，更便于掌握了。这些，郑氏通常又称为"阴象""阴色""阳虚实据"。

"阴虚辨诀"则与之相反，若见"舌苔干黄，津液枯槁，口渴饮冷，脉息有神，其人烦躁，即身冷如冰，一概不究，专在这先天立极之元阴上求之，百发百中"。郑钦安所有的论述都是阴阳对等论述的，这个话说得最完美，最确切，也最有感情。这就是我说的阴阳两把尺子，凭这个判断阴阳。郑钦安关于阴阳的论述有很多处，这一处郑钦安命之为"钦安用药金针"，可见他很看重这个体会，"考究多年"，就是这么个体会。强调先辨阴阳，在阴证这个大前提下，所有出现的其他所谓热象，统统是假热、假象，确切地说是"阴火"，用药专在温阳上下功夫，"百发百中"。郑老先生说得十分自信，我们有什么理由不信呢？

很多人不知道怎么用附子，关键是看不看得出阴证，你应该用这两把尺子量一量。在这里说明一点，郑氏将舌象列在首位，强调舌的认证价值，是其独到之处。许多医家往往单凭一个舌象就能做出阴证的判断，因此我按照郑钦安的想法把舌象放在第一位。

刘力红教授提到的田八味一天看 300 个病人，以一天看病 10 小时算，平均两三分钟看一个病人。我无法想象他怎么把脉，望闻问切怎么入细，我只是揣测，他看重的是舌象。范中林先生的《范中林六经辨证医案选》总共 69 案，有一半没有脉象记载，但是他舌象记录得非常清楚。我这么说，绝没有轻视脉诊的意思，但是舌象在判断证候中至关重要，占有第一的位置，确是"火神派"的一个特点。

现在我要谈谈掌握"阴阳至理""万病判断阴阳"有什么现实意义？大家说郑钦安提出的阴阳两把尺子，即使用现在的高校讲义衡量，有出格的地方吗？哪本讲义都这么讲，阴证什么样，舌象什么样，脉象什么样，气色什么样，对不对？没有一点出格的地方，大家同意吧？我们说它是"中医正脉"也是因为这一点，因为我下一步的推导就建立在这个基础之上。

火神派的理论要点和现实意义

那好，就这么一个大家都清楚、都认识到的阴阳判断问题，我们现在却出了大毛病。很多同道不会辨别阴阳，一遇到具体病人就发蒙，阴阳不辨，寒热不分，典型的表现就是对常见病如肝炎、肾炎、前列腺炎、糖尿病、高血压、咽炎、精神分裂症、顽固性发热、各种出血症等，都跟着西医的诊断走，习惯于按照湿热、阴虚、火热等来认证，将西医的指标如体温、血压、血糖、白细胞计数等理解为阳亢、热证，施以寒凉，结果离题太远，甚至南辕北辙。说到底是中医西化的倾向在作怪。卢崇汉教授说"现在的很多医者确实搞不清阴阳寒热了"，毛病就出在这中医西化上。你觉得前列腺炎一定是湿热，肝炎固定是湿热，肾炎更是湿热，你就不知道是这个判断标准错了。

你要用郑钦安给我们的这两把尺子，实际上也是老祖宗留给我们的尺子来衡量。卢崇汉教授说得好："做中医的始终要跟着脉证走，不要跟着指标走。"我觉得这句话说得真好，做中医的一旦跟着指标走，就会出现目前最普遍的一个通病——中医西化。所以我们强调阴阳至理，强调阴阳为纲，最大的现实意义就是校正中医西化，返璞归真，回归到中医的正脉上来。你不要一遇到病人就先看西医诊断是什么，化验指标什么样；你要看他的舌头什么样，脉什么样，神色什么样，大小便怎么样，口渴不渴，渴是喜热饮还是喜凉饮，你要合计这个，西医指标你基本可以不管。别忘了你是一个中医，说得挪揄些，你不要拿着《佛经》和《圣经》一块搅和，不要穿着唐装还要扎个领带。

很多医家确实分不清阴阳寒热了，归根结底毛病就在这中医西化上。你不会用郑钦安两把尺子衡量病证，一看肝炎就是湿热啊，糖尿病就是气阴两虚啊。我们多少有名的所谓大家都是这么治的，对不对？当然我想讲一下，我不是说糖尿病就没有气阴两虚，没有阴虚燥热证型。我的一个辽宁老乡，就在下面坐着，自学成才，他就用一个"降酮汤"把自己的糖尿病治好了，他用的是清热养阴法，他是气阴两虚型的。我是强调跟着舌脉走，没有说学了"火神派"，所有这些病就都是阳虚，只不过你要明白必须用阴阳这两把尺子来衡量。

所以我说郑钦安提出阴阳辨诀的意义，就在于对上述通常按照湿热、阴虚、阳亢、火热等来认识的病证，用这两把尺子衡量，常常能判断出其阳虚阴盛的实质，从而用温阳法取得疗效。这对目前严重的中医西化倾向起到拨乱反正的作用，也是学习"火神派"要解决的首要问题。这个问题不解决你就不敢用附子。

我在整理"火神派"名家医案的过程中，对于把握阴阳处理疾病印象最深的一个案例是吴佩衡先生治疗的重型肺脓疡案。

海某，女，19岁。行剖宫产失血过多，经输血抢救后，突然高热40℃以上。经用青霉素、链霉素等治疗，体温降低，但一般情况反见恶化，神志昏聩，面唇青紫灰暗，舌质青乌，呼吸困难，白细胞高达2×10^9/L以上；十指连甲青乌，脉弦硬而紧，按之无力而空。吴先生认为心肾之阳衰弱已极，一线残阳将绝，只有扶阳抑阴，强心固肾，处以大剂回阳饮（即四逆汤加肉桂）：附片150g（久煎），干姜50g，肉桂10g（研末，泡水兑入），甘草2g。

服上方后，呕吐痰涎已见转机，两颊紫红，咳吐大量脓痰，仍以扶阳温化主之：附片200g（久煎），干姜100g，茯苓30g，肉桂10g（研末，泡水兑入），公丁5g，法半夏10g，橘红10g，甘草8g，细辛5g。药后情况好转，X线检查发现双肺有多个大小不等的圆形空洞，细菌培养检出耐药性金黄色葡萄球菌，最后诊为"重型肺脓疡"。处方：附片150g，干姜50g，广陈皮8g，杏仁8g（捣），炙麻黄8g。连服4剂，喜笑言谈自如，病状若失。（《吴佩衡医案》）

我们想一想：发烧，白细胞2×10^9/L，又是金黄色葡萄球菌感染，肺有空洞，咳嗽又是脓痰，说心里话，这些症候看了都觉得是肺热毒盛，难免大剂黄芩、鱼腥草之类苦寒套方。但是吴佩衡先生确实厉害，他看到病人面色青乌，唇舌青紫，根据这一点他认为是阴盛阳虚，一线残阳将绝，阳气欲脱，不管你白细胞多高，不管你发烧，出手就是大回阳饮，四逆汤加肉桂，其中附子150g，干姜50g，用药后病情稍有好转。这时候化验回报出来了，病人是"金葡菌肺脓疡"，依然不为所动，还是原方，而且附子加到200g，六七天的工夫病人痊愈了，确实令人赞叹。

陈修园有一句名言："良医之救人，不过能辨认此阴阳而已；庸医之杀人，不过错认此阴阳而已。"可见辨清阴阳的重要意义。

我今年接诊一个病例，患者是某银行的副行长，2年前的"五一"，沈阳举办世博园的时候我给他治好了胃病，所以记得非常清楚。他是慢性胃炎，在北京各大医院确诊，但治疗无效，后来托人找到我。虽然是胃炎，有萎缩性胃炎的倾向，但我看病人是典型的太阴虚寒，消瘦，面色灰暗，最难受的就是胃疼，疼痛不止，夜间尤重，就用了附子理中汤，附子没用大剂量，也就是30g、40g上下，治疗2个月，应该说好了。当时我们协商停的药，他说："张医生，你看吃这么长时间药，我觉得挺好了，没问题。"一年多以后他又找到我，这次一见他，可不得了，精神萎靡，面容憔悴，进来就坐在沙发上简直要睡的样子，舌体胖润，胃疼。我说："你的病又发作了？"他说吃了某名医一年的药，我说我们前年五月协商停的药，你又找医生看，是病情复发了吗？他说没有。我说那你怎么去找？他说这个医生名气大，别人介绍我去的。我说好，你回顾一下，你用他一年的药，病情是好了还是坏了，还是没好没坏？他说，应该说还是重了，因为重了他才来找的我。

我知道，某些医家有一个观点，就是"胃炎以痈论治"，国内好像都是很有名的。什么是痈？"痈疽原是火毒生"，所有的痈都是按火毒论治的。"胃炎以痈论治"就是按热毒论治。我说他给你开的药方带来了吗？他非常细心，给他开的药全部输入电脑，还做了筛选。我说能不能调出来给我，调出来后我一看用药最多的是蒲公英，第二是黄连，还有一些凉药，可以说不出所料。当然我还是挺佩服这位老中医的，毕竟没给他用什么半枝莲、白花蛇舌草啊这些大寒的药。只要是胃炎，就要按痈论治，这是什么逻辑？这是很明白地跟着西医的诊断跑。作为一个中医，我不反对别人去研究微观，去琢磨病毒，去研究幽门螺杆菌，据说如果早一步，还有可能先于外国人拿了诺贝尔奖呢。我选择的是中医正脉之路，最后这位副行长还是用的附子理中汤加味，附子剂量要比上次大，30g、60g、90g，两个月又恢复健康停药了。这个病例很有意思，由我先治再换别人治，最后又由我来治，两次都按阳虚来治，别人是按痈来治。最近我还回访过，他说现在很好，有道是好不好看疗效啊。

所以我觉得凡病先分阴阳，分阴阳你要知道这两把尺子。其实越大的学问，往往越简单。我在研究"火神派"的时候一直按照这个宗旨在实践。说实在的，经常有外行或者是中医爱好者给我打电话，看了我的书以后，他说过去怎么治也治不好自己的肝炎或者什么病，他自己都看明白了是阳虚，然后用附子，出手就是100g、200g，比我胆儿都大，但是确实尝到甜头了。

在常见病中还有一个典型的大病种，常常被人们看成热毒为患，这就是肿瘤、癌症。他们把癌细胞等同于毒，癌瘤就是热结。我曾经系统搞过癌症，深知这一点。就是在今天，在京城这块地面上，很多肿瘤名家还在用白花蛇舌草、半枝莲等苦寒药治肿瘤、治癌症，你们信不信？不信你们去花300元，挂个某某专家的号让他开一个方看看。我可以肯定地告诉你们，大多数肿瘤都是阴证，没问题。不信你用郑钦安的阴阳两把尺子去量，一寸一寸地量，没有一点阳证的味道。你们去看他的舌，他的脉，看他的气色，他的精神头，那是一派阴象阴色。所以你看李可先生在用四逆汤、理中汤，用麻黄附子细辛汤治癌，对不对？天津有位肿瘤专家孙秉严先生根据对1000例肿瘤患者的分析得出结论："不论是长江以北还是长江以南，也不论是沿海还是内地，寒型和偏寒型证候者最多，约80%。"据此他用大剂量附子（30g）、干姜、肉桂等治愈许多癌症患者，其疗效大概时人罕有其匹。

这是我讲的第一点，学"火神派"首先要明白郑钦安最基本的理念亦即阴阳至理，一定要先分清阴阳。

二、重视阳气，擅用附子是"火神派"的理论核心

"火神派"的理论核心是重视阳气，善用附子，这一点没有异议。一个流派当然要有自己侧重的一面，"火神派"重视阳气，善用附子，而且积累了十分丰富的独特经验，这是"火神派"的理论核心。

我喜欢用两句最通俗的话来概括"火神派"的理论要点：万物生长靠太阳，百药之长属附子。这两句话足以揭示火神派的理论核心。万物生长靠太阳，前天李里教授甚至从国学的角度都认识到这一点；百药之长属附子，这是"火神派"大家祝味菊的名言。所以我认为一个医家如果重视阳气，善用附子，特别是广泛应用附子，不一定大剂量，只要你重视阳气，善用附子，具体到一点就是广泛应用附子，你就是"火神派"，我称之为"广义火神派"，你就是我们"火神派"队列之一员。有些人问卢（崇汉）教授，自己算不算"火神派"？你不用问，你就用这个标准衡量。只要你理论上重视阳气，广泛应用附子，你就是"火神派"。所以在座的各位如果符合这个标准，你就是"火神派"的成员，不厌其多，唯恐其少。

1. 阳主阴从，重视肾阳

郑钦安重视阳气有两个特点，一个是阳主阴从，一个是独重肾阳。关于阳主阴从这个特点前面各位已经讲了很多，不想多说了。独重肾阳这一点，我觉得应该稍微提一下。阳气有上中下之分，上焦心肺之阳，中焦脾胃之阳，下焦肝肾之阳。补土派特别强调中阳，"火神派"和他们是有区

别的。"火神派"独重肾阳。郑钦安说"下阳为上中二阳之根"，肾阳是上中阳气之根，所以他出手用的多是四逆汤，不是理中汤。严格地讲，"火神派"独重肾阳，更擅用四逆汤。你看吴佩衡的方常常就是四味药，四逆汤再加肉桂，他称之为"大回阳饮"，不再乱加药物，这是个境界。一会儿我要讲，与广义"火神派"相对应，我提出一个概念——经典"火神派"，这个下面再说。

2. 擅用附子，独树一帜

温扶阳气郑氏最推崇附子，认为"热不过附子"，附子为热药"立极"之品。唐步祺指出：郑氏擅用附子、四逆辈，化裁治疗百余种病，是"为郑氏一生最得力处"，"直可说前无古人"，确是一语中的。后来祝味菊尊附子"为百药之长"，唐步祺推"附子为热药之冠"，李可称"附子为药中第一大将"，卢崇汉视附子为"扶阳第一要药"，应该都是从郑钦安对附子的推崇演绎而来。已故名医何绍奇先生总结得很全面："附子一物，可上可下，可补可攻，可寒可热，可行可止，可内可外，随其配伍之异而变化无穷，用之得当，疗效卓著，在群药中具有不可替代的作用，说它是'百药之长'是并不过分的。"

我现在要说的是擅用附子这一点的现实意义。这么好的一味药，百药之长，救命的药，我们很多医家却畏若虎狼，"甚至终身行医，而终身视附子为蛇蝎"。为什么？因为附子有毒，用不好可能出事。历代本草对附子的记载都是有毒，有大毒，说得非常吓人："服之必发狂而九窍流血；服之必发火而痈毒顿生；服之必内烂五脏，今年服之，明年毒发。"张隐庵（《本草崇原》作者）乃至许多医家几乎终生不用附子。

我没有资格指责高校讲义，但是讲义确实设置了一些框框，规定附子最高剂量是15g，细辛不过钱，这能行吗？讲个眼前的事，因为知道我到北京来讲课，国家药监局一位官员不知怎么得到消息，他内弟得了病，病休已经八年，所以非常急迫，要找我，还惊动了孙（永章）主任，和孙主任打招呼说，张主任来北京一定请他给看看病。什么病呢？是一个慢性鼻炎，还有哮喘。各位想想，才42岁，居然因为鼻炎、哮喘病休八年，真难以想象。京城各大医院可以说都看遍了，我不敢说越治越糟，总而言之没治明白。坦率地说，鼻炎在我眼里确实是小病一桩，我治过多例，没觉得难治。通常有表证的用麻辛附子汤，没有的用姜桂汤加味，效果挺好。我就给他开了麻辛附子汤，我知道京城这个地方规矩多，没用大剂量，麻黄10g，细辛 5g，附子 20g，再加上点白芷之类的。第二天，满京城抓不出这个药来，包括同仁堂，都说附子怎么能用这么多？细辛不过钱，就是 3g，5g 不给抓！他回头又找我，我说我只管看病，你抓药还得我管吗？没办法，幸亏带着处方，只好变通一下，全都开半量，麻黄 5g，细辛 3g，附子 10g……这样开 10 剂，然后让他二合一，两包并为一包吃，这样才勉强抓到药了。其实就是这个剂量我也确实嫌小，没办法。

附子有毒归有毒，我们医家恰恰就是变毒为利。因为附子毕竟有那么多好处，百药之长，所以医家的责任是将附子利用起来，调动起来，扬其长避其短。恽铁樵说："附子最有用，亦最难用。"事实上，药之本性在毒，无毒则不成药。李可老师认为："附子为强心主将，其毒性正是起死回生药效之所在。"

近代广东有一位医家叫杨华亭的指出："乌头虽毒极，而入药主治之功能，则为诸药所莫及。""唯能用毒药，方为良医。"近代浙江名医范文甫，是国内民间最大的藏书楼宁波"天一阁"的范氏后裔，很有名的医家，我在很多文章中都提到他。范先生有一句名言："不杀人不足为名医。"当然这个话不是说把人给治死了，是说你敢用善用有杀人之毒的药，有这个胆量，有这个见识你才叫名医，一遇到点毒药你就缩头，难以成为名医，你缺乏胆识。最大限度发挥附子的长项，确实是衡量一个医家的重要标准。对于"火神派"而言，尤具重要的意义，不善用附子者就不是"火神派"。祝味菊先生甚至说："变更附子的毒性，发挥附子的特长，医之能事毕矣。"是说医生的全部本事就在于擅用附子，这话似乎说得有点过，但是意思要理解。只要你用活了、玩转了这个附子，一个医家的本事差不多就具备了，所以熟练运用附子确实重要。

明末清初大学者顾炎武不仅提出了"天下兴亡，匹夫有责"这句人人皆知的口号，对当时庸医害人也有着深刻的认识："古之时庸医杀人，今之时庸医不杀人亦不活人，使其人在不死不活之间，其病日深而卒至于死……今之用药者，大抵泛杂而均停，既见之不明，而又治之不勇，病所以不能愈也。"所谓用药"泛杂而均停"，"治之不勇"，即指用药泛泛，只求轻清平和，不敢用峻药，遑论附子了。至"使其人在不死不活之间"，正是"今之时庸医"也。

我知道有些人在攻击"火神派"，很重要的一个原因，就是他们不敢用附子，怕出事。用附子是需要历练的，刚开始从小剂量用起，千万不要一

扶阳论坛 ②（第二版）

火神派的理论要点和现实意义

出手就 100g、200g，奉劝你们千万不要这样。你先从 10 g 用起，稳扎稳打，逐渐加量。当医生的不那么容易，你一只脚踩在医院，另一只脚就踩在法院。一旦你鲁莽用附子出事，就如昨天刘（力红）教授说的那叫"一颗屎坏了一锅粥"，所以我们应该慎重。

归纳郑钦安擅用附子的经验，可以概括为广用、重用（从几十克到几百克）、专用等几个方面，这是"火神派"最突出的风格。众多"火神派"医家如李可先生以大剂附子治愈急危重症的验案，确实惊世骇俗，令人钦佩，乃至被冠以"某火神"或"某附子"雅号，我的书中介绍了很多。关于广用、重用附子的问题，许多前辈已说了很多，在这里我想说明一点：重用附子是"火神派"的突出特点，但不是说附子用量越大越好，在同等疗效的前提下，用量小的那个人比用量大的本事高。

这里我想讲另外两个比较独特的问题。

（1）专用附子，不夹阴药

郑钦安与张景岳在理论上都重视阳气，但在具体用药上则大相径庭。张景岳温补讲究阴阳互济，熟地与附子常常同用，体现阴中求阳；郑钦安则专用姜附等纯阳温热之药，讲究单刀直入，不夹阴药。郑钦安在《医法圆通》"阳虚一切病证忌滋阴也"一节中明确表示："凡阳虚之人，多属气衰血盛，无论发何疾病，多缘阴邪为殃，切不可再滋其阴。若更滋其阴，则阴愈盛而阳愈消，每每酿出真阳外越之候，不可不知。"

"今人亦有知得此方（指四逆汤）者，信之不真，认之不定，即用四逆汤，而又加以参、归、熟地，羁绊附子回阳之力，亦不见效。病家等毙，医生束手，自以为用药无差，不知用药之未当甚矣。"（《医理真传·卷四》）

郑钦安是专用姜附，纯用温热之药，讲究单刀直入，不加阴药。这话其实应该很容易理解，如果我们认定这是一个阴证，再加任何阴药确实没有道理，就如同阴雨天你还要浇地一样。有一些医家，用附子、用四逆汤时，加熟地、加人参、当归等，我不是说加得不对，但是你要知道经典"火神派"是不这么用药的。你看范中林先生，初诊用理中汤，都要去掉人参，因为前提是认定阴证，加人参可能恋阴；而唐步祺先生更有"理中汤去人参"的习惯用法。

大家知道郑钦安的主要著作是《医理真传》和《医法圆通》，至于《伤寒恒论》，坦率地说，我觉得价值不大，真正建立"火神派"基业的是《医理真传》和《医法圆通》两本书。有一位湖北儒医敬云樵老先生，为《医法圆通》做了 297 条批注，其中有两条写得最有见地。有一条是这么说的，郑钦安所谓"甘温固元，是姜、附、草，不是参、芪、术，学者不可不知也"（《医法圆通·卷二》），可谓一针见血。运用附子单刀直入，不夹阴药，这是"火神派"十分重要的观点。这就无怪乎"火神派"应用最多的方剂是四逆汤了。许多医家在用附子时动不动夹以人参、熟地、白术等药，这个恐怕不是郑老先生的本意，我不是说你加得不对，至少是境界上没达到。

前天沾光和吴荣祖教授一道去看了一个病人，患者先是邀请我，我说吴荣祖教授在，你能不能请吴老一块去，他不去我也不去。吴老先生答应了，他也有一个条件，必须我也去。我刚才说沾光就是这个意思，一道去了。这个病人昏迷 42 天，在中国航天航空基地总医院。医院没招儿，动员病人出院。当时除了吴先生和我，还包括杭州一位名医邱志济先生等。病人昏迷 42 天，CT 显示不典型的脑梗死，除了昏迷，稍微有那么一点喘促，有痰，神志不清，面色肯定是灰暗的，摸了摸脚尚温，但是我注意到她满口津液。此前曾请了另一名医，用了礞石滚痰丸，大便似乎失禁，左脉滑软，右脉稍沉。回来后吴老先生很谦虚地叫"会诊"，当然应该以他为主。这个病我说实在的，出手我肯定是用"小续命汤"，效果肯定会好。会诊中，我们对于这个病人是阴证没有异议，没有分歧。关于处方，吴先生不愧是吴门之后，出手就是大回阳饮，附子用了 100g，考虑到有痰堵塞，合了点半夏之类的。如果没有痰阻这个事，那就是单纯的大回阳饮了，不再夹杂其他药。我觉得从哪方面我都不能和吴老相提并论，我完全同意这个处方，我只是提议再加点生姜、葱白，起到祛风祛邪的作用。因为病人发病是早晨上市场买菜，回来进屋喊了两声妈，就再也不省人事，不排除外风侵袭的因素。话就说到这里，一会儿我再提这个事。

（2）熟知附子的用药反应

在运用附子的时候，附子作为热药，是有反应的，而郑钦安伟大之处是告诉你，附子用药出现的反应，哪些是药效反应、排病反应。他把这称为"阳药运行，阴邪化去"，是附子的正常反应。见到这个反应你不要惊讶，不要犹豫，您尽管继续用；你若不知道这个反应，患者紧张，你也心神不定，所以你可能就缩回头去了。郑钦安有原文，他说："初服辛温，有胸中烦躁者，有昏死一二时者，有鼻血出者，有满口起疱者，有喉干喉痛、目赤者，此是阳药运行，阴邪化去，从上窍而出也。以不思冷水吃为准，即吃一二口冷水，皆无妨。服辛温四五剂，或七八剂，忽咳嗽痰多，日夜不辍，此是肺胃之阴邪，从上出也，切不可清润。服辛温十余剂后，忽然周身面目浮肿，或发现斑点，痛痒异常，或汗出，此是阳药运行，阴邪化去，从七窍而出也，以饮食渐加为准。服辛温十余剂，或二十余剂，或腹痛泄泻，此是阳药运行，阴邪化去，从下窍而出也。但人必困倦数日，饮食懒餐，三五日自已。其中尚有辛温回阳，而周身反见大痛大热者，阴陷于内，得阳运而外解也，半日即愈。"此外，郑氏还总结了其他一些服用热药之反应，如发热身疼、小便痛甚、口中异常气味等，显示的似乎都是热象，初用者难免疑惧。而郑氏均认定是"阳药运行，阴邪化去"的正常反应，是药效，不是药误，继续用药，按既定方针办。要知道，未服阳药之前机体无力抗邪，所以没有反应。服用热药后，阳气振奋，兴起抗邪，正邪交争，尖锐对立，故有看似异常，实则正常的剧烈反应，切不可为这些反应所迷惑而中断治疗，或改投清凉，误入歧途。初用附子者，必须要过这一关。这个问题不解决，你就不会用附子。郑钦安关于服用附子的反应鼓励我们坚持既定方案，"切不可清润"。吴佩衡、范中林等前辈，皆对服用大剂姜附的反应积累了丰富经验，这方面有不少精彩案例，我的书中有收录，大家可反复品味。

当然，在已经出现异常反应的情况下，继续使用辛热药物，确实存在风险，应当慎重。判认其是药误还是药效，确实重要，用郑钦安的话讲，"此道最微，理实无穷，学者当须细心求之"。但是这里有一个底线，"以不思冷水吃为准"，不管有什么反应，只要不想喝凉水，你就心里有底了，患者说不渴，这就没错。服四五天，咳嗽痰多，日夜不睡，周身浮肿斑点、疼痒异常，"以饮食渐加为准"，不管他怎么样，但是食欲好，你就不要怕。再服下去，可能腹痛、腹泻、困倦，三五日之后，所有这些反应他自己就恢复，通常三五天，甚至半日就好了，时间不会长。

总而言之，遇到这些反应千万不要迷惑，中断治疗，甚至改用凉药。用附子者必须要过这一关。你若不知道附子的正常反应，你就不会用附子。吴佩衡先生有几个案例很漂亮，胃痛吃附子，越吃越痛，越痛越吃，最后终于校正过来了。

三、详辨阴火，精深独到是"火神派"最精华的部分

我刚刚说的第二部分是"火神派"的理论重点，理论核心，但是我个人并不认为这是"火神派"最精华的东西。说实在的就算不是"火神派"

医家，如果掌握了中医基础理论，遇到阴证，遇到太阴、少阴证，照样可以用附子，只不过你没有"火神派"的用量那么大，配伍不那么讲究罢了，所以我并不认为它是精华。真正的精华在那里？就是对假火的认识。郑钦安称之为"阴火"，这个才是"火神派"最精华的部分。说实在的，单纯的阴证辨证难吗？一点都不难，郑钦安的两把尺子一点都没出格，没有一点离经叛道的意思。你去对比，和我们现在通行的讲义一点都不违背。重要的是对于阴寒偏盛，乃至虚阳上浮、外越、下陷，引起的所谓种种热象，都是假火，它的本质是阴寒。因为虚阳上浮、外越导致的病证很常见，可以说无一日不见，郑钦安的说法就是"阴火"。这个阴火和李东垣所称阴火不一样。东垣先生把阴火这个概念给弄糊涂了，说了半天也没说清楚，导致争论不休。其实就阴火而言，我们可以按照字面理解，定义为"阴证所生之火也"，和阳火相对应，阳火就是阳证之火，那么阴火就是阴证所生之火。在中医学里，像这样的对应概念很多，如阴黄、阳黄，阴肿、阳肿，阴暑、阳暑，阴斑、阳斑……都很协调，没有异议。所以阴火也顺理成章，阴火就是阴证所生之火，而且这是郑钦安的本意。通俗点说我更愿意称之为"假火"，假火就意味着表面上是热，实质上是寒，但是这种假火具有很大的欺骗性、迷惑性。我们很多医家，包括一些所谓名家，他都转不出这个圈子。最常见的如虚阳上浮引起的口疮、咽炎、牙肿、目赤、鼻炎、耳鸣、头痛……多了去了。虚阳外越引起的发热、发斑，虚阳下陷引起的足心发热如焚，脚心热得跟火烧一样，甚至想泡在冷水里，都是阴火。这种病我就治过几例，就用标准的四逆汤，效果非常可靠。但这是郑钦安的心得，不是我发明的，我不能掠人之美。

还有顽固性发烧、皮肤红斑，看似火热之象，其实可能是真寒假热，你如果用清凉，用滋阴，郑钦安的话这叫"雪地加霜"。

至于虚阳下陷，除了足心发热如焚外，我最近见到一个病人，一个老头，前列腺增生，他睾丸发热如焚，非常有意思。我也没见过这个病，但是没见过不能说就不会治，我们有这套理论在指导我们。一个医家不可能见过天下所有的病，但是没见过的病你就不会治吗？睾丸发热如焚，用阴阳两把尺子衡量，我觉得还是阳气下陷，就用四逆汤，立竿见影。

这种阴火最常见，最容易被人误诊。如果我们认定这是阴火，尽管去扶阳，绝对不会治错，总比你用六神丸、牛黄解毒丸、抗生素强。这方面的案例我见得多了，印象最深的是李可先生一则医案："文革"中某县委书记被批斗，扁桃体肿大，嫩红，喉间只剩一条缝。此案突然发病，又是红肿，加上批斗精神郁闷的因素，谁看都像是肝火、心火，对不对？但是李可先生看出这个病人舌淡胖有齿痕，不渴尿多，足膝冰冷，认定是阴证，是阳虚上浮，也是用的四逆汤。就三味药，姜、附、炙草，煎成冷服，一剂顿服，入睡两小时后醒来，病已"了无痕迹。"就吃这么一剂就好了，真是让人佩服。如果我遇到这个病，考虑到突然发病，我对这点特别看重，新病多实，久病多虚吗；究竟是肺热、肝火，还是阴火？我会反复琢磨。所以这个病例我特意引出来和大家切磋、分享。

我本人小有体会，就是所有上述这些病证我差不多都见到过，通常用潜阳丹、四逆汤等加味，不敢说都治好了，但是我可以告诉大家，没治坏过，就是说没有加重过。如果我判断错了，这是一个实热，是阴虚，他会病情加重，对不对？可是没有加重过。有的效果慢点，后来我总结一下，都是些病程长，反复用西药或凉滋药者，机体元气消耗已久，所以调理起来，见效要慢。

我用扶阳法治疗的第一个痤疮病例是我的侄女，35岁，脸上布满痤疮。我刚才说了，郑钦安说了那么些阴火病证，什么口疮、牙痛、耳肿……好像没提过痤疮。大概150年前郑老先生时代是不是没有得青春痘的，所以他没提。这样我就有点犯难，因为过去治痤疮一直用已故京城皮肤科名医朱仁康先生的一个枇杷清肺饮，用这个治痤疮好像也有效，但是不确切，常常复发。这次侄女找我，我看出这是阴寒之证。此前因为脾胃病她找我治过，我用理中汤治好了。这次怎么看怎么是阴证，因为是自己的侄女，治不好心里不害怕，于是疏以潜阳丹加味，效果居然很好，而且不复发。这一个病例趟出了用潜阳丹治痤疮的路子，以后凡是遇到痤疮都这么治，顶多见效慢一点。

顺便说一下潜阳丹。我们知道各家医派在创立自己的学说时，都有一个典型现象，即所有的开山宗师，都创立了一些自己的代表方剂，至今仍被我们所习用，几乎可以和经方相提并论，这是各家学派一个特点。举例来说，补土派的李东垣创立了补中益气汤；滋阴派朱丹溪创立了大补阴丸；张景岳是温补派代表人物，创立了大补元煎、左右归饮；温病派更不用说了，桑菊饮、银翘散是其代表方剂。我在书中讲到"火神派"符合一个学派应具备的所有条件，以最严格的标准衡量，"火神派"都是像模像样的。他有开山宗师和奠基性著作，有自己独特的扶阳思想、研究方向，有代代传人……那么"火神派"有没有自己的代表方剂呢？有，它就是"火神派"宗师郑钦安创立的这个潜阳丹！它应该和以上这些名方并列一起，流传后世。郑钦安还有一些创制方也很好，如补坎益离丹、姜附茯半汤等。所以我说作为一个非常成型、非常系统的独立学派，"火神派"各个要点都具备，连创立一些代表方剂这个要点它都具备，它有潜阳丹，有补坎益离丹，所以说它可以毫无愧色地立于各大医学流派之间，对不对？伤寒派、金元四大家、温病派、温补派，我们"火神派"可以算第八派。当然这是我说的，但我相信，历史会确认"火神派"的地位。

我提出一个观点，是讲稿上没有的，因为这个讲稿在反复斟酌，给大家讲课唯恐谬种流传，所以不得不谨慎。这句话是：头面五官多阴火。范中林先生有一句话："口内少实火"，说口腔里的疾病很少是实火。我认为这句话应该扩大一点，所以我提出这个观点，头面、五官的各种病证大多是阴火，很少是阴虚。俗话说所谓"上火"者，除上述常见的，我还治过眼睛发胀、耳朵发胀、鼻子如冒火等症，五花八门；还有口臭、口苦，在没接受"火神派"之前谁不说是胃热、心火？但是你如果拿阴证那把尺子衡量一下，你就知道其中多数是假象，是阴火，绝非一概是肝胃之热或心火，所以我说没有一天不见这个阴火证。如果掌握了阴火理论，你又会用潜阳丹、封髓丹（郑钦安非常推崇用封髓丹治阴火），你再治这些所谓"上火"症，就该掂量掂量了吧。

郑钦安有一句名言："总之众人皆云是火，我不敢亦云是火。"这句话是《伤寒恒论》里面的，说的就是阴火——大家都说是实火症状，我不敢附和说就是实火，因为其中很多是阴火，是假火。这句话说得很有道理，他特别指出为一般医家所忽略的是阴盛而真阳上浮、外越之证，就是指的阴火。可以说"火神派"的学问不单单在善用大剂量附子上，更重要的是对阴火也就是假热证的辨认，这是眼下医界很多人仍不知晓的东西，今天仍具有重要的现实意义。郑钦安说这话有点"世人皆醉我独醒"的味道，大伙儿都醉了，都不明白这是假火，唯独我认识，你们还不信我，不敢吃附子，真难办啊。所以他用大量篇幅反复阐述阴火的假象和本质，指点迷津，这是他最深刻的学术见解，充满真知灼见，因此我称之为"火神派"的精华。

现在我来谈敬云樵先生的第二条批语。我说过敬云樵先生297条批语中有两条最具见地。第一条，郑钦安所谓"甘温固元，是姜、附、草，不是参、芪、术，学者不可不知也。"第二条批注就是："齿牙肿痛，本属小症，然有经年累月而不愈者，平时若不究明阴阳虚实，治之未能就痊，未免贻笑大方，学者勿因其小而失之。"此语意味深长，"粗工不知"，有多少医家至今仍在重复着这种"贻笑大方"的错误呢。现在很多所谓大牌专家对咽炎、牙肿、口疮等郑钦安所谓的"肿痛火形"，就是捅不破这层窗户纸，不知道这是假火、阴火，所以我认为敬云樵先生这条评语最具见地。我常常默诵这段话，警戒自己不要犯下这种错误。

所以我认为既然是精华，对现今启迪又非常有意义，因而苦口婆心说了这么些，不知道大家能理解我对阴火的重视吗？我说明白了吗？（众人：说明白了！）好，那我就很开心了。

四、阴盛阳衰的病势观

讲完了阴火，现在讲"火神派"的第4个理论要点，就是阴盛阳衰的病势观。什么叫病势观？就是一个医家对人群发病的主要趋势或大趋势的一个概括性认识。这一点很有意义，这决定着他的用药方向，他的理论归宿。凡是运动着的东西都有一个"势"的问题，就是形势、大势问题。现在金融危机就是大势，我们股市讲大盘，大盘讲究大势，每天要有20家机构投票说明天是熊市还是牛市，对不对？天天都有这个大盘，那就是对股票大势的估量，这很重要啊。股民手里拿着钱是买还是卖，要看这个大势来决定，对不对？同样，对疾病大形势的走向也涉及一个医家的认识。比如说张仲景先生在1800年前那个时候，他家族中伤亡惨重，死亡者"伤寒十居其七"，可见伤寒是一个大病种，多发病，所以仲景勤求苦训，博采众方，写下了《伤寒论》。李东垣不同，金元时期战乱频仍，人民生活极不稳定，因而内伤脾胃，百病由生，也就是内伤病多发，所以东垣先生重点研究脾胃病，建立了补土派。

"火神派"从1869年郑钦安发表《医理真传》算起，满打满算不足150年，因为这一点，"火神派"未被人广知。有些人奚落你"火神派"这么好，怎么大伙儿都不知道？它才140年呢。"温补派"快800年了，"温病派"也有300多年的历史，"火神派"的资历不能和人家比。所以我们得承认我们的弱势，"火神派"是最年轻的一个流派，但是它的重要性却绝不容许小觑。

那么"火神派"对疾病是怎么认识的呢？所谓病势观关系到医家和学派的学术风格和特点，当然与社会、时代、地域、气候特点等相关。郑钦安说过："呜呼，阴阳不明，医门坏极。喜清凉而恶辛温，无怪乎阴盛阳衰矣。"（《医法圆通·卷二》）是说俗医"喜清凉而恶辛温"，滥用寒凉伤阳，导致世人患病"阴盛阳衰"的基本态势，是说阴证、寒证占了大多数（阴盛），而阳证、热证则少见（阳衰）。一百多年过去了，郑钦安那个时代是清末，经过民国到现在，情况会不会改变呢？没有，郑钦安关于阴盛阳衰的病势观今天仍旧适用。就大多数病人而言其病仍然是虚寒，所以我们才温阳扶阳，才用附子，顺理成章，这正是"火神派"重视扶阳、擅用附子的现实基础，也是我们传承、弘扬"火神派"的缘由所在。至于如何形成这种阴盛阳衰的大趋势，我在《中医火神派探讨》中有详细论述，这里不赘述。我想强调的是，我们很多后世的"火神派"名家，说了很多不仅意见相同、连语言都十分相似的话，几乎一字不差，说明大伙儿的认识是"英雄所见略同"。

祝味菊说："余治医三十年，习见可温者十之八九，可清者百无一二。"他说："秦汉体格，去古已远，今人禀赋更薄，斫伤更甚，虚多实少，彰彰然也。大凡壮实之人，能受清药；虚怯之体，只宜温养。"（《伤寒质难·第十四篇》）

已故河南名医周连三说："阳虚之证十之七八，阴虚之证十无二三。"这位周连三先生很有见地，他用茯苓四逆汤治疗阳虚发热；用真武汤治疗某些疔毒；目疾眼病多数是阳热、风热，但这位老先生用茯苓四逆汤治疗；治癫狂也用，很有学问。我的《火神派医案全解》里有记载，遗憾的是他的学术记载不太多，各位在座的如果谁有周连三的资料，帮忙交流交流。

卢崇汉教授说："举目望去，现在有几个是阳实的啊？真正阳实的没有几个……我的用方可以说99%的都是纯辛温药物组成的。"他甚至说道："现在的很多医者确实搞不清阴阳寒热了，那我们怎么办呢？就去守这个'法宝'吧。开个玩笑，如果你能守好这个'法宝'，就是乱打也会打中百分之七十。换句话说，你乱打都会变成中工，因为十愈六七就算中工"（《扶阳讲记》）。他所称的"法宝"指的是陈修园那句话——"宁事温补，勿事寒凉"。

李可先生说："阳虚的人十占八九，真正阴虚的百不见一"（《人体阳气和疾病》）。本人体会，临床上确实"阳虚之证十之七八，阴虚之证十无二三"。我现在几乎遇不到阳证，很少遇到阳证，可能有一些急性发热的人都到西医那儿去了。近年遇到的几例发烧病人，毫无例外都是虚阳外越，用四逆汤或麻黄附子细辛汤，效果都很可靠。

虽然阳证、阴虚证比较少见，但"火神派"从未否认过阳证或阴虚证的存在。郑钦安在《医理真传》中从来都是阴阳并列、对等论述的。他称作"判若眉列"，如同眉毛，左边一个，右边一个，分得非常清楚。阴证他讲了31条，阳证讲了29条，确实是对应的，从未无视阳证的存在。说"火神派"只讲阴证，不承认阳证，只能说是片面看法，是一种误解。

至于治疗更是阴阳分治，阴证扶阳，阳证扶阴，不可混淆，更不可以扶阳法包治阴证和阳证。郑钦安反复说过："偏于阴者宜扶阳，偏于阳者宜扶阴；阴盛者扶阳为急，阳盛者扶阴为先；以三阳之方治三阳病，虽失不远，以三阳之方治三阴病，则失之远矣。"反过来一样，以三阴之方治三阳病，同样失之远矣。他对阳证善用石膏、大黄、白虎、承气，称附子、大黄为阴阳二证两大主药，对阳证也积累有丰富经验。因其不属于我们今天研究的重点，故而不做过多探讨。总而言之，郑钦安从来没有把阴证和阳证混淆过，他没有这个概念。

五、用药的经方法度

关于选方用药，任何一个学派都有自己的一套特色，"火神派"当然也有自己的方药法度。而且我觉得，与其他各家医派相比，"火神派"的用药法度恐怕是最鲜明、最有个性。如果把金元四大家的脉案和"火神派"的脉案放在一起，我可以一眼辨认出哪个是"火神派"医家开的方子。因为他的特点如此鲜明，一眼就可以辨认出来，其他医家未必有这一特点。把吴佩衡医案、范中林医案拿出来，一看就知道是"火神派"风格。有些医家的个性十分突出，比如蒲辅周老先生，他是郑钦安的四川同乡，我看过他的医案，我可以在不告诉是谁脉案的情况下，一眼看出是蒲辅周的医案。为什么呢？因为蒲老先生诊病细致，脉象的记载尤其详细，左右手，寸关尺，三部六候，都要细致表述，一眼就能看出是蒲老先生的脉案。我几乎没见过还有谁的脉案像蒲老先生脉诊记得那么详细的。

"火神派"用药风格十分鲜明，那么有哪些特点呢？"火神派"是根源于伤寒派的。有意思的是，几乎所有的"火神派"医家，包括郑钦安、吴佩衡、范中林等从未说过自己是"火神派。"他们都以伤寒派自居，"火神派"是后人总结出来的。《邛崃县志》称郑钦安是"火神派首领"。由于"火神派"根源于伤寒派，所以用药具有明显的经方法度，用方大多都是经方，药味少，剂量重，每方用药多在三五味、七八味之间，加减不过一二、二三味，精纯不染，决不乱堆砌药物，法度甚严。郑钦安所谓"理精艺熟，头头是道，随拈二三味，皆是妙法奇方"(《医法圆通·卷一》)，这就是郑钦安的用药风格。具有这一用药风格者，本人称之为"经典火神派"，即较为忠实地继承了郑钦安的学术思想，选方用药带有明显的郑氏风格。具体而言，除广用、重用附子(一般出手就是30g、60g)以外，讲究单刀直入，仅此一点就可以显示出与温补派的不同。按此标准衡量，吴佩衡、范中林、唐步祺等先生可谓经典"火神派"，观其医案具有明显的经方法度和郑氏风格。我觉得经典"火神派"是一种较为纯正的境界，一般人不容易达到。

　　我开始讲时，说过广义"火神派"，只要你赞成扶阳，广泛应用附子那就是"火神"派。但其和经典"火神派"有所不同，后者选方精纯，用药严谨，不滥加其他药物。当然二者统属于"火神派"。

　　我前面说过和吴荣祖先生会诊的事，故事没说完，现在我把故事的下半截讲一讲。吴荣祖先生用大回阳饮，加了半夏、南星等，还加了一味丹参。其他都没有异议，但在加用丹参这味药上，我和邱先生都不以为然(我前面说过杭州邱志济先生也参加了会诊)，不赞成加用丹参。"火神派"用药是很严谨的，特别是出手方很少加入血分药。但是我说，吴老师以您为准，只是谈谈我的想法，最后尊重您的意见。吴先生说这个丹参好啊，他对丹参有偏爱。我说那没问题，咱们就加，你喜爱么，对不对。接着吴荣祖先生说了一句话："我爷爷(吴佩衡教授)若在肯定不加这味药"(笑声)，当时大伙儿都笑了。"火神派"用药是讲究精纯的，不乱加药物，但他承认他爷爷绝不会加这药的。我这话丝毫没有对吴教授的不敬，对不对？大家给我作证啊。

　　我跟吴教授学了很多东西，他出手就是大回阳饮，我觉得很有见地。经典"火神派"就是这样，就是扶阳回阳，就是四逆汤、白通汤，顶多加肉桂、吴萸之类的，你看吴佩衡、范中林、唐步祺的案例就知道了。唐步祺有《咳嗽之辨证论治》一书，那里面有很多案例，完全称得上经典"火神派"。祝味菊先生虽然也以擅用附子著称，但是他用药几乎不用成方，他有自己一套路子，所以他可以算作广义"火神派"。刑斌老师曾把邮件发到我的信箱，说不同意称祝味菊为"火神派"，我一直没回复。这次见面我跟他说，广义上只要重视扶阳，广用附子，就是"火神派"。祝味菊对阳气之推崇，应用附子之广泛，即便在"火神派"里也很少有人能与之匹敌，何况人誉"祝附子"呢。但是我们这是友善的交流，学术问题见仁见智是很正常的，大家摆事实，讲道理吗。

在这里我想强调，分广义"火神派"和经典"火神派"纯粹是出于研究的需要，绝没有谁高谁低的问题。不是经典"火神派"就比广义"火神派"高，也不是说广义"火神派"就不如经典"火神派"，绝无此意，我这么分只是为了研究的方便。当然经典"火神派"达到一个地步，一种境界，一般人达不到，我本人就达不到，用药只限于四五味我达不到。而且恰恰是广义"火神派"有很多创新，包括运用附子方面有很多创新，因此拓展了"火神派"的临床经验。实际上广义"火神派"恰恰丰富、发展了"火神派"的学术思想，开拓了用药思路。比如祝味菊先生的温潜法，他用附子常常配以龙齿、磁石、枣仁、茯神；李可先生脾肾并重，既重肾又重脾；补晓岚先生，今天到会的有重庆同仁，你们的老乡补晓岚先生很了不得，人誉"火神菩萨"，遗憾的是1950年就逝世了。补老先生有很多珍贵的东西，他有一个"补一大汤药"很厉害，基本上是麻黄附子细辛汤的法度，他扩充到十六味药物。当年"补一大药堂"门前支一口大锅，下面架上柴火，成宿隔夜的熬"补一大汤药"，谁来了都可以喝上一碗，就像待客喝茶一样，有病治病，无病强身，疗效很好，名传遐迩。著名学者南怀瑾先生抗战时到过重庆，对此事有过记述。补晓岚先生有两个案例：当时重庆银行的一个行长，患病吐血，粒米不进、僵卧床上很长时间了，用补一大汤药一周就治好了；还有一个老中医，下肢瘫痪卧床，也是久病不愈，用补一大汤药也治好了，我的书里有收录。我觉得补一大汤药法值得钻研，但是补老先生1950年就谢世了，不太容易找到后人真传了。

另外，我在开始的时候就说在座各位藏龙卧虎，各怀绝技，很多人用附子都很高明、很厉害，有独特的地方。虽然未必是经典"火神派"，但在广义"火神派"的旗帜下，各尽其力地推动了"火神派"的学术发展，使之更加丰富多彩，这一点是应该充分肯定的。其实学派内部，派内有派，非常正常，温补派有薛、张、赵、李之分，温病派有叶、吴、薛、王之别，至于伤寒派内分派更是大家所熟知的，可以说，没有哪个学派是完全一致的。从这一点上说，各位专家、学者在交流、学习中应该多一些包容、平和的心态，有一点胸襟，不要颐指气使，妄自尊大，那样不利于"火神派"的传承和发展。

最后，是有关争议的两点说明。

其一，坚持辨证论治的原则。

"火神派"诞生150年来，从它诞生起就一直有争议。大家可以到网上看看，我不常上网，偶尔看看对"火神派"的非议，包括对"火神派"名家进行非议的不少。作为传统国医中最年轻的一个流派这是很正常的，历史上很多学派在诞生时无不经过争议。归纳对"火神派"的非议常见的有两点：

争议最集中的一个问题就是"火神派"用药是否有偏，什么病都用附子、四逆汤。"火神派"是否火走一经，剑走偏锋，乱用附子、四逆汤？其实，历史上各家流派作为独特的学术体系，都有自己的研究重心和方向，议论必然有所侧重，强调一说，滋阴派如此，寒凉派也如此，这是可以理解的。"火神派"强调阳主阴从，与阴阳并重的理论就有不同，唯其如此，才显出其观点的独特性和侧重面。李中梓说："（金元）四家在当时，于病苦莫不应手取效，考其方法若有不一者，所谓补前人之未备，以成一家言，不相掩拾，却相发明，岂有偏见之弊？"

"火神派"虽然有独特的东西，全面研究这一学派，不难发现虽然有所侧重，但始终都未离开辨证论治这一最根本的原则。作为临床大家，郑钦安是极力强调辨证论治原则的，他屡屡批判俗医使用套方套药的积习，可以说见一病批一回。各位去看《医法圆通》里面那51个内科病证，什么心病不安、胃痛、淋证……每个病都批时医用套方套药的陋习，不讲辨证，不讲阴阳至理，见一病批一回，已经形成惯例。他强调："用药一道，关系生死。原不可以执方，亦不可以执药，贵在认证之有实据耳……病之当服，附子、大黄、砒霜，皆是至宝。病之不当服，参、芪、鹿茸、枸杞，都是砒霜。（《医法圆通·卷一》）""火神派"擅用姜附，并非一概滥用，而是在准确辨证，认定阴证的前提下施之。"总之用姜附亦必究其虚实，相其阴阳，观其神色，当凉则凉，当热则热，何拘拘以姜附为咎哉？"郑钦安从来没说什么病都用姜附，其立论施法并不偏颇，而是"究其虚实，相其阴阳，观其神色，当凉则凉，当热则热"，不能拘泥。不能说"火神派"就凡病无不阳虚，天下没有阴虚之病了；更不能说扶阳法既治阳虚也治阴虚，你不能把白虎证、承气证也用四逆汤来治，对不对？这其实是常识问题。

其二，全面认识"火神派"的学术思想。

争议的另一个问题就是"火神派"除了单一温阳，不会别的，其他方法都不会，这绝对是一个误区。"火神派"善用附子，绝不是说他只会用附子。朱丹溪以滋阴著称，但他对气、血、痰、郁等病亦多经验；叶天士创卫气营血辨治体系，但对内伤杂病亦多有研究。诚如李中梓所论：“(张)子和一生岂无补剂成功？（薛）立斋一生宁无攻剂获效？但著书立言则不及之耳。”我们着重推介火神心法，对其他方面的经验不做过多介绍，绝不意味着没有。事实上，“火神派”对阴虚、火热等阳证的辨治也积累了丰富经验，而且也相当有特色，郑钦安将其与阴证是对等论述的。你们去看《医理真传》，从来就没落下这个阳证。有的医家不喜欢被人称为“火神派”，觉得被低估了，似乎只会用干姜附子，不会别的，这只能说是一种误解。我们着重推荐火神心法，实际上“火神派”对阴虚、对火热等阳证的辨治也积累了丰富的经验。吴佩衡先生对阳明腑证，创立了白虎汤承气汤合用之例。在其医案集中，6例阳明腑证案例，均系白虎承气合用，剂量亦重，说明吴氏对于阳热之证亦颇多见识和经验。

坦率地说，治阳证你去学刘完素，他是寒凉派鼻祖，你学张锡纯，学孔伯华，这些人善用石膏，这是他们的特长，对不对？

但是在掌握中医基础的前提下，培养一种学术个性、学术特长是应该鼓励的。说实话，大多数名家确实是因为某方面的特长而闻名的，像民国时期的北京四大名医，沪上十大名医，这些当年叱咤医坛的名医各有一手，特长就是他们的招牌。北京施今墨善治内伤杂病，上海张骧云善治伤寒病，民间有俗话：“得了伤寒病，去找张聋甏。”张骧云先生因为耳聋所以叫“张聋甏”，他很擅长治伤寒病。顾筱岩擅治疮肿，人誉“疔疮大王”。这些名医大家如同京剧四大名旦那样各领风骚。老百姓都知道，得这个病找谁，得那个病找谁。我一直认为中医既有它的科学本性，同时还兼有艺术的一面，就像一枚硬币的两个侧面。如果我们同意中医具有艺术性就好办了。艺术从来是讲究个性的，讲个性就得有自己的独到之处。打个比方，大家都知道香水，全世界的香水有千八百种，价格相差悬殊，确定香水品牌和特色的是什么呢？大家知道香水的成分95%都是水，剩下5%是香精，而决定一个香水品牌价值的就是这5%的香精，这些香精各有特色。搞中医也是，基本概念、基本理论都一样，应该占90%，而决定一个医家特点的就是学派风格，也许它只占10%，但是处于决定地位。如果在熟练掌握辨证论治的基础上，再培养一种学术个性、学术风格，当然是值得鼓励的。“火神派”就是值得推荐掌握的、有价值的学派。

很多患者满世界地指名找“火神派”医家看病，我就经常接外省电话

找我看病，真不忍心让他们来，因为车马劳顿，又要花很多钱，我说你真不必来，我也不比别人高明，你在当地找个医生可以了。他就问，那你能给我推荐个本地的"火神派"吗？这就难住我了，我确实不知道那个地方谁是"火神派"，但是我能肯定那个地方一定有。我相信全国各个省份，都有"火神派"医家，有的在民间，我坚信这一点。所以我说，被人称作"火神派"，只有褒扬的份，没有贬低的事。

归纳一下，我讲了 5 个问题："火神派"的基本观点，"火神派"的核心思想，"火神派"的独特精华，"火神派"的病势观，"火神派"的用药法度。我坚信如果在座诸位都能够掌握"火神派"，进一步说如果全国同道中有 10% 的中医能够掌握"火神派"，我相信对中医局面肯定是一个大大的提高。那样的话，中医之振兴必将指日可待。谢谢！